新文京開發出版股份有限公司

NEW
WCDP

新世紀・新視野・新文京 — 精選教科書・考試用書・專業參考書

New Wun Ching Developmental Publishing Co., Ltd.

New Age · New Choice · The Best Selected Educational Publications — NEW WCDP

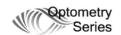

2025

全方位驗光人員應考祕笈

驗光人員法規

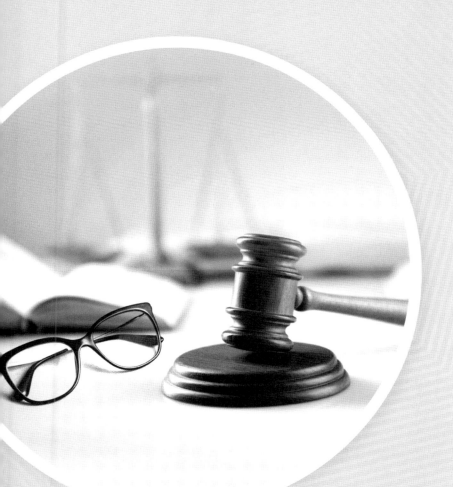

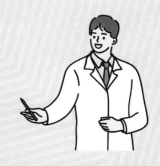

郭祥榮、殷立德、陳昆祥
楊聖君、于郁沛・編著

LAWS OF OPTOMETRISTS

掃描 QR Code
下載題庫

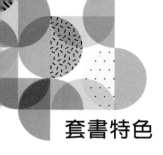

套書特色

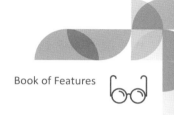
Book of Features

　　為提供視光相關科系讀者能輕鬆應考驗光人員考試，我們誠摯邀請教學與實務經驗豐富的視光名師精心彙整常考重點與重要概念，精心編寫出這套《全方位驗光人員應考祕笈》，務求提供最詳實完整的資訊，讓應試考生在短時間內掌握考試重點！

　　套書特色包括：

1. **隨書附收錄歷屆考題的題庫 QR code**：內含驗光人員（含驗光生及驗光師）特種考試及高普考試題，以供應考複習所需。

2. **完整的學習架構**，包括：重點彙整及題庫練習，清楚呈現各章重點所在。

3. 內文編排上，以**列點式呈現**，簡單精闢，輔以圖表說明。

4. 各章精彙**歷屆試題**，並由**專家剖析**正確答案及相關概念，使讀者能融會貫通，觀隅反三。

5. 「☆」符號代表**歷屆考題出題比例**，數目越多代表出題比例越高，最多 5 顆，以供讀者備考參酌。

新文京編輯部 謹識

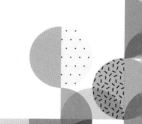

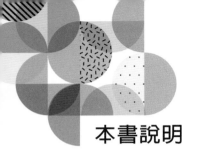

本書說明

 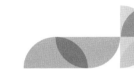

面對繁雜的法規，為了利於辨析，儘量用圖表對照的方式呈現，方便讀者理解與背誦。

本書有些條文後面會註記在哪一年的考題曾考過，例如:《驗光人員法》第 4 條 (108 普生 41)，說明這一題是 108 年驗光生考試第 41 題由《驗光人員法》第 4 條出題，此外也含有另外一種情況，即 108 年驗光生考試第 41 題的答案選項之一是來自《驗光人員法》第 4 條，其他選項來自其他條文。因此，（108 普生 41）這個註記也會出現在其他條文中。

· （111 高師 42），指民國 111 年高等考試驗光師第 42 題。

· （106 特師 42），指民國 106 年特種考試驗光師第 42 題。

· （108 普生 41），指民國 108 年普通考試驗光生第 41 題。

· （107 特生 41），指民國 107 年特種考試驗光生第 41 題。

本書條號簡寫如下：

驗 §12，《驗光人員法》第 12 條。「§12」是指條號。

驗 §12 Ⅱ ①，《驗光人員法》第 12 條第 2 項第 1 款。

驗細 §5Ⅴ，《驗光人員法施行細則》第 5 條第 5 項。

驗所 §5，《驗光所設置標準》第 5 條。

繼 §5 Ⅰ ①，《醫事人員執業登記及繼續教育辦法》第 5 條第 1 項第 1 款。

療 §5，《醫療法》第 5 條。

療細 47，《醫療法施行細則》第 47 條。

藥 §1，《藥事法》第 1 條

器管 §1，《醫療器材管理法》第 1 條。

器管細 §1，《醫療器材管理法施行細則》第 1 條。

器類級 §1，《醫療器材分類分級管理辦法》第 1 條。

器通路 §1，《通訊交易通路販售醫療器材之品項及應遵行事項》第 1 條。

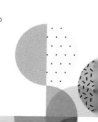

勞§1，《勞動基準法》第 1 條。

勞細§1，《勞動基準法施行細則》第 1 條。

《人民團體法》，本書簡稱人團法。

　有關法規查詢，網路可循兩路徑：

1. 全國法規資料庫。進入主頁，在整合查詢欄輸入關鍵字。例如：輸入《驗光人員法》。

2. 立法院法律系統。進入主頁，在法律名稱欄輸入關鍵字。例如：輸入《醫療法》，點選《醫療法》，再點選法條沿革，可以看到法條的歷次修改，與立法理由。

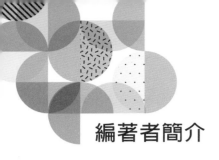

編著者簡介

郭祥榮

經歷：　中華醫事科技大學　視光系　教師

殷立德

現職：　中華醫事科技大學　副校長兼研究發展處處長
　　　　中華醫事科技大學　視光系　副教授

陳昆祥

現職：　中華醫事科技大學　視光系　系主任

楊聖君

現職：　中華醫事科技大學　視光系　專業技術級助理教授

于郁沛

現職：　中華醫事科技大學　視光系　專業技術級助理教授

目 錄

Contents

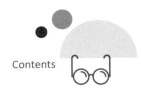

Contents

掃描 QR code
或至 https://reurl.cc/MyzkGK 免費下載題庫

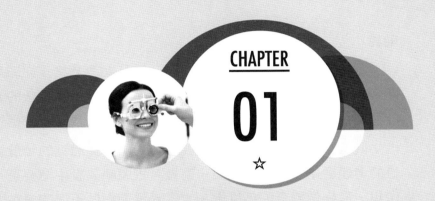

CHAPTER

01

☆

驗光人員國考 導讀

重 | 點 | 彙 | 整

前言

驗光人員國考不是在考前幾名，而是在考及格，亦即錄取標準不在限定的名額人數，而是在資格過關的分數。考生考的如果是人數的競爭，相對於資格分數的及格則較難。反觀，驗光人員的國考屬性是資格考，相對的較有把握。

其次，歷屆的考古題一定要習作，順序從最近的年份往之前的做，因為新年份的考題會用到新修的法規，甫做考古題映入腦中需要是正確新修的，而不是舊法規。最好做過 10 年以上，才容易辨識考題不變的重點與命題方向。注意，考古題是重點，重點就是重點。

※ 答題時間要掌控，選擇題，不會的先跳過。因為不倒扣，所以答案不要空白。

※ 不會的答案全押 B 或 C 嗎？下文是歷年考題答案的出線機會，給讀者做為參考。

考題答案出現率

106 年特考驗光師：A×4　B×1　C×6　D×4

106 年特考驗光生：A×5　B×4　C×1　D×5

106 年高考驗光師：A×4　B×4　C×4　D×3

106 年普考驗光生：A×4　B×3　C×3　D×5

106 年高考驗光師：A×3　B×5　C×4　D×3（花東補考）

107 年特考驗光師：A×5　B×2　C×4　D×4

107 年特考驗光生：A×3　B×5　C×1　D×6

107 年高考驗光師：A×2　B×5　C×4　D×4

107 年普考驗光生：A×3　B×1　C×4　D×7

108 年特考驗光師：A×2　B×7　C×4　D×2

108 年特考驗光生：A×1　B×5　C×5　D×4

108 年高考驗光師：A×2　B×2　C×7　D×4

108 年普考驗光生：A×9　B×3　C×1　D×2

109 年特考 06 月師：A×3　B×3　C×4　D×5

109 年特考 06 月生：A×6　B×2　C×4　D×3

109 年特考 11 月師：A×4　B×1　C×4　D×6

109 年特考 11 月生：A×1　B×4　C×4　D×6

109 年高考驗光師：A×7　B×1　C×3　D×4

109 年普考驗光生：A×4　B×3　C×2　D×5　　#×1　（#是送分）

110 年高考驗光師：A×5　B×4　C×1　D×4　　#×1

110 年普考驗光生：A×5　B×3　C×3　D×4

111 年高考驗光師：A×5　B×3　C×5　D×2

111 年普考驗光生：A×2　B×5　C×2　D×6

112 年高考驗光師：A×6　B×4　C×3　D×2

112 年普考驗光生：A×2　B×4　C×6　D×3

113 年高考驗光師：A×0　B×5　C×5　D×5

113 年普考驗光生：A×4　B×3　C×5　D×3

答案選項	A	B	C	D	#
答案總計	101	92	99	111	2

（共計 405 題）

一、答題困境

　　作答不免遇上答題困境，請一定要給答案，縱使答案選項中沒有正確的，還是要挑選最接近題旨的答案做答。因為，該年要是沒有考生提出有疑義的考題申

請釋覆，答案就會是固定給答的那一個，該題不會送分。以下是考試時可能面臨的困境。

（一）遇到不會的考題

選最有可能答案，或是刪除較不可能的，讓選項儘量少 1、2 項，答對的機會會提升。

（二）遇上法規本身不完備

例 1： 《驗光人員法》§12，驗光師之驗光，15 歲以下者應於眼科醫師指導下為之。試問，倘若驗光人員未在醫師指導下逕自為 15 歲以下者驗光呢？

解析： 我們在驗光人員法中看不見有處罰[1]規定。

例 2： 《驗光人員法》§54，本法所定之罰鍰、停業或廢止執業執照或開業執照，除本法另有規定外，由直轄市或縣（市）主管機關處罰之；廢止驗光師證書，由中央主管機關為之。試問，若是廢止驗光生證書？由哪個主管機關為之[2]？

解析： 驗光人員法中並沒有規定，或類似第 40 條的驗光生公會，其組織準用本章驗光師公會之規定。施行細則也未見相關規定。

（三）命題的試題會放入題庫

考題除今年使用的外，其他年份的考題也會被取出使用，若遇上該試題的法條修改，而該試題沒跟著修改，答案就會是舊標準。亦即，民國 106 年的命題，107 年法條修改，108 年從題庫被取出沒跟著修改，直接做為試題。

（四）命題的誤解

例如： 驗光師因案而遭到檢舉，受到下列那些人員詢問時不得為虛偽之陳述，否則即違反《驗光人員法》第 14 條之規定？ ①衛生福利部衛生人員 ②內政部行政人員 ③法務部檢察官 ④地方法院法官 (A)①②③ (B)①④ (C)③④ (D)①③④。

---

[1] 驗光人員為 15 歲以下者驗光應於醫師指導下為之，說明這是醫師的業務範圍，驗光人員違反規定，要受《醫師法》§28 規範，除有免責條款外，處 6 個月以上 5 年以下有期徒刑，得併科新臺幣 30 萬元以上 150 萬元以下罰金。

[2] 從法規體系觀察，同驗光師，廢止由中央主管機關為之。

本題給的正確答案是 D，但正確答案應該僅有①。至於③法務部檢察官④地方法院法官是訊問。亦即，司法警察是詢問，司法官是訊問。至於《驗光人員法》§14：「驗光人員受衛生、司法或司法警察機關詢問時，不得為虛偽之陳述或報告。」中的「司法」應是指檢察事務官，非指檢察官。（《刑事訴訟法》§158-2：檢察事務官、司法警察官或司法警察「詢問」受拘提、逮捕之被告或「犯罪嫌疑人」時，…）

（五）命題對《驗光人員法》的疏失

例1： 某驗光所因故受停業處分 14 個月，其所屬驗光師應如何因應？ (A)申請驗光所遷移或復業，或依規定辦理停業，於其開業執照註明停業日期及理由後發還 (B)辦理變更職業處所，或依規定辦理停業，登記其停業日期及理由後，發還其執業執照 (C)申請驗光所遷移或復業，或依規定辦理歇業，註銷其開業登記，並收回開業執照 (D)辦理變更職業處所，或依規定辦理歇業，註銷其執業登記，並收回執業執照。

解析： 本題給的正確答案是 D。但應該沒有正確答案，因為停業規定只有一年為限。請參見《驗光人員法》§45、§46、§47、§48。所以驗光所依法不可能受到停業一年以上的處分，再者《驗光人員法施行細則》§14中並無受歇業處分之規定。所以答案不可能產生(D)辦理歇業。

例2： 驗光人員領驗光生執照五年以上，首次申請執業登記時須附上前一年內受繼續教育課程總積分達多少比例以上的證明文件？ (A)1/2 (B)1/3 (C)1/5 (D)1/6。

解析： 本題給的正確答案是 D。但應該沒有正確答案，因為依據醫事人員執業登記及繼續教育辦法§6Ⅰ，醫事人員在領得醫事人員「證書」逾 5 年後，首次申請執業登記，得以該類醫事人員申請執業登記前 1 年內接受辦法第 13 條第 1 項各款繼續教育課程總積分達 1/6 以上之證明文件代之。但本題題旨卻是驗光人員領驗光生「執照」五年以上，證書與執照是不相同的。

以上的困境在答題時遇上的機會不多，所以無須擔憂，只是萬一遇上，鼓勵讀者一定要做答，別亂了考試情緒導致答案空白。

二、歷年驗光人員國考範圍與各類法規出題數

106 特考驗光師

驗光人員法×10（處罰×1）　　　驗光人員倫理×1　　　驗光所設置標準×2

醫事人員執業登記及繼續教育辦法（積分表）×1　　　藥事法×1

106 特考驗光生

驗光人員法×10 （處罰×2）　　　驗光人員倫理×1

驗光人員法施行細則×1　　　醫事人員執業登記及繼續教育辦法×3

106 高考驗光師

驗光人員法×12（處罰×3）　　　驗光人員倫理×1

驗光人員法施行細則×1　　　驗光所設置標準×1

106 高考驗光師（花東）

驗光人員法×13（處罰×3）　　　驗光人員法施行細則×1　　　勞動基準法×1

106 普考驗光生

驗光人員法×11（處罰×2）　　　驗光人員倫理×1

驗光人員法施行細則×2　　　勞動基準法（施行細則）×1

107 特考驗光師

驗光人員法×11（處罰×1）　　　驗光人員倫理×1　　　驗光所設置標準×1

醫事人員執業登記及繼續教育辦法×1　　　身心障礙者鑑定作業辦法×1

107 特考驗光生

驗光人員法×8（處罰×4）　　　驗光人員倫理×2　　　職業安全衛生法×1

醫事人員執業登記及繼續教育辦法×1　　　醫事人員人事條例（施行細則）×1

醫師法、醫療法（施行細則）×1　　　高雄市驗光所開業申請×1

107 高考驗光師

驗光人員法×9（處罰×0）　　驗光人員倫理×1　　醫療法（施行細則）×1

醫事人員執業登記及繼續教育辦法×1　　醫事人員人事條例（施行細則）×1

藥事法×1　　身心障礙者鑑定作業辦法×1

107 普考驗光生

驗光人員法×7（處罰×0）　　驗光人員倫理×2　　勞動基準法（施行細則）×2

醫事人員執業登記及繼續教育辦法×1　　醫事人員人事條例（施行細則）×1

專門職業及技術人員高等暨普通考試驗光人員考試規則×1

醫療法（施行細則）×1

108 特考驗光師

驗光人員法×7（處罰×1）　　驗光人員法施行細則×1　　驗光所設置標準×1

醫事人員執業登記及繼續教育辦法×1　　其他（醫療器材許可證查詢）×1

醫事人員人事條例（施行細則）×1　　勞動基準法（施行細則）×1

專門職業及技術人員特種考試驗光人員考試規則×1　　醫療法（施行細則）×1

108 特考驗光生

驗光人員法×6（處罰×0）　　驗光人員法施行細則×2　　驗光所設置標準×2

醫事人員執業登記及繼續教育辦法×1　　醫療法（施行細則）×2

醫事人員人事條例×1　　勞動基準法（施行細則）×1

108 高考驗光師

驗光人員法×7（處罰×1）　　驗光人員倫理×1　　驗光人員法施行細則×1

醫事人員執業登記及繼續教育辦法×1　　醫事人員人事條例（施行細則）×1

藥事法（施行細則）×1　　勞動基準法（施行細則）×2　　其他（衛福部函）×1

108 普考驗光生

驗光人員法×6（處罰×1）　　驗光人員法施行細則×1

醫療法（施行細則）×1

醫事人員執業登記及繼續教育辦法×2　　身心障礙者鑑定作業辦法×1

勞動基準法（施行細則）×3　　其他（行政程序法）×1

109 特考 6 月驗光師

驗光人員法×6（處罰×1）　　驗光人員倫理×1　　驗光人員法施行細則×1

醫事人員執業登記及繼續教育辦法×1　　藥事法（施行細則）×1

專門職業及技術人員特種考試驗光人員考試規則×1　　醫療法（施行細則）×2

醫事人員人事條例（施行細則）×1　　其他（衛生福利部函）×1

109 特考 6 月驗光生

驗光人員法×8（處罰×3）　　驗光人員倫理×1　　勞動基準法（施行細則）×3

醫事人員執業登記及繼續教育辦法×1　　醫療法（施行細則）×1

其他（中央法規標準法）×1

109 特考 11 月驗光師

驗光人員法×6（處罰×2）　　驗光人員法施行細則×2

勞動基準法（施行細則）×1　　醫事人員執業登記及繼續教育辦法×2

其他（特殊教育輔具、衛福部函）×2　　醫療法（施行細則）×1

專門職業及技術人員特種考試驗光人員考試規則×1

109 特考 11 月驗光生

驗光人員法×10（處罰×0）　　驗光人員法施行細則×2

勞動基準法（施行細則）×1　　驗光所設置標準×1　　其他（衛福部函）×1

109 高考驗光師

驗光人員法×7（處罰×1）　　驗光人員法施行細則×2

勞動基準法（施行細則）×2　　醫事人員執業登記及繼續教育辦法×1

醫事人員人事條例（施行細則）×1　　醫療法（施行細則）×1

專門職業及技術人員特種考試驗光人員考試規則×1

109 普考驗光生

驗光人員法×6（處罰×1）　　驗光人員倫理×1　　驗光人員法施行細則×2

醫事人員執業登記及繼續教育辦法×2　　勞動基準法（施行細則）×1

醫療法（施行細則）×2　　其他（衛福部函）×1

110 高考驗光師

驗光人員法×8（處罰×3）　　驗光人員法施行細則×2

醫事人員人事條例（施行細則）×1　　醫事人員執業登記及繼續教育辦法×1

醫療法（施行細則）×1　　其他×2

110 普考驗光生

驗光人員法×9（處罰×1）　　驗光人員法施行細則×1　　驗光所設置標準×1

醫事人員執業登記及繼續教育辦法×2　　醫療器材管理法（施行細則）×1

醫事人員人事條例（施行細則）×1

111 高考驗光師

驗光人員法×8（處罰×3）　　驗光人員倫理×1　　驗光人員法施行細則×2

醫事人員執業登記及繼續教育辦法×1　　醫療器材管理法（施行細則）×1

驗光所設置標準×1　　專門職業及技術人員高等暨普通考試驗光人員考試規則×1

111 普考驗光生

驗光人員法×10（處罰×3）　　驗光人員倫理×1　　醫療法（施行細則）×2

醫事人員執業登記及繼續教育辦法×2

112 高考驗光師

驗光人員法×6（處罰×3）　　驗光人員法施行細則×3　　驗光所設置標準×1

醫事人員執業登記及繼續教育辦法×2　　醫療器材管理法（施行細則）×1

醫療法（施行細則）×1　　其他×1

112 普考驗光生

驗光人員法×9（處罰×5）　　驗光人員倫理×1　　驗光所設置標準×1

醫事人員執業登記及繼續教育辦法×1　　醫療法（施行細則）×1　　其他×1

專門職業及技術人員高等暨普通考試驗光人員考試規則×1

113 高考驗光師

驗光人員法×9（處罰×3）　　驗光人員倫理×1　　醫療法（施行細則）×1

專門職業及技術人員高等暨普通考試驗光人員考試規則×1　　其他×1

醫療器材管理法（施行細則）×1　　醫事人員執業登記及繼續教育辦法×1

113 普考驗光生

驗光人員法×9（處罰×2）　　醫療法（施行細則）×1

勞動基準法（施行細則）×1

醫事人員執業登記及繼續教育辦法×1　　驗光所設置標準×1

醫療器材管理法（醫療器材分類分級管理辦法）×1　　驗光人員倫理×1

三、歷年驗光人員國考範圍與各類法規出題數製表

	特師 106	特生 106	高師 106	花師 106	普生 106	特師 107	特生 107	高師 107	普生 107	特師 108	特生 108	高師 108	普生 108
驗光法	10	10	12	13	11	11	8	9	7	7	6	7	6
驗光細則		1	1	1	2					1	2	1	1
人員倫理	1	1	1		1	1	2	1	2			1	
設置標準	2		1			1				1	2		
醫事執登	1	3				1	1	1	1	1	1	1	2
勞基法					1	1			2	1	1	2	3
醫療法							1	1	1	1	2		1
人事條例							1	1	1	1	1	1	
藥事法	1							1				1	
身障鑑定						1		1					1
考試規則											1	1	
其他							2				1	1	1

	特師 109	特生 109	特師 109	特生 109	高師 109	普生 109	高師 110	普生 110	高師 111	普生 111	高師 112	普生 112	高師 113	普生 113	
驗光法	6	8	6	10	7	6	8	9	8	10	6	9	9	9	228
驗光細則	1		2	2	2	2	2	1	2		3				27
人員倫理	1	1				1			1	1		1	1	1	19
設置標準				1				1	1		1	1			13
醫事執登	1	1	2		1	2	1	2	1	2	2	1	1	1	31
勞基法		3	1	1	2	1							1		20
醫療法	2	1	1		1	2	1			2	1	1	1	1	21
人事條例	1				1			1	1						10

	特師 109	特生 109	特師 109	特生 109	高師 109	普生 109	高師 110	普生 110	高師 111	普生 111	高師 112	普生 112	高師 113	普生 113	
器管法	1							1	1		1		1	1	9
身障鑑定															3
考試規則	1		1		1				1				1	1	8
其他	1	1	2	1		1	2				1	1	1		16
													359	46	405

　　歷年的驗光人員法＋驗光人員法施行細則＋驗光人員倫理＋驗光所設置標準＋醫事人員執業登記及繼續教育辦法＋勞動基準法＋醫療法＝359 題

　　醫事人員人事條例＋醫療器材管理法＋身心障礙者鑑定作業辦法＋專門職業及技術人員高等暨普通考試驗光人員考試規則＋其他＝46 題

　　按理，上述法規都曾出現過，考生都應該全讀、熟讀，但如果考生對法規天生不興趣，抑或時間倉促不及全部準備，至少要讀上端 359 題所列的那些法規。

　　值得注意的是醫療器材管理法的相關法規，自 110 年 5 月施行後每年都有試題，請參加考試者留意關注。

　　下列是歷年各類法規出題占比製表，呈現驗光人員法＋驗光人員法施行細則＋驗光人員倫理＋驗光所設置標準＋醫事人員執業登記及繼續教育辦法＋勞動基準法＋醫療法試題總和，歷年占比都有 88%以上，值得用心細讀。

四、歷年各類法規出題占比製表

法規名稱	106		107		108		109	
當年出題數	75		60		60		90	
累計出題數	75		135		195		285	
	題數	%	題數	%	題數	%	題數	%
驗光人員法	56	74.6	91	67.4	117	60.0	160	56.1
驗光人員法施行細則	5	6.6	5	3.7	10	5.1	19	6.6
驗光人員倫理	4	5.3	10	7.4	11	5.6	14	4.9
驗光所設置標準	3	4.0	4	2.9	7	3.5	8	2.8
醫事人員執登及繼教辦法	4	5.3	8	5.9	13	6.6	20	7.
勞動基準法（施行細則）	2	2.6	4	2.9	11	5.6	19	6.6
醫療法（施行細則、醫師法）			3	2.2	7	3.5	14	4.9
醫事人員人事條例（施行細則）			3	2.2	6	3	8	2.8
藥事法	1	1.3	2	1.4	3	1.5	4	1.4
身心障礙者鑑定作業辦法			2	1.4	3	1.5	3	1.
專技人員高普特考考試規則			1	0.7	2	1.0	5	1.7
其他			1	0.7	4	2.0	10	3.5
	(75)	99.7	(135)	99.5	(195)	99.4	(285)	99.6
		98.4		92.4		89.9		88.9

法規名稱	110		111		112		113	
當年出題數	30		30		30		30	
累計出題數	315		345		375		405	
	題數	%	題數	%	題數	%	題數	%
驗光人員法	177	56.1	195	56.5	210	56	228	56.3
驗光人員法施行細則	22	6.9	24	6.9	27	7.2	27	6.7
驗光人員倫理	14	4.4	16	4.6	17	4.5	19	4.7
驗光所設置標準	9	2.8	10	2.8	12	3.2	13	3.2
醫事人員執登及繼教辦法	23	7.3	26	7.5	29	7.7	31	7.7
勞動基準法（施行細則）	19	6.	19	5.5	19	5	20	4.9
醫療法（施行細則、醫師法）	15	4.7	17	4.9	19	5	21	5.2
醫事人員人事條例（施行細則）	10	3.1	10	2.8	10	2.6	10	2.5
醫療器材管理法（藥事法）	5	1.5	6	1.7	7	1.8	9	2.2
身心障礙者鑑定作業辦法	3	0.9	3	0.8	3	0.8	3	0.7
專技人員高普特考考試規則	5	1.5	6	1.7	7	1.8	8	2
其他	12	3.8	12	3.4	14	3.7	16	3.9
	(315)	99.3	(345)	99.3	(375)	99.5	(405)	100
		88.2		88.7		88.6		88.7

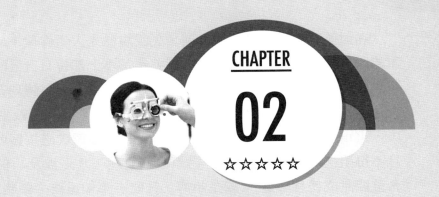

CHAPTER

02

★★★★★

《驗光人員法》條文與
相關條文解析

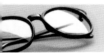
重│點│彙│整

在討論《驗光人員法》之前，先說說驗光人員倫理。何謂驗光人員倫理，簡單的說就是驗光人員的行規。各行各業基本上都會有自己的行規，只要細心觀察可以發現，例如：理髮工會會要求會員將價格表公布陳列在明顯易見之處；不可對「過路客」漫天要價；會要求會員公休日不可開門做生意，避免別家客源流失。火車站客運轉運中心計程車乘車處告示「駕駛應按錶收費，不得拒載短程，且不得阻擾同業候客。」；博物館典藏倫理，凡是涉及「信仰及家族」的物件，希望能完成善意歸還[1]；或是賭博，凡賭客都知道要「願賭服輸」。以上這些的各行業的行規可不是《刑法》或《民法》等等的法律規範領域，而是自身願意受行業約定成俗來規範自身的行為舉止。

目前並未見驗光人員有專屬的行規倫理，但實際運作之間會取用醫事人員慣用的醫學倫理作為規範的倫理。常見的醫學倫理論述有四原則，也有六原則。為讓讀者面對考試時從容答題，四原則與六原則相似的部分排列在前，另二原則排列在後，如下：

當代醫學倫理六大原則[2]：（113 高師 50）（113 普生 49）106~113 年，共考18 次

1. 自主原則(Autonomy)，病患有拒絕醫療或選擇醫療方式的權利。

2. 不傷害原則(Non-maleficence)，減少醫療過程不必要的傷害。

3. 行善原則(Beneficence)，療程要關注病患的最佳利益。

4. 公平正義原則(Justice)，關注稀少醫療資源的分配，並公平的分配資源。

5. 誠信原則(Veracity)，治療要做到知情與同意。

6. 保密原則(Confidentiality)，對病情的保密。

---

[1] 聯合報，2013.02.06，P.A10。

[2] 轉引自任爾崇，醫療倫理與法律，取自
file:///C:/Users/user/Downloads/1.%E9%86%AB%E7%99%82%E5%80%AB%E7%90%86%E8%88%87%E6%B3%95%E5%BE%8B-4%E6%9C%8830%E6%97%A5%E5%8F%B0%E5%8C%97%E5%A0%B4%20(3).pdf。

亦即，試題若只提及醫學倫理四大原則，就是列在前面的四項。常出試題，讀者宜熟記。

《驗光人員法》於民國 104 年 12 月 18 日制定，民國 105 年 1 月 6 日公布全文 59 條；並自公布日施行。全文分成 6 章，第一章總則(§1~§6)、第二章執業(§7~§14)、第三章開業(§15~§25)、第四章公會(§26~§40)、第五章罰則(§41~§54)、第六章附則(§55~§59)。按中央法規標準法§13：法規明定自公布或發布日施行者，自公布或發布之日起算至第 3 日起發生效力。最新修正公布於 109 年 1 月 15 日。

（以下條號簡寫，驗§1，表示《驗光人員法》第 1 條；驗細§1，表示《驗光人員法施行細則》第 1 條）

2-1 總則 (§1~§6)

第 1 條（資格取得之要件）

中華民國國民經驗光師考試及格，並依本法領有驗光師證書者，得充驗光師。

中華民國國民經驗光生考試及格，並依本法領有驗光生證書者，得充驗光生。

本法所稱之驗光人員，指前二項之驗光師及驗光生。

🔖 法條解析

驗光人員指的是驗光師或驗光生。

驗光人員資格取得，首先必須是通過資格考試及格。之後：

1. 考生收到考試及格通知。

2. 通知收費，寄發考試院的考試及格證書；與衛福部的驗光師（生）證書。

3. 得向要執業的所在地的主管機關申請執業執照。

➲ 法規「得」與「應」的區別

「得」意指，任意性，可以選擇立刻執業，或不執業。

「應」是強制性，要有一定的作為。例如：

驗§7，驗光人員「應」向執業所在地直轄市、縣（市）主管機關申請執業登記，領有執業執照，始得執業。

驗§15，驗光所之設立，「應」以驗光人員為申請人，向所在地直轄市、縣（市）主管機關申請核准登記，發給開業執照，始得為之。

《專門職業及技術人員高等暨普通考試驗光人員考試規則》§14，本考試及格人員，由考選部報請考試院發給考試及格證書，並函衛生福利部查照。（111 高師 42）

第 2 條（應考資格）

（106 特師 42）（108 普生 41）（113 普生 41）

公立或立案之私立專科以上學校或符合教育部採認規定之國外專科以上學校驗光或視光系、科畢業，並經實習期滿成績及格，領有畢業證書者，得應驗光師考試。

公立或立案之私立高級醫事職業以上學校或符合教育部採認規定之國外高級醫事職業以上學校醫用光學技術、驗光、或視光系、科畢業，並經實習期滿成績及格，領有畢業證書者，得應驗光生考試。

第 3 條（主管機關）

（108 高師 41）（112 普生 39）（113 普生 36）

本法所稱主管機關：在中央為衛生福利部；在直轄市為直轄市政府；在縣（市）為縣（市）政府。

🏛 法條解析

➔ 何謂主管機關（中央）？何謂目的事業主管機關？

上述提及的「本法」是指《驗光人員法》，主管機關（中央）是衛生福利部，但在我們的《驗光人員法》中提到驗光師（生）公會，公會屬於人民團體，自有《人民團體法》的規範，《人民團體法》中提到他的主管機關（中央），是內政部。亦即就公會的《人民團體法》角度去看他自己的主管機關是內政部，但對公會會員的業務規範就會是目的事業主管機關。也就是，組成驗光師（生）公會的驗光人員（非公會），就要受到目的事業主管機關規範，即衛生福利部。

　　上述主管機關在縣（市）為縣（市）政府，在此的市是指省轄市，與縣同級。有基隆市、新竹市、嘉義市。

驗光師（生）公會 VS. 人民團體主管機關	
驗§26	驗光師公會由人民團體主管機關主管。但其目的事業，應受主管機關之指導、監督。
	《人民團體法》§3：本法所稱主管機關，在中央及省為內政部；在直轄市為直轄市政府；在縣（市）為縣（市）政府。但其目的事業應受各該事業主管機關之指導、監督。
驗§35	驗光師公會應訂立章程，造具會員名冊及選任職員簡歷名冊，送請所在地人民團體主管機關立案，並分送中央及所在地主管機關備查。
驗§38	驗光師公會有違反法令、章程者，人民團體主管機關得為下列處分：一、警告；二、撤銷其決議；三、撤免其理事、監事；四、限期整理前項第一款、第二款處分，亦得由主管機關為之。
驗§47 Ⅱ	驗光師公會或驗光生公會違反第 11 條第 2 項規定者（不得拒絕具有入會資格者入會），由人民團體主管機關處新臺幣 1 萬元以上 5 萬元以下罰鍰，並令其限期改善；屆期未改善者，按次處罰。

	主管機關	
	中央	地方
驗光人員法	衛生福利部	直轄市政府、縣（市）政府
人民團體法	內政部	直轄市政府、縣（市）政府
醫療法	衛生福利部	直轄市政府、縣（市）政府
醫療器材管理法	衛生福利部	直轄市政府、縣（市）政府
勞動基準法	勞動部	直轄市政府、縣（市）政府
勞工職業災害保險及保護法	勞動部	直轄市政府、縣（市）政府

第 4 條（請領證書之要件）

（107 高師 37）（108 特生 32）（108 普生 41）（108 高師 41）（109 高師 42）（112 普生 39）
請領驗光人員證書，應檢具申請書及資格證明文件，送請中央主管機關核發之。

📜 法條解析

依據《驗光人員施行細則》§2：依本法第 4 條規定請領驗光人員證書者，應填具申請書，檢附考試院頒發之驗光人員考試及格證書，並繳納證書費，送請中央主管機關核發。

第 5 條（驗光人員名稱使用）

（106 高師花東 40）

非領有驗光人員證書者，不得使用驗光人員名稱。

📜 法條解析

違反本條規定，未領有驗光人員證書，使用驗光人員名稱，處新臺幣 3 萬元以上 15 萬元以下罰鍰。

罰鍰的慣性：5 倍，例外不多。例如：1~5 萬，2~10 萬，3~15 萬。罰鍰 V.S. 罰金，同樣是罰錢，罰鍰是行政罰，罰金是刑罰，概念不同，刑罰會形成累犯，行政罰沒有。

同樣違法下，驗光所較驗光人員罰得重，山寨的非驗光人員、非驗光所較正牌罰得重。例如：驗光人員未辦理執業登記而執行業務，處新臺幣 1 萬元以上 5 萬元以下罰鍰。不具驗光人員資格，擅自執行驗光業務者，處新臺幣 3 萬元以上 15 萬元以下罰鍰。

第 6 條 （充任驗光人員之消極資格）

（106 特師 42）（106 高師花東 49）（107 特師 42）（110 普生 44）（112 普生 42）（113 高師 41）

曾受本法所定廢止驗光人員證書處分者，不得充驗光人員。

📜 法條解析

有關廢止驗光人員證書：《驗光人員法》

驗光人員	驗§41	驗光人員將其證照租借他人使用者，廢止其驗光人員證書。
	驗§50	驗光人員受停業處分仍執行業務者，廢止其執業執照；受廢止執業執照處分仍執行業務者，得廢止其驗光人員證書。
驗光所	驗§51	驗光所受停業處分而未停業者，廢止其開業執照；受廢止開業執照處分，仍繼續開業者，得廢止其負責驗光人員之驗光人員證書。

⊃ 何謂「不得充」？

依據《專門職業及技術人員高等暨普通考試驗光人員考試規則》第 5 條：應考人有《公務人員考試法》第 22 條第 2 項、《專門職業及技術人員考試法》第 19 條第 2 項或《驗光人員法》第 6 條情事者，不得應本考試。

⊃ 何謂「廢止」？

即領得驗光人員證書之後都中規中矩，直到出現違反《驗光人員法》§41、50、51 規定，證書僅向後失其效力。亦即僅發生此後不再是驗光人員而已。

⊃ 何謂「撤銷」？

有撤銷事件發生時，會使原本已發生的效力，使其溯及既往的失其效力。亦即，自始就不具驗光人員資格，形成自始即非驗光人員不得執行驗光業務。

EXAMPLE ⊂⊃

【練習題】

( ) 1. 驗光師（生）證書由何單位核發？ (A)考試院 (B)考選部 (C)衛生福利部 (D)所在地主管機關。

( ) 2. 依據《驗光人員法》第 35 條，驗光師公會應訂立章程，造具會員名冊及選任職員簡歷名冊，送請所在地人民團體主管機關立案，並分送中央及所在地主管機關備查。試問，所在地人民團體主管機關及所在地主管機關俱是指 (A)內政部 (B)衛生福利部 (C)縣（市）政府 (D)以上皆是。

( ) 3. 下列敘述何者正確？ (A)未領有驗光人員證書，使用驗光人員名稱，處新臺幣 3 萬元以上 15 萬元以下罰金 (B)非驗光人員未辦理執業登記而執行業務，處新臺幣 1 萬元以上 5 萬元以下罰鍰 (C)不具驗光人員資格，擅自執行驗光業務者，處新臺幣 3 萬元以上 30 萬元以下罰鍰 (D)非驗光所，使用驗光所或類似名稱與非驗光所，為驗光廣告，二者處罰相同。

( ) 4. 《驗光人員法》中的主管機關在縣（市）為縣（市）政府，在此的市不包含下列何者？ (A)基隆市 (B)新竹市 (C)嘉義市 (D)屏東市。

（　　）5. 下列何者不是驗光師（生）公會、驗光人員的主管機關？　(A)立法院　(B)內政部　(C)直轄市政府　(D)衛生福利部。

（　　）6. 驗光人員執業違反規定，其處罰流程由輕至重依次為　①廢止其執業執照　②停業處分　③得廢止其驗光人員證書　④罰鍰　(A)④③②①　(B)①②③④　(C)④②①③　(D)③①④②。

（　　）7. 應向哪個機關請領驗光人員考試及格證書？　(A)勞動部　(B)直轄市或縣（市）主管機關　(C)考試院　(D)衛生福利部　(E)行政院。

（　　）8. 試問，下列何者陳述有誤？　(A)經廢止驗光人員證書，不得發給執業執照　(B)經廢止驗光人員執業執照未滿 1 年，不得發給執業執照　(C)有客觀事實認不能執行業務，經認定原因消失後，仍得依本法規定申請執業執照　(D)曾受本法所定廢止驗光人員執業執照處分者，不得充驗光人員。

（　　）9. 試問，下列何者陳述有誤？　(A)驗光所受廢止開業執照處分，仍繼續開業者，得廢止其驗光所全體驗光人員之驗光人員證書　(B)應考人自始不具備應考資格者，考試前發現者，取消其應考資格　(C)驗光人員將其證書租借他人使用者，廢止其驗光人員證書　(D)驗光人員將其執業執照照租借他人使用者，廢止其驗光人員證書。

（　　）10. 試問，下列何者陳述有誤？　驗光師有客觀事實認不能執行業務，經縣（市）主管機關邀請相關　(A)專科醫師　(B)社會賢達　(C)驗光生　(D)學者專家組成小組認定之。

📖 解答及解析

1.(C)	2.(C)	3.(D)	4.(D)	5.(A)	6.(C)	7.(C)	8.(D)	9.(A)	10.(B)

3. (A)是罰鍰，不是罰金。(B)非驗光人員執行驗光業務，罰 3~15 萬。(C)罰 3~15 萬，5 倍。

8. (D)曾受本法所定廢止驗光人員執業執照處分者，不得充驗光人員。執業執照→證書。

9. (A)全體驗光人員→負責驗光人。

10. (B)不包含社會賢達。

2-2 執業 (§7~§14)

第 7 條（執業登記之程序及繼續教育）

（106 普生 40）（106 高師花東 40、49）（107 特師 45）（108 特生 36）（108 高師 41）（108 普生 41）（109 特生 41）（109 特生 11 月 39、42）（109 普生 40）（110 高師 38）（110 普生 41）（112 高師 38）（112 普生 39）（113 高師 43、48）（113 普生 38）

驗光人員應向執業所在地直轄市、縣（市）主管機關申請執業登記，領有執業執照，始得執業。

驗光人員執業，應每 6 年接受一定時數之繼續教育，始得辦理執業執照更新。

第一項申請執業登記之資格、條件、應檢附文件、執業執照發給、換發、補發與前項執業執照更新、繼續教育之課程內容、積分、實施方式、完成繼續教育之認定及其他應遵行事項之辦法，由中央主管機關定之。

法條解析

事項		罰則
驗光人員未辦理執業登記而執行業務	處新臺幣 1 萬元以上 5 萬元以下罰鍰	並令其限期改善；屆期未改善者，處 1 個月以上 1 年以下停業處分
驗光人員執業執照到期未辦理更新仍繼續執行業務	處新臺幣 1 萬元以上 5 萬元以下罰鍰	並令其限期改善；屆期未改善者，處 1 個月以上 1 年以下停業處分

有關驗光人員的證書、執業執照、驗光所的開業執照，其主管機關發給、核發、換發、補發的用詞與相關規定區別如下

發給	《驗光人員法》§8	驗光人員執業執照／主管機關（不得）發給
	《驗光人員法》§15	驗光所開業執照／主管機關發給
	考選部報請考試院發給考試及格證書	
核發	《驗光人員法》§4	驗光人員證書／中央主管機關核發
	《驗光人員法施行細則》§12	驗光所開業執照毀損／原發機關核發
換發	《驗光人員法施行細則》§3	驗光人員證書毀損／中央主管機關換發
	《驗光人員法施行細則》§13	驗光所登記事項變更／原發開業執照機關
	《醫事人員執業登記及繼續教育辦法》§9	醫事人員執業執照損壞／原發機關換發

補發	《驗光人員法施行細則》§3	驗光人員證書滅失、遺失／中央主管機關補發
	《醫事人員執業登記及繼續教育辦法》§9	醫事人員執業執照滅失或遺失／原發機關補發
	《驗光人員法施行細則》§12	驗光所開業執照滅失、遺失／原發機關補發

每 6 年接受一定時數之繼續教育依據如下：

《醫事人員執業登記及繼續教育辦法》§13 規定，醫事人員執業，應接受下列課程之繼續教育：一、專業課程。二、專業品質。三、專業倫理。四、專業相關法規。

醫事人員每 6 年應完成前項繼續教育課程之積分數如下：

一、 物理治療生、職能治療生、醫事檢驗生、醫事放射士、牙體技術生及驗光生：

（一） 達 72 點。

（二） 前項第 2 款至第 4 款繼續教育課程之積分數，合計至少 7 點，其中應包括：感染管制及性別議題之課程；超過 14 點者，以 14 點計。

二、 前款以外之醫事人員：

（一） 達 120 點。

（二） 前項第 2 款至第 4 款繼續教育課程之積分數，合計至少 12 點，其中應包括感染管制及性別議題之課程；超過 24 點者，以 24 點計。……

《醫事人員執業登記及繼續教育辦法》§20：醫事人員受懲戒處分應接受一定時數繼續教育者，不得以本辦法所定應接受之繼續教育抵充。（108 特師 41）（109 普生 40）

摘要醫事人員繼續教育之實施方式及積分表給予之點數[3]（112 高師 50）

實施方式	積分
參加專業相關繼續教育課程	參加者每小時積分 1 點
參加公開徵求論文及審查機制之各該類醫事人員學術研討會	參加者每小時積分 2 點

---

[3] 詳細點數之給予，參看附錄一「醫事人員繼續教育之實施方式及積分表」。

實施方式	積分
參加公開徵求論文及審查機制之相關醫學會、學會、公會或協會舉辦之學術研討會	參加者每小時積分 1 點
參加經醫院評鑑合格之醫院或主管機關跨專業之團隊臨床討論或專題演講之教學活動	參加者每小時積分 1 點
參加網路繼續教育	參加者每次積分 1 點
參加講授衛生教育推廣課程	參加者每次積分 1 點
於離島地區執業期間（除參加本表第 10 點之繼續教育外）	其各點實施方式之積分數得以 2 倍計
於偏遠地區執業期間（除參加本表第 10 點之繼續教育外）	其各點實施方式之積分數得以 1.5 倍計

驗光人員是醫事人員，醫事人員只要經過長期照顧服務法所定之訓練、認證，領有得提供長期照顧服務，也可以成為長期照顧服務人員。

（另依據《長期照顧服務人員訓練認證繼續教育及登錄辦法》第 9 條：長照人員依各該專門職業人員法規接受繼續教育課程性質相近者，其積分得相互認定。）

第 8 條（執業之消極資格）

（106 高師 49）（106 普生 49）（106 高師花東 45）（107 普生 43）（110 普生 39）（113 高師 48）

有下列情形之一者，不得發給執業執照；已領照者，撤銷或廢止之：

一、經撤銷或廢止驗光人員證書。

二、經廢止驗光人員執業執照未滿 1 年。

三、有客觀事實認不能執行業務，經直轄市、縣（市）主管機關邀請相關專科醫師、驗光人員及學者專家組成小組認定。

前項第三款原因消失後，仍得依本法規定申請執業執照。

📖 法條解析

除留心撤銷與廢止之規定外，另外請注意有關「註銷」規定，

《驗光人員法》§10Ⅳ，驗光人員死亡者，由原發執業執照機關註銷其執業執照。

《驗光人員法施行細則》§5、13，驗光人員（驗光所）歇業：註銷驗光人員（驗光所）其執業（開業）登記，並收回執業（開業）執照。

本條文雖然提到執業執照可以撤銷與廢止，但實際法規中唯獨沒有撤銷驗光人員執業執照規定。有提及驗光所受撤銷或廢止開業執照處分，見《驗光人員法施行細則》中§11、14、15。也有提及廢止驗光人員證書、執業執照，見《驗光人員法》§41、45、50。

第 9 條（執業場所）

（106 高師 38、48）（108 普生 49）（109 普生 46）（110 高師 38）（111 高師 39）（113 高師 48）

驗光人員執業以一處為限，並應在所在地直轄市、縣（市）主管機關核准登記之醫療機構、驗光所[4]、眼鏡公司（商號）或其他經中央主管機關認可之機構為之。但機構間之支援或經事先報准者，不在此限。

📖 法條解析

驗光人員無本條但書規定情形，而在登記執業地點以外之其他地點執行業務者，處新臺幣 1 萬元以上 5 萬元以下罰鍰，並令其限期改善；屆期未改善者，處 1 個月以上 1 年以下停業處分。

醫事人員法規執業處所限制的目的在於落實人員專任，提高服務品質，防止人員出租執照，是故執行業務之場所，有必要予以限制。

《驗光人員法施行細則》§4，眼鏡公司（商號），指公司（商號）登記為眼鏡批發業或眼鏡零售業者。眼鏡公司（商號），應於機構內設立驗光所，始得執行驗光業務。

---

[4] 驗光所是醫事機構。

其他經中央主管機關認可之機構，如特教學校或公益法人等為推展視力保健設有驗光業務單位或部門者，準用關於驗光所之設置標準等規定。

《醫療機構設置標準》第 20 條

（108 普生 49）

醫療機構之醫事人員，除醫療機構間之會診、支援外，前往他醫療機構執行業務，應依各該醫事人員法律規定，經事先報准，始得為之。

前項所稱醫療機構間之會診、支援，指未固定排班提供診療者而言。

所定之事先報准，其為越區前往他醫療機構執行業務者，應報經所在地直轄市或縣（市）主管機關核准，並副知執行地直轄市或縣（市）主管機關。

醫療機構所在地直轄市或縣（市）主管機關審核醫事人員越區執業申請案件，應副知執行地直轄市或縣（市）主管機關。

🗂 法條解析

所稱醫療機構間「未固定排班提供診療」之會診、支援，包含：（衛部醫字第 1060115743 號）

（一）遇有大量傷病患，需臨時增加醫事人員人力處理者。

（二）對於緊急或重症傷病，需徵詢其他醫師意見者。

（三）逾原報准支援之門診時段部分者。

（四）住院病人在非固定支援期間發生病情變化，需緊急手術者。

（五）本部 101 年 7 月 12 日衛署醫字第 1010210052 號函、102 年 3 月 5 日衛署醫字第 1020269476 號函。

（六）其他非可預期性之緊急情事。

第 10 條（驗光人員停業、歇業、變更處所或復業之程序）

（106 普生 36、47）（106 高師花東 36、47）（107 高師 44）（107 普生 43）（107 特師 45）（108 特生 34）（109 特師 11 月，37）（109 高師 43、44）（110 高師 43、47）（111 普生 43）（111 普生 48）（112 高師 43）（112 普生 44）（113 高師 45）

驗光人員停業或歇業時，應自事實發生之日起 30 日內，報請原發執業執照機關備查。

前項停業之期間，以 1 年為限；逾 1 年者，應辦理歇業。

驗光人員變更執業處所或復業者，準用第 7 條關於執業之規定。

驗光人員死亡者，由原發執業執照機關註銷其執業執照。

📑 法條解析

事項	罰則	
驗光人員未於停業或歇業事實發生之日起 30 日內，報請原發執業執照機關備查	處新臺幣 1 萬元以上 5 萬元以下罰鍰	並令其限期改善；屆期未改善者，處 1 個月以上 1 年以下停業處分
驗光人員變更執業處所或復業，未辦理執業登記	處新臺幣 1 萬元以上 5 萬元以下罰鍰	並令其限期改善；屆期未改善者，處 1 個月以上 1 年以下停業處分

若遇上出國進修，事實發生當日起無法辦理報備，實務上，可以委託書委託辦理停業。可參閱「台南市政府衛生局作業標準書」—「醫事人員執業執照申請及異動作業規範」。

除驗光人員死亡規定註銷，另有《驗光人員法施行細則》§5、13 註銷規定，驗光人員、驗光所歇業：註銷其執業、開業登記，並收回執業、開業執照。

註銷	驗§10	驗光人員死亡者，由原發執業執照機關註銷其執業執照。
	驗細§5	驗光人員歇業：註銷其執業登記，並收回執業執照。
	驗細§13	驗光所歇業：註銷其開業登記，並收回開業執照。

《驗光人員法施行細則》§5：驗光人員停業、歇業，依本法第 10 條第 1 項規定報請備查時，應填具申請書，並檢附執業執照及有關文件，送由原發給執業執照機關依下列規定辦理：（106 普生 47）（109 高師 44）（110 高師 43）

一、停業：登記其停業日期及理由後，發還其執業執照。

二、歇業：註銷其執業登記，並收回執業執照。

第 11 條（加入公會）

（106 高師 47）（106 高師花東 47）（107 高師 36）（108 特生 36）（109 特師 36）（109 高師 36）（110 高師 36）

驗光師或驗光生執業，應加入所在地驗光師公會或驗光生公會。

驗光師公會或驗光生公會不得拒絕具有入會資格者入會。

📜 法條解析

當前專門職業及技術人員考試及格依法必須組成與加入職業同業公會，也就是一般理解的業必歸會。

⊃ 公會與工會有何區別？

簡單區分，公會定性由專門職業及技術人員組成的社團；工會定性由勞工組成的社團。本法規定驗光人員一定要加入公會，至於工會，驗光人員可以選擇加入或不加入，所以驗光人員可以同時是公會與工會的會員。

事項	罰則	
驗光人員執業時未加入所在地公會者	由主管機關處新臺幣 1 萬元以上 5 萬元以下罰鍰	並令其限期改善；屆期未改善者，處 1 個月以上 1 年以下停業處分
驗光師公會或驗光生公會違反規定拒絕具有入會資格者入會	由人民團體主管機關處新臺幣 1 萬元以上 5 萬元以下罰鍰	並令其限期改善；屆期未改善者，按次處罰

第 12 條（驗光人員之業務範圍）

（106 特師 44、46、48）（106 特生 50）（106 高師 46、50）（106 普生 41、45）（107 特師 39）（107 特生 27、35）（107 高師 37、47）（107 普生 37、46）（108 特師 38、45）（108 高師 46）（108 普生 37、45）（109 特生 38、43）（109 特師 46、47）（109 特師 11 月 46）（109 特生 11 月 38、41、48）（109 高師 39、46）（109 普生 37、39）（110 高師 37、39、44、46）（110 普生 37、40、47、50）（111 高師 38、48、50）（111 普生 37、39、42、46）（112 高師 45、47、48）（112 普生 46）（113 高師 37）（113 普生 46、47）

驗光師之業務範圍如下：

一、 非侵入性之眼球屈光狀態測量及相關驗光，包含為一般隱形眼鏡配鏡所為之驗光；15 歲以下者應於眼科醫師指導下為之。但未滿 6 歲兒童之驗光，不得為之。

二、 一般隱形眼鏡之配鏡。

三、 低視力者輔助器具之教導使用。

四、 其他依醫師開具之照會單[5]或醫囑單所為之驗光。

驗光生之業務範圍如下：

一、 一般性近視、遠視、散光及老花之驗光，包含為一般隱形眼鏡配鏡所為之驗光；15 歲以下者應於眼科醫師指導下為之。但未滿 6 歲兒童之驗光，不得為之。

二、 一般隱形眼鏡之配鏡。

三、 其他依醫師開具之照會單或醫囑單所為之驗光。

驗光人員執行業務，發現視力不能矯正至正常者，應轉介至醫療機構診治。

🔖 法條解析

驗光師業務	驗光生業務
非侵入性之眼球屈光狀態測量及相關驗光	一般性近視、遠視、散光及老花之驗光
低視力者輔助器具之教導使用	

包含為一般隱形眼鏡配鏡所為之驗光；15 歲以下者應於眼科醫師指導下為之。但未滿 6 歲兒童之驗光，不得為之。

一般隱形眼鏡之配鏡
其他依醫師開具之照會單或醫囑單所為之驗光

驗光人員執行業務，發現視力不能矯正至正常者，應轉介至醫療機構診治

※ 驗光人員執行業務，發現視力不能矯正至正常者，應轉介至醫療機構診治。因為未將當事人轉介至醫療機構，按規定處新臺幣 2 萬元以上 10 萬元以下罰鍰。

　在此所謂不能矯正至正常，的「正常」標準值為何？目前中央主管機關並未制訂。

　另，驗光人員為 6 歲以上 15 歲以下者驗光，依《驗光人員法施行細則》第 6 條第 1 項第 2 款後段，發現有特定狀況時，應出具轉介單，至眼科醫師處檢查。所謂的「特定狀況」為何？目前中央主管機關也並未制訂標準。

---

[5] 轉介醫師對於跨領域的問題，請求照會醫師提供意見，共同解決病患診療問題。照會單通常是照會醫師的診斷與建議。

此外，依照《國民教育法施行細則》§7 第 1 款：學齡兒童入學年齡之計算，以入學當年度九月一日滿 6 歲者。亦即，小學一年級生應是年滿 6 歲。未符合入學規定者，未滿 6 歲，驗光人員不得驗光。

15 歲以下者應於眼科醫師指導下為之，有關 15 歲以下之認定。係指當日剛滿 15 歲整及未滿 15 歲之人，不包含逾 15 歲者。(衛部醫字第 1121663232 號，民國 112 年 5 月 15 日發文)

事項	罰則	
違反規定，為未滿 6 歲之兒童驗光	處新臺幣 2 萬元以上 10 萬元以下罰鍰	其情節重大者，並處 1 個月以上 1 年以下停業處分或廢止其執業執照
違反規定，未將當事人轉介至醫療機構	處新臺幣 2 萬元以上 10 萬元以下罰鍰	其情節重大者，並處 1 個月以上 1 年以下停業處分或廢止其執業執照

　　基本上 6~15 歲驗光屬於眼科醫師的醫療業務，《驗光人員法》施行後放寬限制，驗光人員可以在眼科醫師指導下為之，倘驗光人員未在眼科醫師指導下逕自驗光，違反《醫師法》§28，處 6 個月以上 5 年以下有期徒刑，得併科新臺幣 30 萬元以上 150 萬元以下罰金。同理推定，驗光人員為未滿 6 歲兒童之驗光，除行政罰外，亦違反《醫師法》§28 之規定。

　　另外，要注意的是《民法》上對行為人行為能力的規範

《民法》§12	滿 18 歲為成年
《民法》§13	未滿 7 歲之未成年人，無行為能力 滿 7 歲以上之未成年人，有限制行為能力
《民法》§77	限制行為能力人為意思表示及受意思表示，應得法定代理人之允許。但純獲法律上利益，或依其年齡及身份、日常生活所必需者，不在此限
《民法》§79	限制行為能力人未得法定代理人之允許，所訂立之契約，須經法定代理人之承認，始生效力

　　《驗光人員法施行細則》§6：本法第 12 條第 1 項第 1 款及第 2 項第 1 款所定驗光人員為 6 歲以上 15 歲以下者驗光，應於眼科醫師指導下，依下列方式之一為之：

一、 由驗光人員與眼科醫師訂定契約合作。

二、 由驗光人員參加中央主管機關委託專業法人、團體或機構辦理之特定課程訓練，取得完成訓練證明；發現有特定狀況時，應出具轉介單，至眼科醫師處檢查。

　　驗光人員對於 6 歲以上 15 歲以下者第一次驗光及配鏡，應於醫師確診為非假性近視，始得為之。

　　驗光人員執行業務，發現視力不能矯正者，依本法第 12 條第 3 項規定轉介至醫療機構診治時，應填具轉介單。

　　《驗光人員法施行細則》§7：（106 特生 49）（109 普生 39）本法第 12 條第 1 項第 2 款及第 2 項第 2 款所稱一般隱形眼鏡，指非用於治療或診斷之隱形眼鏡。

　　衛生福利部函衛授食字第 1051610341 號，105 年 1 月 6 日《驗光人員法》公布施行，該法第 12 條規定，驗光人員業務範圍包含為一般隱形眼鏡所為之驗光、配鏡。

　　隱形眼鏡分為一般用及非一般用，非用於治療或診斷之一般隱形眼鏡，得由驗光師（生）配鏡、驗光。（108 高師 44）

　　非一般用隱形眼鏡：角膜塑型鏡片、角膜病變及錐狀角膜鏡片、角膜或眼內術後矯正鏡片，屬於醫療臨床上之治療、診斷。（107 特師 37、39）（109 特師 46）（109 特師 11 月，40）（109 特生 11 月，41）（109 高師 39）（110 高師 39）（111 普生 39）

　　自本函發布之日起，製造、輸入之一般隱形眼鏡產品標籤、仿單無需再依原核准載明「本器材須經眼科醫師處方使用」。

　　衛生福利部已於 108 年 5 月 21 日以衛授食字第 1081603989 號函，補充修正拋棄式隱形眼鏡廣告警語內容為：「配戴一般隱形眼鏡須經眼科醫師驗光配鏡取得處方箋，或經驗光人員驗光配鏡取得配鏡單，並定期接受眼科醫師追蹤檢查」。

　　衛生福利部已於 110 年 4 月 22 日以衛授食字第 1101602936 號函，除「日戴型每日拋棄式隱形眼鏡」廣告，不限刊登途徑外，其餘隱形眼鏡之廣告以刊載於專供醫事人員閱聽之醫療刊物、傳播工具，或專供醫事人員參與之醫療學術性相關活動為限。

《驗光人員法施行細則》§8：（109 高師 46）（110 高師 44）（112 高師 44）

本法第 12 條第 1 項第 3 款所稱低視力者，指依身心障礙者鑑定作業辦法第 5 條附表 2 身心障礙類別、鑑定向度、程度分級與基準，其視覺功能之障礙程度達 1 以上者。

本法第 12 條第 1 項第 3 款所稱低視力者輔助器具，指以驗光輔助視覺功能之各式光學器具。

低視力輔具適用於還有視覺功能、依賴視覺訊號、或需藉由視覺訊息輔助的視障學生[6]。例如：特製眼鏡、包覆式濾光眼鏡、手持望遠鏡、放大鏡、可攜式擴視機、桌上型擴視機和視訊放大軟體等。（109 特師 11 月 46）（109 普生 44）（113 高師 46）

常見的視障輔具包括放大鏡、擴視機、點字觸摸顯示器、電腦語音合成系統、以及視障電腦資訊系統[7]。（112 高師 45）

身心障礙者鑑定作業辦法§5 附表二：（107 特師 47）（107 高師 45）（108 普生 43）身心障礙類別、鑑定向度、程度分級與基準

視覺功能障礙程度 1 級	視覺功能障礙程度 2 級	視覺功能障礙程度 3 級
矯正後兩眼視力均看不到 0.3，或矯正後優眼視力為 0.3，另眼視力小於 0.1（不含）時，或矯正後優眼視力 0.4，另眼視力小於 0.05（不含）者。	矯正後兩眼視力均看不到 0.1，或矯正後優眼視力為 0.1，另眼視力小於 0.05（不含）者。	矯正後兩眼視力均看不到 0.01，或矯正後小於 50 公分辨指數者。
兩眼視野各為 20 度以內者。		
優眼自動視野計中心 30 度程式檢查，平均缺損大於 10dB（不含）者。	優眼自動視野計中心 30 度程式檢查，平均缺損大於 15dB（不含）者。	優眼自動視野計中心 30 度程式檢查，平均缺損大於 20dB（不含）者。

視覺功能障礙程度 1 級：（107 特師 47）（107 高師 45）（108 普生 43）

---

[6] 全國特殊教育資訊網(https://special.moe.gov.tw/)，輔助科技－輔具資源介紹－視覺輔具－低視力輔具。

[7] 全國特殊教育資訊網 (https://special.moe.gov.tw/article.php?paid=132)。

第 13 條（製作紀錄並應要求提供驗光結果報告）

（106 高師 45）（106 普生 48）（107 高師 46）（108 特生 35）（108 普生 44）（109 普生 47）（110 普生 46）（111 高師 46）（111 普生 44）（112 高師 46）（113 高師 47）

驗光人員執行業務，應製作紀錄，簽名或蓋章及加註執行年、月、日，並應依當事人要求，提供驗光結果報告及簽名或蓋章。

📜 法條解析

驗光人員違反本條規定，未製作紀錄、未依當事人要求提供驗光結果報告、或未依規定於紀錄、驗光結果報告簽名或蓋章，並加註執行年、月、日，處新臺幣 1 萬元以上 5 萬元以下罰鍰。

第 14 條（真實報告之義務）

（106 高師 45）（106 高師花東 41）（108 特生 40）（111 高師 50）

驗光人員受衛生、司法或司法警察機關詢問[8]時，不得為虛偽之陳述或報告。

📜 法條解析

違反本條規定，為虛偽之陳述或報告。處新臺幣 2 萬元以上 10 萬元以下罰鍰；其情節重大者，並處 1 個月以上 1 年以下停業處分或廢止其執業執照。

另外值得注意，違反本條規定，也可能觸犯《刑法》§214，明知為不實之事項，而使公務員登載於職務上所掌之公文書，足於生損害於公眾或他人者，處 3 年以下有期徒刑、拘役或 1 萬 5 千元以下罰金。

---

[8] 詢問與訊問的區別。本條文是詢問，詢問者是衛生、司法、司法警察機關。在此的司法、司法警察應是指檢察事務官、司法警察官、司法警察。若是檢察官、法官開庭問話，是訊問，不是詢問。

EXAMPLE ⬭⬭

【練習題】

(　　)1. 驗光人員死亡，其原發執業執照機關如何處理執業執照？　(A)註銷　(B)撤銷　(C)廢止　(D)核銷。

(　　)2. 驗光所開業執照毀損，經申請，原發給開業執照機關會　(A)補發　(B)換發　(C)轉發　(D)核發。

(　　)3. 在《驗光人員法》之中有提到過撤銷與廢止，但在整個法規裡卻未見主管機關有下列何者處分之規定？　(A)廢止執業執照　(B)廢止驗光人員證書　(C)撤銷執業執照　(D)廢止開業執照。

(　　)4. 有關驗光人員停業、歇業規定，下列何者有誤？　(A)歇業，自事實發生之日起 30 日內，報請原發執業執照機關備查　(B)歇業，撤銷其執業登記　(C)歇業，收回執業執照　(D)停業，登記其停業日期及理由後，發還其執業執照。

(　　)5. 《驗光人員法》第 14 條的詢問，不包含下列哪個機關？　(A)議會　(B)衛生局　(C)地檢署　(D)警察局。

(　　)6. 《驗光人員法》第 14 條的詢問，不包含下列何者？　(A)衛生局官員　(B)檢察官　(C)檢察事務官　(D)司法警察。

(　　)7. 今天有一位 17 歲的顧客到寶島眼鏡，下列哪一項行為較為不適法？　(A)該顧客買一瓶清潔液　(B)驗光人員送該顧客一個眼鏡盒　(C)顧客瞞著家長配高檔眼鏡　(D)該顧客家長說孩子要的算我的。

(　　)8. 有一驗光人員違反規定，為未滿 6 歲之兒童驗光，下列處罰何者錯誤？　(A)可處 3 萬元罰鍰　(B)可處 10 萬元罰鍰　(C)情節重大者，可廢止其執業執照　(D)處 13 個月的停業處分。

(　　)9. 驗光人員的執業流程，請依起始到後階排序。①驗光人員執業執照更新　②請領驗光人員考試及格證書　③請領驗光人員證書　④驗光人員考試及格通知　⑤驗光人員繼續訓練積分　⑥請領驗光人員執業執照　(A)④⑤②③⑥①　(B)④②③⑥⑤①　(C)④⑤②③①⑥　(D)④⑤②③⑥①。

(　　)10.下列何者不見於《驗光人員法》的規定項目之中？　(A)換發　(B)補發　(C)核發　(D)初領。

（ ） 11. 下列何者不見於《驗光人員法》的規定項目之中？ (A)復業 (B)歇業 (C)轉業 (D)停業。

（ ） 12. 驗光人員之驗光，針對 15 歲以下者應於眼科醫師指導下為之。若沒在醫師指導下，而逕行驗光呢？會有如何的處罰規定 ①廢止其驗光人員證書 ②科新臺幣 30 萬元以上 300 萬元以下罰金 ③非醫師資格，執行醫療業務，處 6 個月以上 5 五年以下有期徒刑 ④驗光人員的公會會員違反法令者，公會得依章程、理事會、監事會或會員大會之決議處分 ⑤科新臺幣 3 萬元以上 15 萬元以下罰金 (A)①② (B)③④ (C)①②③④ (D)①④⑤。

（ ） 13. 驗光人員經廢止執業執照未滿 1 年，再次申請執業執照，並已領照，後經發現，主管機關應予的處分？ (A)廢止 (B)撤銷 (C)停業 (D)歇業。

📖 解答及解析

1.(A)	2.(D)	3.(C)	4.(B)	5.(A)	6.(B)	7.(C)	8.(D)	9.(B)	10.(D)
11.(C)	12.(B)	13.(A)							

3. 雖本法第 8 條，……不得發給執業執照，已領照者，撤銷或廢止之；施行細則第 14 條，提及 "驗光所受撤銷或廢止開業執照處分"，但按本法罰則觀之，主管機關的行政處分中並未見有撤銷開業執照與執業執照之處分，是故撤銷執業執照是答案選項。

4. (B)撤銷改為註銷

7. 滿 7 歲以上之未成年人，有限制行為能力，限制行為能力人為意思表示及受意思表示，應得法定代理人之允許(C)。但純獲法律上利益(B)、(D)，或依其年齡及身份、日常生活所必需者(A)，不在此限。

8. (D)1 個月以上 1 年以下。

12. (B)驗§12、39。《醫師法》§28。

2-3 開業（§15~§25）

第 15 條（驗光所之開設）

（106 特師 36、45、49）（106 特生 46）（106 高師 45）（106 普生 42）（106 高師花東 40、46）（107 高師 38）（107 普生 41）（108 特生 28）（108 特師 42）（108 高師 42）（109 特師 42、45）（109 特師 11 月，44）（109 高師 38、42）（110 高師 42、50）（110 普生 38）（111 高師 39）（112 普生 38）（113 普生 38）

驗光所之設立，應以驗光人員為申請人，向所在地直轄市、縣（市）主管機關申請核准登記，發給開業執照，始得為之。

前項申請設立驗光所之驗光師，以在第 9 條所定之機構執行業務 2 年以上者為限；申請設立驗光所之驗光生，以在第 9 條所定之機構執行業務 5 年以上者為限。

前項執行業務年資之採計，以領有驗光人員證書並依法向直轄市、縣（市）主管機關辦理執業登記者為限。但於本法公布施行前已執行業務者，其實際服務年資得併予採計。

驗光所之名稱使用、變更，應以所在地直轄市、縣（市）主管機關核准者為限。非驗光所，不得使用驗光所或類似之名稱。

驗光所之名稱使用與變更、申請條件、程序及設置標準，由中央主管機關定之。經中央主管機關依第 9 條規定認可之機構，設有驗光業務之單位或部門者，準用前項之規定。

法條解析

事項		罰則
非驗光所，使用驗光所或類似名稱	處新臺幣 3 萬元以上 15 萬元以下罰鍰	
驗光所違反規定，驗光人員設立驗光所，未向主管機關申請開業	處新臺幣 2 萬元以上 10 萬元以下罰鍰	
驗光所違反規定，使用或變更驗光所名稱未經所在地直轄市、縣（市）主管機關核准	處新臺幣 1 萬元以上 5 萬元以下罰鍰	並令其限期改善；屆期未改善者，處 1 個月以上 1 年以下停業處分

事項	罰則	
違反《驗光所設置標準》	處新臺幣 1 萬元以上 5 萬元以下罰鍰	並令其限期改善；屆期未改善者，處 1 個月以上 1 年以下停業處分

《驗光人員法施行細則》§15：（106 高師 40）（106 普生 42）（109 特師 11 月 38）（109 特生 11 月 43）

本法第 15 條第 6 項所定驗光所名稱之使用、變更，其名稱應標明驗光所，且不得使用下列名稱：

一、 單獨使用外文之名稱。

二、 在同一直轄市、縣（市）區域內，他人已登記使用之名稱。

三、 使用在同一直轄市、縣（市）區域內，與被撤銷或廢止開業執照未滿 1 年或受停業處分驗光所相同或類似之名稱。

四、 使用疾病之名稱。

五、 使用妨害公共秩序、善良風俗之名稱。

六、 使用易使人誤會其與政府機關、公益團體有關之名稱。

七、 其他經中央主管機關規定不得使用之名稱。

第 16 條（驗光所負責驗光人員）

（106 普生 39）（107 高師 42）

驗光所應以其申請人為負責驗光人員，對該機構業務負督導責任。

🔲 法條解析

驗光所違反規定，負責驗光人員對驗光所業務未負督導責任者，驗光所處新臺幣 1 萬元以上 5 五萬元以下罰鍰，並令其限期改善；屆期未改善者，處 1 個月以上 1 年以下停業處分。

第 17 條（代理人資格及代理期間）

（106 花東高師 36）（108 特師 44）（109 特師 45）（109 特師 11 月 44）（109 普生 43）（110 普生 38）（112 普生 38）（113 高師 38）

驗光所之負責驗光人員因故不能執行業務時，應指定合於第 15 條第 2 項規定資格者代理之。代理期間超過 45 日者，應由被代理者報請原發開業執照機關備查。

前項代理期間，最長不得逾 1 年。

📜 法條解析

驗光所違反規定，負責驗光人員因故不能執行業務，未指定符合資格者代理或代理期間超過 45 日未報請主管機關備查者，處新臺幣 1 萬元以上 5 萬元以下罰鍰，並令其限期改善；屆期未改善者，處 1 個月以上 1 年以下停業處分。

第 18 條（驗光所停業、歇業、遷移或復業之規定）

（106 普生 36）（107 特生 33）（108 特生 31）（108 特師 44）（108 高師 43、45）（109 特師 45）（109 特師 11 月 37）（109 特生 11 月 43、45、46）（109 高師 42）（109 普生 41、43）（111 普生 48）（112 普生 44）（113 高師 38）（113 普生 44）

驗光所停業或歇業時，應自事實發生之日起 30 日內，報請原發開業執照機關備查。

前項停業期間，以 1 年為限；逾 1 年者，應辦理歇業。

驗光所登記事項如有變更，應於事實發生之日起 30 日內，報請原發開業執照機關核准變更登記。

驗光所遷移或復業者，準用關於設立之規定。

📜 法條解析

驗光所停業、歇業，其驗光人員何去何從？《驗光人員法》並未有相關規定。如果要到別家驗光所工作，驗光人員要申請醫事人員執業「異動」，可參閱相關「台南市政府衛生局作業標準書」—「醫事人員執業執照申請及異動作業規範」。

驗光人員與驗光所的停業、歇業、變更處所、遷移或復業規定之對照

驗§10 驗光人員	驗§18 驗光所
「停業」或「歇業」時，應自事實發生之日起 30 日內，報請原發「執業」執照機關備查。	「停業」或「歇業」時，應自事實發生之日起 30 日內，報請原發「開業」執照機關備查。
未於停業或歇業事實發生之日起 30 日內，報請原發執業執照機關備查。 處新臺幣 1 萬元以上 5 萬元以下罰鍰，並令其限期改善；屆期未改善者，處 1 個月以上 1 年以下停業處分。	未於停業、歇業事實發生之日起 30 日內，報請原發開業執照機關備查或核准者。 處新臺幣 1 萬元以上 5 萬元以下罰鍰，並令其限期改善；屆期未改善者，處 1 個月以上 1 年以下停業處分。
停業期間，以 1 年為限；逾 1 年者，應辦理歇業。	停業期間，以 1 年為限；逾 1 年者，應辦理歇業。
停業：登記其停業日期及理由後，發還其執業執照。 歇業：註銷其「執業」登記，並收回執業執照。	停業：於其開業執照註明停業日期及理由後發還。 歇業：註銷其「開業」登記，並收回開業執照。
驗光人員「變更執業處所」或「復業」者，準用§7關於「執業」之規定。	驗光所「遷移」或「復業」者，準用§15關於「設立」之規定。
變更執業處所或復業，未辦理執業登記，處新臺幣 1 萬元以上 5 萬元以下罰鍰，並令其限期改善；屆期未改善者，處 1 個月以上 1 年以下停業處分	遷移或復業，未辦理開業登記者，處新臺幣 2 萬元以上 10 萬元以下罰鍰。
驗光人員死亡者，由原發執業執照機關「註銷」其執業執照。	驗光所登記事項如有變更，應於事實發生之日起 30 日內，報請原發開業執照機關核准變更登記。
	未於登記事項變更事實發生之日起 30 日內，報請原發開業執照機關核准者，處新臺幣 1 萬元以上 5 五萬元以下罰鍰，並令其限期改善；屆期未改善者，處 1 個月以上 1 年以下停業處分。

第 19 條（開業執照及收費標準揭示於明顯處）

（106 高師 44）（106 普生 43）（108 特師 50）（113 高師 38）

驗光所應將其開業執照及收費標準，揭示於明顯處。

📜 法條解析

　　驗光所違反規定，未將開業執照、收費標準，揭示於明顯處，處新臺幣 1 萬元以上 5 五萬元以下罰鍰，並令其限期改善；屆期未改善者，處 1 個月以上 1 年以下停業處分。

第 20 條（執行業務紀錄及醫師開具照會單或醫囑單之保存）

（106 特師 44）（106 特生 42）（106 高師 44）（107 普生 41）（107 特師 48）（108 特師 50）（109 特生 44）（109 普生 47）（110 高師 45）（111 高師 47）（111 普生 44）（112 高師 46）（113 高師 47）

驗光所執行業務之紀錄及醫師開具之照會單或醫囑單，應妥為保管，並至少保存 3 年。

📜 法條解析

　　驗光所違反規定，對執行業務之紀錄、醫師開具之照會單或醫囑單，未妥為保管或保存未滿 3 年。處新臺幣 1 萬元以上 5 萬元以下罰鍰。

　　對照《醫療法》§70：醫療機構之病歷，應指定適當場所及人員保管，並至少保存 7 年。但未成年者之病歷，至少應保存至其成年後 7 年；人體試驗之病歷，應永久保存。（110 高師 48）

醫療機構	驗光報告	病歷	處方箋	至少保存 7 年	違反規定處新臺幣 1 萬元以上 5 萬元以下罰鍰
醫事機構	驗光報告	非病歷	配鏡單	至少保存 3 年	

第 21 條（收費標準）

（106 特師 38）（106 高師 36、44）（107 高師 43）（108 特師 50）（109 高師 42）（110 高師 42）（111 普生 42）（112 普生 43、48）

驗光所收取驗光費用之標準，由直轄市、縣（市）主管機關核定之[9]。驗光所收取費用，應開給載明收費項目及金額之收據。驗光所不得違反收費標準，超額或擅立項目收費。

🔖 法條解析

驗光所違反規定，收取驗光費用，未開給收費明細表及收據；違反收費標準，超額或擅立項目收費處新臺幣 2 萬元以上 10 萬元以下罰鍰。此外，並令其限期改善或將超收部分退還當事人；屆期未改善或退還者，處 1 個月以上 1 年以下停業處分或廢止其開業執照。

第 22 條（廣告內容之限制）

（106 高師花東 42）（108 特生 40）（112 普生 43、46）（113 高師 42）

驗光所之廣告，其內容以下列事項為限：

一、驗光所之名稱、開業執照字號、地址、電話及交通路線。

二、驗光人員之姓名及證書字號。

三、其他經中央主管機關公告容許登載或宣播事項。

非驗光所，不得為驗光廣告。

🔖 法條解析

廣告內容違反規定，處新臺幣 2 萬元以上 10 萬元以下罰鍰。非驗光所，為驗光廣告，處新臺幣 3 萬元以上 15 萬元以下罰鍰。

第 23 條（招攬業務之禁止）

（106 特師 41）（108 特生 40）（108 特師 50）

驗光所不得以不正當方法，招攬業務。

驗光所之驗光人員及其他人員，不得利用業務上之機會，獲取不正當利益。

🔖 法條解析

驗光所違反規定，以不正當方法招攬業務，或其驗光所人員利用業務上之機會獲取不正當利益，驗光所處新臺幣 2 萬元以上 10 萬元以下罰鍰。

---

[9] 驗光所收取驗光費用既是由直轄市、縣（市）主管機關核定，說明各地方費用收取可以不同。

對違反上述規定之驗光所驗光人員及其他人員，也處新臺幣 2 萬元以上 10 萬元以下罰鍰。

第 24 條（業務保密義務）

（106 特師 41）（106 高師 39、45）（107 特生 34）（108 特生 40）（108 普生 47）（109 特生 11 月 47）（109 普生 49）（111 普生 44）

驗光人員及其執業機構之人員，對於因業務而知悉或持有他人秘密，不得無故洩漏。

🏛 法條解析

驗光人員或其執業機構之人員無故洩漏因業務知悉或持有之他人秘密，處新臺幣 3 萬元以上 15 萬元以下罰鍰。

⊃ 相較《醫療法》

1. 《醫療法》§72：「醫療機構[10]及其人員因業務而知悉或持有病人病情或健康資訊，不得無故洩漏。」違反者，依《醫療法》第 103 條第 1 項第 1 款：「…違反第 72 條規定者，處新臺幣 5 萬元以上 25 萬元以下罰鍰。…」

2. 此外，依《醫療法》第 107 條，對其行為人亦處以各該條之罰鍰，

3. 其觸犯刑事法律者，並移送司法機關辦理。

4. 行為人如為醫事人員，並依各該醫事專門職業法規規定懲處之。

　　同樣都是因為洩漏，《醫療法》中的醫療機構人員罰得比《驗光人員法》中驗光所機構人員重。保護的對象也不同，醫療法是保護病人，《驗光人員法》是保護他人。（109 普生 49）

第 25 條（提出報告、接受檢查及資料蒐集義務）

（106 特師 41）（111 普生 44）

驗光所應依法令規定或依主管機關之通知，提出報告；並接受主管機關對其人員、設備、衛生、安全、收費情形、作業等之檢查及資料蒐集。

---

[10] 驗光所是醫事機構，醫院、診所是醫療機構。

法條解析

違反本條規定，未提出報告、拒絕檢查或資料蒐集，處新臺幣 1 萬元以上 5 萬元以下罰鍰。

EXAMPLE 👓

【練習題】

(　　)1. 申請設立驗光所之驗光人員，以在第 9 條所定之機構執行業務者為限，第 9 條所定之機構，下列何者有誤？　(A)醫療機構　(B)驗光所　(C)眼鏡公司（商號）　(D)其他經地方主管機關認可之機構。

(　　)2. 驗光所之名稱使用與變更、申請條件、程序及設置標準，由中央主管機關定之，其中可以由直轄市、縣（市）主管機關核准者是哪一項？(A)名稱使用　(B)申請條件　(C)設置標準　(D)申請程序。

(　　)3. 在同一直轄市、縣（市）區域內，驗光所設立時名稱使用的限制，亦即申請設立時不可與他驗光所名稱相同或相似，下列何者不正確？　(A)他驗光所停業期間　(B)他驗光所歇業期間　(C)被撤銷開業執照未滿 1 年　(D)被廢止開業執照未滿 1 年　(E)受停業處分期間。

(　　)4. 下列何者至少保存 7 年？　(A)驗光所收到醫師開給的照會單　(B)驗光所收到醫師開給的醫囑單　(C)醫師醫療開立的處方箋　(D)驗光所驗光驗光人員開立的配鏡單。

(　　)5. 驗光所的事務，由地方主管機關規定的事項有哪些？　①驗光所停業規定　②驗光所設置標準　③驗光所申請條件、程序之制定　④驗光人員申請設立驗光所之執行業務年資之採計　⑤發給開業執照　(A)①③④　(B)③④⑤　(C)①④⑤　(D)①③④⑤。

(　　)6. 下列哪些選項目前不在驗光所廣告內容限制的事項內？　①廣告內容視為契約內容的一部分　②驗光人員之姓名及證書字號　③驗光所之名稱、開業執照字號　④驗光所之地址、電話及交通路線　⑤廣告應記載契約之審閱期不得少於 1 日　(A)①⑤　(B)①③⑤　(C)②④　(D)①②③④⑤。

( ) 7. 驗光所以不正當方法招攬業務，所受處分下列敘述何者正確？ (A)違反者，處罰鍰並令限期改善，屆期未改善處以歇業處分 (B)受歇業處分而未歇業者，廢止其開業執照 (C)受廢止開業執照處分，仍繼續開業者，得廢止其負責驗光人員之驗光人員證書 (D)受廢止驗光人員證書者，必須依法應考，領取證書，重新申請驗光人員。

( ) 8. 特教學校為推展視力保健，設有經中央主管機關認可之驗光業務單位，下列敘述何者錯誤？ ①驗光業務單位之設立，應以校長為申請人 ②其驗光部門的設立準用驗光所的申請程序 ③其驗光人員得加入驗光師（生）公會 ④其驗光部門的設立可以使用驗光所設置標準 ⑤向中央主管機關申請核准登記 ⑥其驗光人員得支援醫療機構、驗光所 (A)②④⑥ (B)①③⑤ (C)①②③ (D)④⑤⑥。

( ) 9. 驗光所是歸下列哪一類型機構？ (A)醫事機構 (B)保險醫事服務機構 (C)醫療機構 (D)長期照顧機構。

( ) 10.驗光所對於收費規定，下列敘述何者錯誤？ (A)應將其收費標準，揭示於明顯處 (B)違反收費標準，超額收費，罰鍰新臺幣 2 萬元以上 (C)違反收費標準，超收部分限期未退還，可處 1 年以下停業處分 (D)驗光所將超收部分退還當事人，主管機關撤回處罰，並退還罰鍰。

( ) 11.驗光所應接受主管機關對其人員及下列規定檢查及資料蒐集，但不包含何者？ (A)薪資 (B)設備 (C)衛生 (D)安全 (E)收費情形等。

📖 解答及解析

1.(D)	2.(A)	3.(B)	4.(C)	5.(C)	6.(A)	7.(C)	8.(B)	9.(A)	10.(D)
11.(A)									

1. (D)地方主管機關→中央主管機關。

3. (B)驗光所歇業，註銷其開業登記，然後收回開業執照，已無這家驗光所。

4. 醫師醫療開立的處方箋是醫療機構的病歷。

7. (A)、(B)驗§51，處以停業處分。(D)驗§6，曾受本法所定廢止驗光人員證書處分者，不得充驗光人員。

8. ①、⑤驗§15Ⅰ，驗光所之設立，應以驗光人員為申請人。向所在地直轄市、縣（市）主管機關申請 ③驗§11Ⅰ，其驗光人員應加入驗光師（生）公會。

9. (A)《醫療器材管理法》§12，《離島開業醫事機構獎勵及輔導辦法》§2，醫事機構，指依各類醫事人員法規規定，經許可設置及核准開業之機構。(B)《全民健康保險醫事服務機構特約及管理辦法》§3，領有開業執照之醫事機構，向中央健康保險署申請特約為保險醫事服務機構。(C)《醫療法》§2，醫療機構，指供醫師執行醫療業務之機構。

10. 驗§46處罰規定，未見有將超收部分退還當事人，主管機關撤回處罰。

2-4 公會（§26~§40）

第 26 條（驗光師公會之主管機關）

（108 特師 37）（109 特生 36）（109 特師 36）（109 普生 36）（110 普生 36）（111 高師 37）（112 高師 36）

驗光師公會由人民團體主管機關主管。但其目的事業，應受主管機關之指導、監督。

📜 法條解析

驗光師公會由人民團體主管機關主管的規定來自《人民團體法》§3：本法所稱主管機關：在中央及省為內政部；在直轄市為直轄市政府；在縣（市）為縣（市）政府。但其目的事業應受各該事業主管機關之指導、監督。人民團體法，以下簡稱人團法。

本法§26的「目的事業」指的是《驗光人員法》，「目的事業主管機關」，亦即本法第3條的主管機關：在中央為衛生福利部；在直轄市為直轄市政府；在縣（市）為縣（市）政府。

社會團體解釋令彙編，內政部社會司，民國95.5。人民團體除特別法有規定外，非經依法向法院登記，不能認係社團法人。各級社政主管機關核准人民團體成立時，應轉知該團體依法逕向地方法院辦理法人登記。

本法§40 驗光生公會，其組織準用本章驗光師公會之規定。

第 27 條（各級驗光師公會之體系）

（109 普生 36）（111 高師 37）

驗光師公會分直轄市及縣（市）公會，並得設驗光師公會全國聯合會。

第 28 條（驗光師公會之區域及其單一性）

（106 高師 43）（109 普生 36）

驗光師公會之區域，依現有之行政區域；在同一區域內，同級之公會以 1 個為限。

第 29 條（直轄市、縣（市）驗光師公會發起組織之要件）

（106 高師 43）（106 高師花東 39）（107 特師 36）（109 特生 37）（109 普生 37）（110 普生 36）（111 高師 37）

直轄市、縣（市）驗光師公會，由該轄區域內驗光師 21 人以上發起組織之；其未滿 21 人者，得加入鄰近區域之公會或共同組織之。

第 30 條（驗光師公會全國聯合會發起組織之要件）

（106 高師 43）（109 普生 36）（111 高師 37）（112 高師 36）

驗光師公會全國聯合會之設立，應由 1/3 以上之直轄市、縣（市）驗光師公會完成組織後，始得發起組織。

第 31 條（各級驗光師公會理監事、常務理監事、候補理監事之名額及選舉程序）

（106 特生 41）（106 高師 43、高師花東 39）（107 普生 37）（108 特生 26）（109 特師 37）（109 特師 11 月 36）（110 高師 36）（112 高師 36）（112 普生 36）

驗光師公會置理事、監事，均於召開會員（會員代表）大會時，由會員（會員代表）選舉之，並分別成立理事會、監事會，其名額如下：

一、縣（市）驗光師公會之理事不得超過 21 人。

二、直轄市驗光師公會之理事不得超過 27 人。

三、驗光師公會全國聯合會之理事不得超過 35 人。

四、各級驗光師公會之理事名額不得超過全體會員（會員代表）人數 1/2。

五、各級驗光師公會之監事名額不得超過各該公會理事名額 1/3。

各級驗光師公會得置候補理事、候補監事，其名額不得超過各該公會理事、監事名額 1/3。

理事、監事名額在 3 人以上時，得分別互選常務理事及常務監事；其名額不得超過理事或監事總額 1/3，並應由理事就常務理事中選舉 1 人為理事長；其不置常務理事者，就理事中互選之。常務監事在 3 人以上時，應互選 1 人為監事會召集人。

📜 法條解析

1-1	理事互選→理事長　或是
1-2	理事 3 人↑得互選→常務理事（不得超過理事總額 1/3）；理事就常務理事中選舉 1 人→理事長
2-1	監事或是
2-2	監事 3 人↑ 得互選→常務監事（不得超過監事總額 1/3）；常務監事 3 人↑ 應互選→監事會召集人

直轄市、縣（市）驗光師公會，由該轄區域內驗光師幾人以上發起組織之？	21 人	
理事 名額不得超過全體會員（會員代表）人數 1/2 　但		
縣（市）驗光師公會之理事不得超過	21 人	7X3
直轄市驗光師公會之理事不得超過	27 人	7X4－1
驗光師公會全國聯合會之理事不得超過	35 人	7X5

理事：名額不得超過全體會員（會員代表）人數 1/2。

候補理事：名額不得超過理事名額 1/3。

監事：名額不得超過理事名額 1/3。

候補監事：名額不得超過監事名額 1/3。

例如：公會會員 100 名，

第一階，理事名額不得超過會員名額 1/2，所以理事名額必須低於 50 名。

第二階，縣（市）驗光師公會之理事不得超過 21 名。所以 50→21 名。直轄市驗光師公會之理事不得超過 27 名。所以 50→27 名。

第三階，縣（市）理事：21 名

候補理事名額不得超過理事名額 1/3→7 名。

監事　名額不得超過理事名額 1/3　→7 名。

候補監事　名額不得超過監事名額 1/3→2.3 名→2 名。

直轄市理事 27 名

候補理事名額不得超過理事名額 1/3→9 名。

監事名額不得超過理事名額 1/3→9 名。

候補監事名額不得超過監事名額 1/3　→3 名。

假設出題，某直轄市選出理事 15 名，其候補監事應是幾名？

　　首先要審查有無超過 27 名的上限，如果沒有才能繼續往下做。候補監事名額不得超過監事名額 1/3，監事名額不得超過理事名額 1/3，理事 15 名，所以監事名額不會超過 5 名，候補監事名額不會超過 1.66 名，所以候補監事應是 1 名。

第 32 條（理監事任期及其連選連任之限制）

（109 高師 45）（110 高師 36）（110 高師 36）（113 普生 42）

理事、監事任期均為 3 年，其連選連任者不得超過 1/2；理事長之連任，以 1 次為限。

第 33 條（理事、監事之當選及會員代表之選派）

（107 高師 36）（107 特師 36）（109 高師 45）（110 普生 36）（112 高師 36）（113 普生 42）

驗光師公會全國聯合會理事、監事之當選，不以直轄市、縣（市）驗光師公會選派參加之會員代表為限。

直轄市、縣（市）驗光師公會選派參加驗光師公會全國聯合會之會員代表，不以其理事、監事為限。

第 34 條（會員大會及會員代表大會召開之程序）

（107 特師 36）（109 高師 45）（112 高師 36）（112 普生 36）

驗光師公會每年召開會員（會員代表）大會 1 次，必要時得召集臨時大會。

驗光師公會會員人數超過 300 人以上時，得依章程之規定就會員分布狀況劃定區域，按其會員人數比率選出代表，召開會員代表大會，行使會員大會之職權。

第 35 條（公會申請立案之程序）

（107 高師 36）（108 普生 36）（110 高師 36）（113 高師 36）

驗光師公會應訂立章程，造具會員名冊及選任職員簡歷名冊，送請所在地人民團體主管機關立案，並分送中央及所在地主管機關備查。

第 36 條（公會章程應載明事項）

（106 高師花東 44）（108 普生 36）（113 高師 36）

各級驗光師公會之章程應載明下列事項：

一、名稱、區域及會所所在地。

二、宗旨、組織及任務。

三、會員之入會或出會。

四、會員應納之會費及繳納期限。

五、會員代表之產生及其任期。

六、理事、監事名額、權限、任期及其選任、解任。

七、會員（會員代表）大會及理事會、監事會會議之規定。

八、會員應遵守之專業倫理規範與公約。

九、經費及會計。

十、章程之修改。

十一、其他依法令規定應載明或處理會務之必要事項。

第 37 條（遵守章程及決議義務）

（107 高師 36）

直轄市、縣（市）驗光師公會對驗光師公會全國聯合會之章程及決議，有遵守義務。

第 38 條（公會違反法令或章程之處分）

（109 特生 36）（110 高師 36）（111 高師 36）（111 普生 36）（113 普生 36）

驗光師公會有違反法令、章程者，「人民團體主管機關」得為下列處分：

一、警告。

二、撤銷其決議。

三、撤免其理事、監事。

四、限期整理。

前項第一款、第二款處分，亦得由主管機關為之。

《人民團體法》§3：本法所稱主管機關：在中央及省為內政部；在直轄市為直轄市政府；在縣（市）為縣（市）政府。

　　驗§3，本法所稱主管機關：在中央為衛生福利部；在直轄市為直轄市政府；在縣（市）為縣（市）政府。

第 39 條（公會會員違反法令或章程之處分）

驗光師公會會員有違反章程之行為者，公會得依章程、理事會、監事會或會員（會員代表）大會之決議處分。

第 40 條（驗光生公會組織準用規定）

（107 普生 37）（108 特生 26）（109 特生 36）（109 普生 36）（110 普生 36）

驗光生公會，其組織準用本章驗光師公會之規定。

EXAMPLE 👓

【練習題】

（　）1. 嘉義市驗光師公會選出理事 12 名，其候補監事應是幾名？　(A)1　(B)2　(C)3　(D)4。

（　）2. 驗光師公會會員有違反章程之行為者，公會得依據下列幾項決議做出處分，但何者不在這幾項之中？　(A)理事會　(B)常務理事會　(C)監事會　(D)會員大會。

（　）3. 驗光生公會有違反章程者，人民團體主管機關得為下列處分：撤免理事、撤免監事、撤銷其決議、限期整理。上述處分，亦得由主管機關為之的是哪一項？　(A)撤免理事　(B)撤免監事　(C)撤銷其決議　(D)限期整理。

（　）4. 驗光人員的公會會員人數超過幾人以上時，得依章程之規定就會員分布狀況劃定區域，按其會員人數比率選出代表，召開會員代表大會，行使會員大會之職權？　(A)100 人　(B)150 人　(C)200 人　(D)300 人。

（　）5. 理監事任期及其連選連任之限制，下列何者敘述錯誤？　(A)會員代表連選連任者不得超過 1/2　(B)理事長之連任，以 1 次為限　(C)監事任期為 3 年　(D)理事任期為 3 年。

（　）6. 驗光人員執業，應加入所在地驗光人員哪個單位？　(A)工會　(B)協會　(C)互助會　(D)公會。

（　）7. 《驗光人員法》第 26 條驗光師公會由人民團體主管機關主管。但其目的事業，應受主管機關之指導、監督。其所謂「人民團體主管機關」，在中央為何者？　(A)衛生福利部　(B)勞動部　(C)法務部　(D)內政部。

（　）8. 《驗光人員法》第 26 條驗光師公會由人民團體主管機關主管。但其目的事業，應受主管機關之指導、監督。其所謂「人民團體主管機關」在直轄市為直轄市政府；在縣（市）為縣（市）政府，然其主管業務單位為何？　(A)衛政機關　(B)社政機關　(C)醫政機關　(D)警政機關。

（　）9. 《驗光人員法》第 26 條驗光師公會由人民團體主管機關主管。但其目的事業，應受主管機關之指導、監督。其所謂「目的事業主管機關」，在中央為何？　(A)衛生福利部　(B)勞動部　(C)法務部　(D)內政部。

（　）10. 有關驗光人員的公會受管轄的敘述，請選出錯誤的敘述？　(A)直轄市政府是公會所在地的人民團體主管機關　(B)直轄市政府是公會所在地的目的事業主管機關　(C)公會的中央主管機關是衛生福利部　(D)公會屬社政機關主管，驗光人員業務屬衛政機關主管。

（　）11. 驗光生公會拒絕具有入會資格者入會，由人民團體主管機關處罰，人民團體主管機關指的是下列哪一個單位？　(A)勞動部　(B)衛福部　(C)地方法院　(D)縣（市）政府。

（　）12. 下列選項中請選出錯誤的答案？　(A)華僑得依我國法律，應驗光人員考試　(B)直轄市驗光師公會對全國聯合會之決議，有遵守義務　(C)驗光師公會應訂立章程，送請所在地人民團體主管機關立案　(D)驗光人員執業，應加入所在地驗光人員職業工會。

（　）13. 下列選項中請選出錯誤的答案？　(A)驗光生公會置理事、監事　(B)驗光生公會每年召開會員大會一次　(C)驗光生公會在同一區域內，同級之公會不可超出 2 個　(D)驗光生公會有違反法令者，人民團體主管機關與主管機關均可警告處分。

（　）14. 各級驗光人員公會之章程應載明下列哪些事項？　(A)宗旨　(B)名稱　(C)會址　(D)任務　(E)以上皆是。

（　）15.驗光人員公會應做的事務，需送請所在地人民團體主管機關立案，並分送中央及所在地主管機關備查。下列何者不包含在內？　(A)訂立章程　(B)成立所在地驗光人員職業工會　(C)造具會員名冊　(D)選任職員簡歷名冊。

📖 解答及解析

1.(A)	2.(B)	3.(C)	4.(D)	5.(A)	6.(D)	7.(D)	8.(B)	9.(A)	10.(C)
11.(D)	12.(D)	13.(C)	14.(E)	15.(B)					

1. (A)理事 12 名→監事 4 名→候補監事 1.33 名→1 名。

5. 會員代表的連選連任並未做限制。

7. 《人團法》§3。

8. (B)，依據社會團體解釋令彙編。

10. 《人團法》§3：本法所稱主管機關：在中央及省為內政部；在直轄市為直轄市政府；在縣（市）為縣（市）政府。

11. 《人團法》§3。

12. 驗§11 應加入驗光師（生）公會。職業工會的加入與否，驗光人員自己選擇，不強制。

13. (C)驗§28，驗光生公會在同一區域內，同級之公會不可超出 1 個。(D)驗§40，驗光生公會，其組織準用本章驗光師公會之規定。驗§38，驗光師公會有違反法令、章程者，人民團體主管機關得為下列處分：一、警告。二、撤銷其決議。三、撤免其理事、監事。四、限期整理。前項第一款、第二款處分，亦得由主管機關為之。

2-5 罰則 (§41~§54)

第 41 條（證照租借他人使用之處罰）

（106 普生 38）（107 特師 36）（106 特生 44）（108 普生 38）（111 高師 50）（112 普生 42）

驗光人員將其證照租借他人使用者，廢止其驗光人員證書。

第 42 條（不具資格而執行驗光人員業務之處罰）

（106 普生 38）（107 特生 31）（110 高師 50）（113 高師 48）

驗光所容留未具驗光人員資格人員，擅自執行驗光人員業務者，廢止其開業執照。

第 43 條（不具資格而執行驗光業務免罰之情形）

（106 特師 37）（106 特生 47）（106 高師 38）（108 普生 42）（109 特生 11 月 50）（109 普生 47）（112 普生 46）

不具驗光人員資格，擅自執行驗光業務者，處新臺幣 3 萬元以上 15 萬元以下罰鍰。但有下列情形之一者，不罰：

一、 於中央主管機關認可之機構，在醫師、驗光師指導下實習之相關醫學、驗光或視光系、科學生或自取得學位日起 5 年內之畢業生。

二、 視力表量測或護理人員於醫師指示下為之。

🗒 法條解析

除上述之外，不具驗光人員資格而執行驗光業務免罰之情形尚有本法§56 IV:曾應驗光師、驗光生特種考試者，於本法公布施行之日前已登記經營驗光業務之公司（商號）或醫療機構從事驗光業務，自本法公布施行起 10 年內免依第 43 條處罰。

在此所稱驗光業務，指本法第 12 條第 1 項及第 2 項各款之業務。

本條所述的醫師，應該限縮為《驗光人員法》§12 的眼科醫師。

本條僅限在醫師、驗光師指導下，並未包含驗光生。

第 44 條（罰則）

（106 特生 37）（107 特生 30）（107 特生 34）（108 普生 47）（109 高師 36）（110 高師 50）（111 高師 50）（111 普生 50）（112 普生 50）（113 高師 48）

有下列各款情事之一者，處新臺幣 3 萬元以上 15 萬元以下罰鍰：

一、 違反第 5 條規定，未領有驗光人員證書，使用驗光人員名稱。

二、 違反第 15 條第 5 項規定，非驗光所，使用驗光所或類似名稱。

三、 違反第 22 條第 2 項規定，非驗光所，為驗光廣告。

四、 違反第 24 條規定，驗光人員或其執業機構之人員無故洩漏因業務知悉或持有之他人秘密。

📖 法條解析

條號	3 萬→15 萬
驗 §43	不具驗光人員資格，擅自執行驗光業務者。
驗 §44	未領有驗光人員證書，使用驗光人員名稱。
	非驗光所，使用驗光所或類似名稱。
	非驗光所，為驗光廣告。
	驗光人員或其執業機構之人員無故洩漏因業務知悉或持有之他人秘密。

第 45 條（罰則）

（106 特生 48）（106 普生 50）（106 花東高師 37）（107 特師 49）（107 特生 34）（108 普生 45）（109 特生 38）（110 高師 37）（111 高師 50）（111 普生 37）（112 高師 37）（112 普生 37）（113 高師 44、48）（113 普生 37）

驗光人員有下列各款情事之一者，處新臺幣 2 萬元以上 10 萬元以下罰鍰；

其情節重大者，並處 1 個月以上 1 年以下停業處分或廢止其執業執照：

一、　違反第 12 條第 1 項第 1 款但書或第 2 項第 1 款但書規定，為未滿 6 歲之兒童驗光。

二、　違反第 12 條第 3 項規定，未將當事人轉介至醫療機構。

三、　違反第 14 條規定，為虛偽之陳述或報告。

第 46 條（罰則）

（106 特生 36、48）（106 高師 41）（107 特師 43）（107 特生 30、31）（109 高師 39）（109 高師 36）（110 高師 50）（112 普生 48）（113 高師 47）

驗光所有下列各款情事之一者，處新臺幣 2 萬元以上 10 萬元以下罰鍰：

一、　違反第 15 條第 1 項規定，驗光人員設立驗光所，未向主管機關申請開業。

二、　違反第 18 條第 4 項規定，遷移或復業，未辦理開業登記。

三、　違反第 21 條第 2 項規定，收取驗光費用，未開給收費明細表及收據。

四、　違反第 21 條第 3 項規定，違反收費標準，超額或擅立項目收費。

五、　廣告內容違反第 22 條第 1 項規定。

六、　違反第 23 條規定，以不正當方法招攬業務，或驗光所人員利用業務上之機會獲取不正當利益。

有前項第 3 款或第 4 款或第 6 款情形之一者，除依前項規定處罰外，並令其限期改善或將超收部分退還當事人；屆期未改善或退還者，處 1 個月以上 1 年以下停業處分或廢止其開業執照。

違反第 23 條第 2 項規定者，除依第 1 項規定處罰外，對其行為人亦處以第 1 項之罰鍰。

🔲 法條解析

條號		2 萬→10 萬
驗光人員		
驗 § 45	12 I ①但	為未滿 6 歲之兒童驗光。
	12 II ①但	為未滿 6 歲之兒童驗光。
	12 III	未將當事人轉介至醫療機構。
	14	為虛偽之陳述或報告。
驗 § 46	23 II	驗光所之驗光人員及其他人員，利用業務上之機會，獲取不正當利益。
驗光所		
驗 § 46	15 I	驗光人員設立驗光所，未向主管機關申請開業。
	18 IV	遷移或復業，未辦理開業登記。
	21 II	收取驗光費用，未開給收費明細表及收據。
	21 III	違反收費標準，超額或擅立項目收費。
	22 I	廣告內容違反第 22 條第 1 項規定。
	23	驗光所以不正當方法招攬業務，或驗光所人員利用業務上之機會獲取不正當利。

第 47 條（罰則）

（106 特生 48）（106 高師 41）（107 特師 46）（107 特生 26）（109 特師 36）（109 特生 11 月 40）（109 普生 38）（110 高師 36）

驗光人員有下列各款情事之一者，處新臺幣 1 萬元以上 5 萬元以下罰鍰，並令其限期改善；屆期未改善者，處 1 個月以上 1 年以下停業處分：

一、違反第 7 條第 1 項規定，未辦理執業登記而執行業務。

二、違反第 7 條第 2 項規定，執業執照到期未辦理更新仍繼續執行業務。

三、無第 9 條但書規定情形，而在登記執業地點以外之其他地點執行業務。

四、違反第 10 條第 1 項規定，未於停業或歇業事實發生之日起 30 日內，報請原發執業執照機關備查。

五、違反第 10 條第 3 項規定，變更執業處所或復業，未辦理執業登記。

六、違反第 11 條第 1 項規定，執業時未加入所在地公會。

驗光師公會或驗光生公會違反第 11 條第 2 項規定者，由人民團體主管機關處新臺幣 1 萬元以上 5 萬元以下罰鍰，並令其限期改善；屆期未改善者，按次處罰。

第 48 條（罰則）

（106 高師 41）（107 特生 30、34）（108 特師 46）（109 高師 36）（112 高師 38）

驗光所有下列各款情事之一者，處新臺幣 1 萬元以上 5 萬元以下罰鍰，並令其限期改善；屆期未改善者，處 1 個月以上 1 年以下停業處分：

一、違反第 15 條第 4 項規定，使用或變更驗光所名稱未經所在地直轄市、縣（市）主管機關核准。

二、違反第 15 條第 6 項所定之驗光所設置標準。

三、違反第 16 條規定，負責驗光人員對驗光所業務未負督導責任。

四、違反第 17 條第 1 項規定，負責驗光人員因故不能執行業務，未指定符合資格者代理或代理期間超過 45 日未報請主管機關備查。

五、違反第 18 條第 1 項、第 3 項規定，未於停業、歇業或登記事項變更事實發生之日起 30 內，報請原發開業執照機關備查或核准。

六、違反第 19 條規定，未將開業執照、收費標準，揭示於明顯處。

七、違反第 25 條規定，未提出報告、拒絕檢查或資料蒐集。

第 49 條（罰則）

（106 高師花東 43）（107 普生 48）（108 普生 44）（109 特師 38）（109 特師 11 月 47）（109 特生 11 月 47）（109 高師 36）（110 普生 48）（111 高師 47）（111 普生 44）（112 高師 46）（112 普生 45）（113 高師 47）

有下列各款情事之一者，處新臺幣 1 萬元以上 5 萬元以下罰鍰：

一、驗光人員違反第 13 條規定，執行業務，未製作紀錄、未依當事人要求提供驗光結果報告、或未依規定於紀錄、驗光結果報告簽名或蓋章，並加註執行年、月、日。

二、驗光所違反第 20 條規定，對執行業務之紀錄、醫師開具之照會單或醫囑單，未妥為保管或保存未滿 3 年。

🏛 法條解析

條號		1 萬→5 萬
驗光人員		
驗§47	7 I	未辦理執業登記而執行業務
	7 II	執業執照到期未辦理更新仍繼續執行業務
	9 但	在登記執業地點以外之其他地點執行業務
	10 I	未於停業或歇業事實發生之日起 30 日內，報請原發執業執照機關備查
	10 III	變更執業處所或復業，未辦理執業登記
	11 I	執業時未加入所在地公會。
驗§49	13	執行業務，未製作紀錄、未依當事人要求提供驗光結果報告、或未依規定於紀錄、驗光結果報告簽名或蓋章，並加註執行年、月、日
驗光師（生）公會		
驗§47	11 II	驗光師公會或驗光生公會拒絕具有入會資格者入會
驗光所		
驗§48	15 IV	使用或變更驗光所名稱未經所在地直轄市、縣（市）主管機關核准
	15 VI	違反驗光所設置標準
	16	負責驗光人員對驗光所業務未負督導責任
	17 I	負責驗光人員因故不能執行業務，未指定符合資格者代理或代理期間超過 45 日未報請主管機關備查
	18 I 、III	未於停業、歇業或登記事項變更事實發生之日起 30 內，報請原發開業執照機關備查或核准
	19	未將開業執照、收費標準，揭示於明顯處
	25	未提出報告、拒絕檢查或資料蒐集
驗§49	20	驗光所對執行業務之紀錄、醫師開具之照會單或醫囑單，未妥為保管或保存未滿 3 年

第 50 條（驗光人員受停業處分或受廢止執業執照處分仍執業者之處罰）

（106 高師 41）（106 普生 38）（109 特生 39）（113 普生 45）

驗光人員受停業處分仍執行業務者，廢止其執業執照；受廢止執業執照處分仍執行業務者，得廢止其驗光人員證書。

第 51 條（驗光所受停業處分或受廢止開業執照處分仍開業者之處罰）

（106 普生 38）（106 高師花東 43）（109 特生 40）

驗光所受停業處分而未停業者，廢止其開業執照；受廢止開業執照處分，仍繼續開業者，得廢止其負責驗光人員之驗光人員證書。

🔖 法條解析

條號	說明		
驗光人員 驗§50	受停業處分仍執行業務者，廢止其執業執照	受廢止執業執照處分仍執行業務者	得廢止其驗光人員證書
驗光所 驗§51	受停業處分而未停業者，廢止其開業執照	受廢止開業執照處分，仍繼續開業者	得廢止其負責驗光人員之驗光人員證書

第 52 條（罰則）

（106 高師 42）（106 高師花東 48）（107 普生 43）（107 特師 43）

驗光所受停業處分或廢止開業執照者，應同時對其負責驗光人員予以停業處分或廢止其執業執照。

驗光所之負責驗光人員受停業處分或廢止其執業執照時，應同時對該驗光所予以停業處分或廢止其開業執照。

第 53 條（罰鍰處罰之對象）

（106 高師 42）（106 高師花東 43）（108 特生 28）（111 高師 47）（111 普生 44）

本法所定之罰鍰，於驗光所，處罰其負責驗光人員。

第 54 條（處罰之執行機關）

（107 高師 38）（108 高師 41）（110 高師 36）（112 普生 39）

本法所定之罰鍰、停業或廢止執業執照或開業執照，除本法另有規定外，由直轄市或縣（市）主管機關處罰之；廢止驗光師證書，由中央主管機關為之。

🗒 法條解析

　　本條文未敘及廢止「驗光生證書」，按本法的架構體系觀之，理應一樣由中央主管機關為之。此外，本條文羅列的主管機關執行處罰的項目中並未存在歇業處分與撤銷執業執照處分。

　　本條文中提到「本法另有規定」，例如：§47 第 2 項：驗光師公會或驗光生公會違反第 11 條第 2 項規定者（不得拒絕具有入會資格者入會），由「人民團體主管機關」處新臺幣 1 萬元以上 5 萬元以下罰鍰，並令其限期改善；屆期未改善者，按次處罰。

　　人民團體主管機關，依《人民團體法》規定，在中央為內政部，在直轄市為直轄市政府，在縣市為縣市政府。

　　亦即，本法提到的處罰執行機關共有四者，

中央：1.主管機關－衛生福利部

　　　2.人民團體主管機關－內政部

地方：3.直轄市或縣（市）政府

公會：4.驗光師（生）公會(§39)

EXAMPLE 👓

【練習題】

（　）1. 今有驗光所其負責驗光人員以不正當方法招攬業務，並利用業務上之機會獲取不正當利益，其罰鍰應是下列何者？　(A)1 萬元　(B)2 萬元　(C)3 萬元　(D)4 萬元。

（　）2. 《驗光人員法》中提及可以處分的機關不包含下列何者？　(A)內政部　(B)衛生福利部　(C)直轄市、縣（市）政府　(D)勞動部。

（　）3. 《驗光人員法》中未見下列哪一個名詞？　(A)撤銷　(B)廢止　(C)註銷　(D)吊銷　(E)警告。

（　）4. 下列何者不見於《驗光人員法》的處罰項目之中？　(A)1 萬元至 5 萬元　(B)2 萬元至 10 萬元　(C)3 萬元至 15 萬元　(D)4 萬元至 20 萬元。

( ) 5. 驗光人員將其證照租借他人使用者，其處罰規定？ (A)廢止其驗光人員證書 (B)廢止其驗光人員執業執照 (C)廢止其驗光人員開業執照 (D)罰鍰 3 萬元至 15 萬元。

( ) 6. 不具驗光人員資格，擅自執行驗光業務者，處新臺幣多少？ (A)1 萬元至 5 萬元 (B)2 萬元至 10 萬元 (C)3 萬元至 15 萬元 (D)3 千元至 1 萬 5 千元。

( ) 7. 《驗光人員法》所定之罰鍰、停業或廢止執業執照或開業執照，除本法另有規定外，由哪個單位處罰之？ (A)直轄市或縣（市）主管機關 (B)地方法院 (C)衛生福利部 (D)勞動部。

( ) 8. 廢止驗光人員證書，由哪個機關為之？ (A)直轄市或縣（市）政府 (B)衛生福利部 (C)勞動部 (D)內政部。

( ) 9. 有關驗光人員的規定，下列何者罰的最重？ (A)為虛偽之陳述或報告 (B)執業時未加入所在地公會 (C)未依規定於紀錄、驗光結果報告簽名或蓋章 (D)驗光人員將其證照租借他人使用者。

( ) 10. 下列何者有誤？ (A)護理人員於醫師指示下執行驗光業務 (B)眼科醫師對未滿 6 歲之兒童不得驗光 (C)驗光生可以做一般隱形眼鏡配鏡之驗光 (D)驗光師對低視力者輔助器具之教導使用。

( ) 11. 驗光人員執業時未加入所在地公會者，由哪個單位處罰？ (A)工會 (B)公會 (C)地方主管機關 (D)人民團體中央主管機關。

( ) 12. 下列何者不見於《驗光人員法》的處罰項目之中？ (A)罰鍰 (B)廢止驗光人員證書 (C)停業 (D)罰金。

( ) 13. 下列何者是廢止驗光人員證書的正確選項？ (A)廢止驗光師證書由直轄市或縣（市）主管機關處罰之 (B)驗光人員將其證照租借他人使用者，廢止其驗光人員證書 (C)驗光所受停業處分仍執行業務者，廢止其執業執照；受廢止執業執照處分仍執行業務者，得廢止其驗光人員證書 (D)驗光人員受停業處分而未停業者，廢止其開業執照；受廢止開業執照處分，仍繼續開業者，得廢止其負責驗光人員之驗光人員證書。

（　）14. 有關驗光所的規定，下列何者罰的最重？　(A)未提出報告、拒絕檢查或資料蒐集　(B)收取驗光費用，未開給收費明細表及收據　(C)未將開業執照、收費標準，揭示於明顯處　(D)驗光所容留未具驗光人員資格人員，擅自執行驗光人員業務者。

（　）15. 請挑選出驗光人員的處罰由重至輕的排列順序：①未將當事人轉介至醫療機構　②驗光人員受停業處分仍執行業務者　③未領有驗光人員證書，使用驗光人員名稱　④執業執照到期未辦理更新仍繼續執行業務　(A)①②③④　(B)②③①④　(C)③②④①　(D)④②①③。

（　）16. 下列何者不在廢止驗光人員證書之條件中？　(A)證照租借他人使用　(B)不具驗光人員資格，擅自執行驗光業務者　(C)驗光人員受廢止執業執照處分仍執行業務者　(D)驗光所受廢止開業執照處分，仍繼續開業者。

（　）17. 以下哪個醫師並非專指眼科醫師？　(A)依據《驗光人員法》，護理人員於醫師指示下執行驗光業務　(B)驗光師在醫師指導下對 15 歲以下者所為之驗光　(C)依據醫師法，在醫療機構於醫師指示下之護理人員執行醫療業務　(D)視光系學生自取得學位日起 5 年內之畢業生在醫師指導下執行驗光業務。

📖 **解答及解析**

1.(D)	2.(D)	3.(D)	4.(D)	5.(A)	6.(C)	7.(A)	8.(B)	9.(D)	10.(B)
11.(C)	12.(D)	13.(B)	14.(D)	15.(B)	16.(B)	17.(C)			

1. (D)驗§46 第 3 項：違反第 23 條第 2 項規定者，除依第 1 項規定處罰外（對驗光所之處罰），對其行為人亦處以第 1 項之罰鍰。第 53 條本法所定之罰鍰，於驗光所，處罰其負責驗光人員。二者都是罰 2~10 萬元。是故 4 萬元。

9. (D)。(A)驗§45，2~10 萬。(B)驗§47，1~5 萬。(C)驗§49，1~5 萬。(D)驗§41，廢止其驗光人員證書。

11. 請參閱驗§11、47、54。

13. (B)。(A)驗§54，廢止驗光師證書，由中央主管機關為之。(B)驗§41。(C)驗§50 驗光所，開業執照。(D)驗§51 驗光人員，執業執照。

17.(C)，在醫療機構於醫師指示下之護理人員執行醫療業務，《醫師法》§28 所指的醫師不限定眼科醫師。

2-6 附則（§55~§59）

第 55 條（外國人應考及執業之規定）

（107 高師 36）（111 普生 41）

外國人得依中華民國法律，應驗光人員考試。

前項考試及格，領有驗光人員證書之外國人，在中華民國執行業務，應依法經申請許可後，始得為之，並應遵守中華民國關於驗光人員之相關法令、專業倫理規範及驗光師公會或驗光生公會章程。

第 56 條（驗光師、驗光生之特種考試暨驗光人員、眼鏡行落日條款）

（106 特師 37、42）（107 高師 41）（107 普生 42）（107 特師 41）（107 特生 29）（108 普生 42）（109 特師 11 月，42）（109 高師 41）（111 普生 41）（113 高師 41）

本法公布施行前曾在醫療機構或眼鏡行從事驗光業務滿 3 年，並具專科以上學校畢業資格，經中央主管機關審查合格者，得應驗光師特種考試。

具下列資格之一，經中央主管機關審查合格者，得應驗光生特種考試：

一、 本法公布施行前，曾在醫療機構或眼鏡行從事驗光業務滿 3 年，並具高中、高職以上學校畢業資格。

二、 本法公布施行前，曾在醫療機構或眼鏡行從事驗光業務滿 6 年以上，並參加經中央主管機關指定相關團體辦理之繼續教育達 160 小時以上。

前二項特種考試，以本法公布施行後 5 年內舉辦 5 次為限。

符合第 1 項、第 2 項規定且曾應驗光師、驗光生特種考試者，於本法公布施行之日前已登記經營驗光業務之公司（商號）或醫療機構從事驗光業務，自本法公布施行起 10 年內免依第 43 條處罰。

前項公司（商號），於 10 年期滿之翌日起，由登記機關廢止其公司（商業）登記之全部或部分登記事項，不得繼續經營驗光業務。

🔖 法條解析

《驗光人員法》自民國 105 年 1 月 6 日公布全文 59 條；並自公布日施行，《中央法規標準法》§13：法規明定自公布或發布日施行者，自公布或發布之日起算至第 3 日起發生效力。是故 115 年 1 月 7 日落日條款 10 年期滿。

前述所指醫療機構，指依《醫療法》所設立之醫院、診所。眼鏡行，指公司或商號登記為眼鏡批發業、眼鏡零售業或驗光配鏡服務業者。又公司（商號），由符合本條第 1 項、第 2 項規定，且曾應驗光師、驗光生特種考試者執行驗光業務，不以設立驗光所為限。

第 57 條（證書費或執照費收取標準）

（108 高師 41）

中央或直轄市、縣（市）主管機關依本法核發證書或執照時，得收取證書費或執照費；其收費標準，由中央主管機關定之。

第 58 條 本法施行細則，由中央主管機關定之。

第 59 條 本法自公布日施行。

EXAMPLE 👓

【練習題】

（　）1. 中央或直轄市、縣（市）主管機關依本法核發證書或執照時，得收取證書費或執照費；其收費標準，由何者定之？　(A)衛生福利部　(B)內政部　(C)考選部　(D)直轄市政府。

（　）2. 下列敘述何者有誤？　(A)《驗光人員法》全文共 59 條　(B)廢止驗光生證書由直轄市政府主管機關為之　(C)《驗光人員法》自公布日施行，公布日民國 105 年 01 月 06 日　(D)曾應驗光師、驗光生特種考試者，於民國 105 年 01 月 06 日前已登記經營驗光業務之公司（商號）或醫療機構從事驗光業務，自本法公布施行起 10 年內免依第 43 條處罰。

（　）3. 依照《驗光人員法》，下列哪些人可以在驗光所、醫療機構從事驗光業務？　①某君民國 107 年剛從立案之私立高級醫事職業學校畢業，通過

驗光生考試，領有考試及格證書，民國 113 年在驗光所驗光生指導下執行驗光業務　②某君曾應驗光師特種考試，尚未通過，但於本法公布施行之日前曾在未經登記經營驗光業務的眼鏡店從事驗光工作醫師指導下從事驗光業務　③某君是視光系實習學生，在醫師指導下從事驗光業務　④未具驗光人員資格，於醫師指示下的護理師從事驗光業務　⑤某君曾應驗光師特種考試，於本法公布施行之日前在已登記經營驗光業務的眼鏡店從事驗光工作　(A)①②　(B)①⑤　(C)③④　(D)③④⑤。

(　)4. 《驗光人員法》公布施行前已登記經營驗光業務之公司（商號），於施行後持續未有依法取得驗光人員資格者從事驗光業務，其公司（商號）何時起不得繼續經營驗光業務？　(A)民國 115 年 1 月 6 日起　(B)民國 120 年 1 月 6 日起　(C)民國 115 年 1 月 8 日起　(D)民國 120 年 1 月 8 日起。

(　)5. 《驗光人員法》第 56 條第 4 項規定，符合第 1 項、第 2 項規定，且曾如何者，於本法公布施行之日前已登記經營驗光業務之公司（商號）或醫療機構從事驗光業務，自本法公布施行起 10 年內免依第 43 條處罰？
(A)應醫事人員高等暨普通考試　(B)應驗光師、驗光生特種考試者
(C)應專門職業及技術人員高等暨普通考試　(D)曾在醫療機構或眼鏡行從事驗光業務滿三年。

📖 解答及解析

1.(A)	2.(B)	3.(D)	4.(C)	5.(B)						

3. 參見驗§43、55、56①未領有執業執照，又未有《驗光人員法》第 56 條的 4 項豁免規定，不得從事驗光業務。某君 107 年從學校畢業，雖在 107 年通過驗光生考試，但無法趕上 105.01 本法公布施行之日前在已登記經營驗光業務的眼鏡店從事驗光工作；又非在驗光師指導下為之，也非符合自取得學位日起 5 年內之畢業生之規定。②必須在已登記經營驗光業務的眼鏡店從事驗光工作；⑤某君曾應驗光師特種考試，故符合第 56 條的 4 項「曾應」之規定。

4. 驗§56，公司（商號），於 10 年期滿之翌日起，由登記機關廢止其公司（商業）登記之全部或部分登記事項，不得繼續經營驗光業務。《驗光人員法》

於 105.01.06 公布，105.01.08 生效。中華民國 105 年 1 月 6 日總統華總一義字第 10400154071 號令制定公布；並自公布日施行。中央法規標準法§13：法規明定自公布或發布日施行者，自公布或發布之日起算至第 3 日起發生效力。

附件

▶ 《驗光人員法》的日數整理

天數	法條	說明
30 日	驗§10	驗光人員「停業」或「歇業」時，應自事實發生之日起 30 日內，報請原發執業執照機關備查。
	驗§18	驗光所「停業」或「歇業」時，應自事實發生之日起 30 日內，報請原發開業執照機關備查。
		驗光所「登記事項」如有變更，應於事實發生之日起 30 日內，報請原發開業執照機關核准變更登記。
45 日	驗§17	驗光所之負責驗光人員因故不能執行業務時，應指定合…資格者「代理」之。代理期間超過 45 日者，應由被代理者報請原發開業執照機關備查。
1 個月以上 1 年以下	驗§45、46、47、48	停業處分。
1 年	驗§10	驗光人員「停業之期間」，以 1 年為限；逾 1 年者，應辦理「歇業」。
	驗§18	驗光所「停業期間」，以 1 年為限；逾 1 年者，應辦理「歇業」。
	驗§17	驗光所之負責驗光人員因故不能執行業務時，應指定…資格者代理之。…「代理期間」，最長不得逾 1 年。
2 年	驗§15	「申請設立驗光所之驗光師」，以在第 9 條所定之機構執行業務 2 年以上者為限；
5 年		「申請設立驗光所之驗光生」，以在第 9 條所定之機構執行業務 5 年以上者為限。

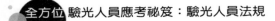

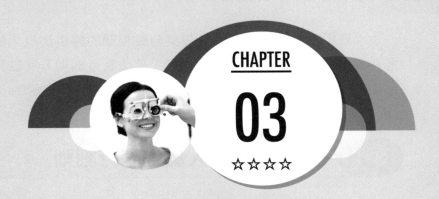

CHAPTER

03

★★★★

驗光暨醫事領域法規解析

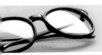

重│點│彙│整

　　本章編排著重在與驗光人員業務較相關的醫事法規，他們的重要性緊隨《驗光人員法》之後。下文介紹《驗光人員法施行細則》、《驗光所設置標準》、《醫事人員執業登記及繼續教育辦法》、《醫療法》（暨施行細則）摘要。

3-1　認識《驗光人員法施行細則》

　　《驗光人員法施行細則》，民國 105 年 10 月 6 日衛生福利部衛部訂定發布全文 21 條；並自發布日施行。最新修正公布於 107 年 1 月 25 日。

　　一般而言，只要是法，就會有施行細則，法是主體，立法院所制定，但往往在推行時會遭遇實務上的窒礙，為期法的順利推行，只有靠執行的行政機關依據業務，制定補強的施行細則以利該法的運作。

　　（以下條號簡寫，驗細 §1，表示《驗光人員法施行細則》第 1 條）

第 1 條

本細則依《驗光人員法》（以下簡稱本法）第 58 條規定訂定之。

📖 法條解析

　　《驗光人員法》§58：本法施行細則，由中央主管定之。

　　所以《驗光人員法施行細則》是衛生福利部制定的。

第 2 條

（108 特生 32）（112 高師 38）

依本法第 4 條規定請領驗光人員證書者，應填具申請書，檢附考試院頒發之驗光人員考試及格證書，並繳納證書費，送請中央主管機關核發。

📜 法條解析

《驗光人員法》§4：請領驗光人員證書，應檢具申請書及資格證明文件，送請中央主管機關核發之。

第 3 條

驗光人員證書滅失或遺失者，應填具申請書，並繳納證書費，向中央主管機關申請補發。

驗光人員證書毀損者，應填具申請書，並繳納證書費，連同原證書，向中央主管機關申請換發。

📜 法條解析

➲ 行政行為

發給	驗 §7	驗光人員執業執照（申請）	地方主管機關
	驗 §15	驗光所開業執照（申請）	地方主管機關
補發	驗細 §3	驗光人員證書滅失或遺失	向中央主管機關申請
	繼 §9	醫事人員執業執照滅失或遺失	向原發執業執照機關申請
	驗細 §12	驗光所開業執照滅失或遺失	向原發開業執照機關申請
換發	驗細 §3	驗光人員證書毀損	向中央主管機關申請
	驗細 §13	登記事項變更	由原發開業執照機關辦理
	繼 §9	醫事人員執業執照 損壞	向原發執業執照機關申請
核發	驗細 §12	驗光所開業執照毀損	向原發開業執照機關申請
	驗 §4	驗光人員證書請領	向中央主管機關申請

註：
驗：《驗光人員法》
驗細：《驗光人員法施行細則》
繼：《醫事人員執業登記及繼續教育辦法》

⊃ 備齊文件 1

發給	醫事人員 執業執照 繼§4	1. 應填具申請書。 2. 繳納執業執照費。 3. 醫事人員證書正本、影本一份；正本驗畢後發還。 4. 身分證明文件影本一份。 5. 最近三個月內之一吋正面脫帽半身照片二張。 6. 擬執業機構出具之證明文件。 7. 執業所在地醫事人員公會會員證明文件。 8. 完成繼續教育各款之證明文件。 9. 中央主管機關發給且仍在有效期間內之專科醫事人員證書。
	驗光所 開業執照 驗細§9	1. 應填具申請書。 2. 繳納開業執照費。 3. 驗光人員證書正本、影本一份；正本驗畢後發還。 4. 國民身分證正本、影本一份；正本驗畢後發還。 5. 驗光所平面配置圖及建物合法使用證明文件。 6. 驗光人員（在機構）執行業務 2、5 年以上證明文件。 7. 其他依規定應檢具之文件。

⊃ 備齊文件 2

補發	驗光人員 證書	滅失或 遺失	應填具申請書	繳納證書費	
	醫事人員 執業執照		應填具申請書、具結書	繳納執業執照費	檢具最近三個月內之一吋正面脫帽半身照片二張
	驗光所 開業執照		應填具申請書	繳納開業執照費	
換發	驗光人員 證書	毀損	應填具申請書	繳納證書費	連同原證書
	醫事人員 執業執照		應填具申請書	繳納執業執照費	連同原證書

換發 (續)	驗光所 開業執照	登記事項 變更	應填具申請書	繳納換發執照費	檢附開業執照及 有關文件
核發	驗光所 開業執照	毀損	應填具申請書	繳納開業執照費	連同原開業執照
	驗光人員 證書	請領	應填具申請書	繳納證書費	檢附考試院考試 及格證書

⊃ 主管機關

驗光人員證書	請領、毀損、滅失或遺失	中央主管機關
驗光人員執業執照	執登、損壞、滅失或遺失	地方主管機關（所在、原發）
驗光所開業執照	設立、毀損、滅失或遺失	地方主管機關（所在、原發）

驗光人員執業執照滅失、遺失或損壞的補、換發申請規定並不在《驗光人員法施行細則》中，請見《醫事人員執業登記及繼續教育辦法》§9。

第 4 條
（109 高師 43）（106 高師花東 38）

本法第 9 條所稱眼鏡公司（商號），指公司（商號）登記為眼鏡批發業或眼鏡零售業者。

前項眼鏡公司（商號），應於機構內設立驗光所，始得執行驗光業務。但本法第 56 條第 4 項另有規定者，從其規定。

🔲 法條解析

對比驗細§18 醫療機構、眼鏡行定義的相關規定

《驗光人員法施行細則》第 18 條 （下文不再重複本條）

本法第 56 條第 1 項及第 2 項所稱醫療機構，指依醫療法所設立之醫院、診所；所稱眼鏡行，指公司或商號登記為眼鏡批發業、眼鏡零售業或「驗光配鏡服務業者」。

本法第 56 條第 4 項的規定，指符合第 56 條第 1 項、第 2 項規定且曾應驗光師、驗光生特種考試者，於本法公布施行之日前已登記經營驗光業務之公司（商號）或醫療機構從事驗光業務，自本法公布施行起 10 年內免依第 43 條處罰。

第 5 條

（106 普生 47）（110 高師 43）（112 普生 44）（113 高師 45）

驗光人員停業、歇業，依本法第 10 條第 1 項規定報請備查時，應填具申請書，並檢附執業執照及有關文件，送由原發給執業執照機關依下列規定辦理：

一、停業：登記其停業日期及理由後，發還其執業執照。

二、歇業：註銷其執業登記，並收回執業執照。

🗒 法條解析

對比驗細§13 驗光所停業、歇業相關規定

《驗光人員法施行細則》第 13 條 （下文不再重複本條）（106 高師花東 38）（108 特生 31）（108 高師 43）（109 特師 44）（109 普生 41、42、43）（110 普生 45）（111 普生 48）

驗光所停業、歇業或其登記事項變更，依本法第 18 條第 1 項規定報請備查或依同條第 3 項規定辦理核准變更登記時，應填具申請書，並檢附開業執照及有關文件，送由原發給開業執照機關依下列規定辦理：

一、停業：於其開業執照註明停業日期及理由後發還。

二、歇業：註銷其開業登記，並收回開業執照。

三、登記事項變更：辦理變更登記。

前項第三款登記事項變更，如需換發開業執照，申請人應依規定繳納換發執照費。

若遇上出國進修，實務上，可以委託書委託辦理停業。可參閱「台南市政府衛生局作業標準書」－「醫事人員執業執照申請及異動作業規範」。

驗光人員／所	發生原因	辦理停業歇業程序規定			
驗光人員	停業、歇業	報請備查	填具申請書	檢附執業執照及有關文件	原發給執業執照機關

驗光人員／所	發生原因	辦理停業歇業程序規定			
驗光所	停業、歇業	報請備查	填具申請書	檢附開業執照及有關文件	原發給開業執照機關
驗光所	登記事項變更		填具申請書	檢附開業執照及有關文件	原發給開業執照機關
驗光人員	停業	登記其停業日期及理由後		發還其執業執照	
	歇業	註銷其執業登記，		並收回執業執照	
驗光所	停業	於其開業執照註明停業日期及理由		後發還	
	歇業	註銷其開業登記，		並收回開業執照	

繼§10，醫事人員停業，之後是申請復業。

繼§8，醫事人員歇業，之後是重新申請執業登記。

驗光人員／所	法源	停業歇業時限規定
驗光人員	驗§10	停業之期間，以 1 年為限；逾 1 年者，應辦理歇業
驗光所	驗§18	停業之期間，以 1 年為限；逾 1 年者，應辦理歇業。

前述之停業、歇業係驗光人員、驗光所自發，非主管機關的處罰。

若是受主管機關處分，只有停業，沒有歇業處分。停業處分是 1 年以下。

第 6 條

（107 高師 37）（108 特生 27）（108 普生 37）（109 高師 39）（111 高師 38）（111 普生 46）（112 高師 37）

本法第 12 條第 1 項第 1 款及第 2 項第 1 款所定驗光人員為 6 歲以上 15 歲以下者驗光，應於眼科醫師指導下，依下列方式之一為之：

一、 由驗光人員與眼科醫師訂定契約合作。

二、 由驗光人員參加中央主管機關委託專業法人、團體或機構辦理之特定課程訓練，取得完成訓練證明；發現有特定狀況時，應出具轉介單，至眼科醫師處檢查。

驗光人員對於 6 歲以上 15 歲以下者第一次驗光及配鏡，應於醫師確診為非假性近視，始得為之。

驗光人員執行業務，發現視力不能矯正者，依本法第 12 條第 3 項規定轉介至醫療機構診治時，應填具轉介單。

🏛 法條解析

　　《驗光人員法施行細則》§6 修正條文說明：六、…驗光人員對於 6 歲至 15 歲者，應與眼科醫師合作，於其指導下確保視力健康。

　　所稱「指導」，得以下列二種方式辦理：

（一）由驗光人員與眼科醫師合作。

（二）由衛生福利部委託專業團體設計課程辦理訓練取得證明，對於特定狀況由驗光人員向病人出具轉介單至眼科醫師處檢查。

　　《驗光人員法》§43 所述護理人員於醫師指示下為之的醫師，應該限縮為本施行細則§6 的眼科醫師。

第 7 條

（106 特生 49）（107 特師 37、39）（108 高師 44）（109 普生 39）（109 特師 46）（109 高師 40）（111 高師 38）

本法第 12 條第 1 項第 2 款及第 2 項第 2 款所稱一般隱形眼鏡，指非用於治療或診斷之隱形眼鏡。

🏛 法條解析

　　衛生福利部函衛授食字第 1051610341 號，105 年 1 月 6 日《驗光人員法》公布施行，該法第 12 條規定，驗光人員業務範圍包含為一般隱形眼鏡所為之驗光、配鏡。

　　隱形眼鏡分為一般用及非一般用，非用於治療或診斷之一般隱形眼鏡，得由驗光師（生）配鏡、驗光。

　　非一般用隱形眼鏡：角膜塑型鏡片、角膜病變及錐狀角膜鏡片、角膜或眼內術後矯正鏡片，屬於醫療臨床上之治療、診斷。

　　自本函發布之日起，製造、輸入之一般隱形眼鏡產品標籤、仿單無需再依原核准載明「本器材須經眼科醫師處方使用」。

第 8 條

（106 特生 49）（106 普生 37）（108 特師 45）（109 高師 46）（110 高師 44）（111 高師 45）
（112 高師 44、45）

本法第 12 條第 1 項第 3 款所稱低視力者，指依身心障礙者鑑定作業辦法。

第 5 條附表 2 身心障礙類別、鑑定向度、程度分級與基準，其視覺功能之障礙程度達 1 以上者。

本法第 12 條第 1 項第 3 款所稱低視力者輔助器具，指以驗光輔助視覺功能之各式光學器具。

第 9 條

（106 特生 49）（109 高師 38）

依本法第 15 條第 1 項規定申請設立驗光所，應填具申請書，檢附下列書件，並繳納開業執照費，向所在地直轄市、縣（市）主管機關申請核准登記：

一、 驗光人員證書正本及其影本一份；正本驗畢後發還。

二、 國民身分證正本及其影本一份；正本驗畢後發還。

三、 驗光所平面配置圖及建築物合法使用證明文件。

四、 依本法第 15 條第 2 項所定驗光人員執行業務證明文件。

五、 其他依規定應檢具之文件。

直轄市、縣（市）主管機關對於前項之申請，應派員履勘後，核與規定相符者，始得發給開業執照。

第 10 條

（108 特師 39）

本法第 15 條第 1 項所定驗光所核准登記事項如下：

一、 名稱、地址及開業執照字號。

二、 負責驗光人員之姓名、出生年月日、國民身分證統一編號、住址及證書字號。

三、 執行業務之項目。

四、 其他依規定應行登記事項。

📋 法條解析

▶ 驗光所核准登記事項與《驗光人員法》§22 驗光所廣告內容事項對比

驗光所核准登記事項	驗光所名稱、開業執照字號、地址	負責驗光人員之姓名、出生年月日、國民身分證統一編號、住址及證書字號	執行業務之項目	其他依規定應行登記事項
驗光所廣告內容事項	驗光所名稱、開業執照字號、地址、電話及交通路線	驗光人員之姓名及證書字號		其他經中央主管機關公告容許登載或宣播事項

第 11 條

（106 高師 40）（106 普生 42）（109 高師 38）（109 普生 43）

本法第 15 條第 6 項所定驗光所名稱之使用、變更，其名稱應標明驗光所，且不得使用下列名稱：

一、 單獨使用外文之名稱。

二、 在同一直轄市、縣（市）區域內，他人已登記使用之名稱。

三、 使用在同一直轄市、縣（市）區域內，與被撤銷或廢止開業執照未滿 1 年或受停業處分驗光所相同或類似之名稱。

四、 使用疾病之名稱。

五、 使用妨害公共秩序、善良風俗之名稱。

六、 使用易使人誤會其與政府機關、公益團體有關之名稱。

七、 其他經中央主管機關規定不得使用之名稱。

第 12 條

（109 普生 43）（112 高師 41）（113 高師 38）

驗光所開業執照滅失或遺失者，應填具申請書，並繳納開業執照費，向原發給開業執照機關申請補發。

驗光所開業執照毀損者，應填具申請書，並繳納補發執照費，連同原開業執照，向原發給開業執照機關申請核發。

第 13 條

已在第 5 條解析中說明

第 14 條

（108 特生 31）（110 普生 45）

驗光所停業、歇業或受停業、撤銷或廢止開業執照處分者，其所屬驗光人員，應依本法第 10 條第 1 項或第 3 項規定辦理停業、歇業或變更執業處所。

🗒 法條解析

注意本條主管機關所做的行政處分並無歇業處分。

第 15 條

（106 普生 42）（106 高師花東 38）（108 特生 31）（109 高師 43）（109 普生 43）（110 普生 45）（112 普生 43）

眼鏡公司（商號）內設立驗光所者，該驗光所得與眼鏡公司（商號）共用招牌。驗光所歇業或受撤銷、廢止開業執照處分者，應將其招牌拆除。

🗒 法條解析

有關招牌拆除，得注意《驗光人員法》§52Ⅱ，驗光所之負責驗光人員受停業處分或廢止其執業執照時，應同時對該驗光所予以停業處分或廢止其開業執照。是以負責驗光人員受廢止其執業執照處分也會造成驗光所招牌拆除。

第 16 條

主管機關人員執行本法第 25 條規定之檢查及資料蒐集時，應出示有關執行職務之證明文件或顯示足資辨別之標誌。

第 17 條

本法第 43 條所稱驗光業務，指本法第 12 條第 1 項及第 2 項各款之業務。

第 18 條

已在第 4 條解析中說明

第 19 條

本法第 56 條第 1 項所稱從事驗光業務，指從事本法第 12 條第 1 項各款之一之驗光業務；所稱具專科以上學校畢業資格，指在公立或立案之私立專科以上學校或符合教育部採認規定之國外專科以上學校畢業領有畢業證書者。

本法第 56 條第 2 項所稱從事驗光業務，指從事本法第 12 條第 2 項各款之一之驗光業務；所稱具高中、高職以上學校畢業資格，指在公立、立案之私立或國外普通型高級中等學校、技術型高級中等學校或綜合型高級中等學校以上學校畢業領有畢業證書者。

第 20 條

本法第 56 條第 4 項規定之公司（商號），由符合同條第 1 項、第 2 項規定，且曾應驗光師、驗光生特種考試者執行驗光業務，不以設立驗光所為限。

第 21 條

本細則自發布日施行。（民國 105 年 10 月 06 日）

EXAMPLE 👓

【練習題】

( ) 1. 下列哪一個選項的申請機關與其他選項機關不同？ (A)請領驗光人員證書 (B)驗光人員申請執業登記 (C)驗光所設立申請核准登記 (D)醫事人員申請執業登記。

( ) 2. 下列何者是向原發給開業執照機關申請核發？ (A)驗光所開業執照滅失 (B)驗光所開業執照毀損 (C)驗光人員執業執照滅失 (D)驗光人員執業執照毀損。

( ) 3. 申請設立驗光所，下列流程有哪一項與規定不符？ (A)應填具申請書 (B)繳納開業執照費 (C)檢附驗光人員證書 (D)檢附身分證明文件影本二份。

( ) 4. 驗光人員與驗光所的停業、歇業規定，下列何者有誤？ (A)歇業，註銷執業、開業登記 (B)停業，以 12 個月為限 (C)停業，收回執業、開業執照 (D)報請原發給執業、開業執照機關備查。

( ) 5. 主管機關對驗光所的處分項目中不包含哪一項？ (A)停業處分 (B)歇業處分 (C)撤銷開業執照處分 (D)廢止開業執照處分。

( ) 6. 下列何者不在驗光所招牌拆除處分之中？ (A)負責驗光人員受廢止執業執照處分 (B)驗光所受停業處分 (C)驗光所受撤銷開業執照處分 (D)驗光所受廢止開業執照處分。

（　）7. 依據驗光人員執業處所的眼鏡公司（商號）法令，下列敘述何者正確？
(A)眼鏡公司的驗光所與眼鏡公司的場址不得在同一處所　(B)眼鏡公司內設立驗光所者，該驗光所不得與眼鏡公司共用招牌　(C)《驗光人員法》公布施行起 10 年期滿，眼鏡公司未有驗光人員，停止驗光業務，不得繼續營業　(D)《驗光人員法》第 56 條：所稱眼鏡行，指公司或商號登記為眼鏡批發業、眼鏡零售業或驗光配鏡服務業者。

（　）8. 驗光所的營業敘述，下列何者錯誤？　(A)驗光所歇業，應將其招牌拆除　(B)驗光所開業執照滅失應申請補發　(C)眼鏡公司內設立驗光所者，該驗光所得與眼鏡公司共用招牌　(D)不得使用在同一直轄市、縣（市）區域內，與被廢止開業執照未滿 3 年驗光所相同之名稱。

（　）9. 下列何者情況驗光所不必拆除招牌？　(A)停業　(B)歇業　(C)受撤銷開業執照處分　(D)受廢止開業執照處分。

（　）10. 驗光所停業、歇業或受停業、撤銷、廢止開業執照處分者，下列何者非其所屬驗光人員，應依規定辦理的事項？　(A)依規定辦理停業　(B)依規定辦理歇業　(C)依規定重新申請執業登記　(D)依規定辦理變更執業處所。

（　）11. 驗光所除了名稱應標明驗光所之外，還有其他規定，請選出正確的規定　(A)不得同時使用中、日、英文名稱　(B)為了吸睛，可以取名「賤客驗光所」　(C)不得使用局、處、署，易使人誤會與政府機關有關之名稱　(D)為了凸顯驗光所識別度與專業，命名「青光眼」或「白內障」驗光所。

（　）12. 請就下列驗光師與驗光生的業務中選出不同的項目？　(A)低視力者輔助器具之教導使用　(B)一般隱形眼鏡之配鏡　(C)依醫師開具之照會單所為之驗光　(D)為一般隱形眼鏡配鏡所為之驗光。

（　）13. 有關低視力的規定，下列何者錯誤？　(A)低視力者指依身心障礙者鑑定作業辦法鑑定　(B)限定由驗光師、驗光生教導低視力者輔助器具之使用　(C)視覺功能之障礙程度達 1 以上　(D)輔助器具指以驗光輔助視覺功能之各式光學器具。

（　）14. 下列何者正確？　(A)護理人員執行驗光業務須於醫師指示下為之，在此的醫師應限縮為眼科醫師　(B)驗光人員為 5 歲以上 15 歲以下者驗

光，應於眼科醫師指導下　(C)15 歲以下者第一次驗光及配鏡，應於醫師確診為非假性遠視始得為之　(D)驗光人員執行業務，發現視力不能矯正者，依規定轉介至醫事機構診治。

(　)15.請領驗光人員證書，應檢具資格證明文件，在此之資格證明文件是指？
(A)驗光人員的執業執照　(B)考試院頒發之驗光人員考試及格證書
(C)驗光人員的身分證明　(D)公會會員的資格證明。

📖 解答及解析

1.(A)	2.(B)	3.(D)	4.(C)	5.(B)	6.(B)	7.(D)	8.(D)	9.(A)	10.(C)
11.(C)	12.(A)	13.(B)	14.(A)	15.(B)					

3. (D)正確是檢附國民身分證正本、影本一份。

4. (C)停業，登記後發還執業執照、開業執照。

7. (A)驗細：§4，眼鏡公司（商號），應於機構內設立驗光所，始得執行驗光業務。(B)驗細§15，驗光所得與眼鏡公司（商號）共用招牌。(C)驗§56，僅規定不得繼續經營驗光業務。

8. 驗細§11，未滿 1 年

9. 參見驗細§15。

10. 驗細§14：驗光所停業、歇業或受停業、撤銷或廢止開業執照處分者，其所屬驗光人員，應依本法第 10 條第 1 項或第 3 項規定辦理停業、歇業或變更執業處所。

11. 驗細：§11，(A)不得單獨使用外文之名稱。(B)不得使用妨害善良風俗之名稱。(D)不得使用疾病之名稱。

14. (B)6 歲以上 15 歲以下。(C)非假性近視始得為之。(D)醫療機構診治。

3-2　認識《驗光所設置標準》

民國 105 年 9 月 20 日衛生福利部訂定發布全文 6 條；並自發布日施行

第 1 條　（本標準訂定之依據）

本標準依《驗光人員法》第 15 條第 6 項規定訂定之。

🗐 法條解析

　　《驗光人員法》§15Ⅵ：驗光所之名稱使用與變更、申請條件、程序及設置標準，由中央主管機關定之。

第 2 條　（驗光所之空間及樓地板面積）

（106 特師 43）（110 普生 43）

驗光所應有明顯區隔之獨立作業場所及出入口，其總樓地板面積，不得小於 20 平方公尺。但第 5 條另有規定者，從其規定。

第 3 條　（驗光所應具備之設施與設備）

（106 特師 40、43）（106 高師 37）（107 特師 44）（108 特生 29、33）（108 特師 42）（109 普生 44）（110 普生 43）（112 普生 43）（113 普生 43）

驗光所應有下列設施：

一、驗光室：

　　(一) 明顯區隔之獨立空間，且不得小於 5 平方公尺。

　　(二) 空間之直線距離至少 5 公尺；採鏡子反射法者，直線距離至少 2.5 公尺。

　　(三) 驗光必要設備：

　　1. 電腦驗光機或檢影鏡。

　　2.　角膜弧度儀或角膜地圖儀。

　　3.　鏡片試片組或綜合驗度儀。

　　4.　鏡片驗度儀。

　　5.　視力表。

二、　等候空間。

三、　執行業務紀錄之保存設施。

四、　手部衛生設備。

第 4 條　（驗光所應具備之設施與設備）

教導低視力者使用輔助器具時，應配置相關必要設備。

第 5 條　（眼鏡公司（商號）內設置驗光所之相關規定）

（106 特師 43）（108 特生 29、33）（112 高師 42）（113 普生 43）

眼鏡公司（商號）內設置之驗光所，其總樓地板面積，不得小於 5 平方公尺，並設有下列設施、設備：

一、　第 3 條第 1 款之驗光室。

二、　等候空間及執行業務紀錄之保存設施，並得與眼鏡公司（商號）共用。

三、　手部衛生設備。

前項驗光所，不以獨立出入口為限。

🔖 法條解析

　　本條的驗光室、手部衛生設備，並未規定得與眼鏡公司（商號）共用。

驗光所	眼鏡公司驗光所
明顯區隔之獨立作業場所及出入口	驗光所不以獨立出入口為限
總樓地板面積，不得小於 20 平方公尺	總樓地板面積，不得小於 5 平方公尺
驗光室明顯區隔之獨立空間	驗光室明顯區隔之獨立空間
驗光室不得小於 5 平方公尺	驗光室不得小於 5 平方公尺
等候空間	等候空間（可共用）
執行業務紀錄之保存設施	執行業務紀錄之保存設施（可共用）
手部衛生設備	手部衛生設備

第 6 條（本標準之施行日期）

本標準自發布日施行。

EXAMPLE 👓

【練習題】

（　　）1. 對驗光所樓地板面積的要求，下列何者錯誤？　(A)驗光所總樓地板面積，不得小於 20 平方公尺　(B)眼鏡公司內設置之驗光所其樓地板面積，不得小於 5 平方公尺　(C)驗光所其驗光室，不得小於 5 平方公尺 (D)眼鏡公司的總樓地板面積不得小於 50 平方公尺。

( ) 2. 下列哪些符合驗光所申請與設立的條件？ ①除驗光師外，驗光生也可以為申請人 ②驗光人員提出申請，須在核准登記的醫療機構或驗光所執行業務 6 年以上 ③須向衛生福利部申請核准登記 ④須領到所在地主管機關發給的開業執照後始得為之 (A)①② (B)③④ (C)①④ (D)②③。

( ) 3. 驗光所的事務，由所在地主管機關規定的事項有哪些？ ①驗光所之申請條件、程序及設置標準 ②發給驗光人員證書 ③驗光所之名稱使用、變更 ④核准變更驗光所登記事項 (A)①② (B)③④ (C)①④ (D)②③。

( ) 4. 驗光所違反法令規定，有哪些處罰項目？請選出正確的一組。 ①罰金 ②罰鍰 ③拘役 ④歇業處分 ⑤停業處分 ⑥得廢止其負責驗光人員之驗光人員證書 (A)②③ (B)②⑤⑥ (C)①③⑤ (D)②④⑤。

( ) 5. 下列哪一項不在驗光所設置規定之中？ (A)設置執行業務紀錄之保存設施 (B)揭示開業執照於明顯處所 (C)揭示收費標準於明顯處所 (D)揭示驗光所加入公會證書。

( ) 6. 眼鏡公司內設置之驗光所規定，下列敘述何者錯誤？ (A)可以有明顯區隔之獨立出入口 (B)可以沒有獨立出入口 (C)驗光室要有明顯區隔之獨立空間 (D)驗光所等候空間於法規定不得與眼鏡公司共用。

( ) 7. 眼鏡公司（商號）內設置之驗光所，該驗光所不得與眼鏡公司（商號）共用的設施、設備？ (A)手部衛生設備 (B)等候空間 (C)招牌 (D)執行業務紀錄之保存設施。

📖 **解答及解析**

1.(D)	2.(C)	3.(B)	4.(B)	5.(D)	6.(D)	7.(A)			

1. (D)，驗光所設置標準並未規定眼鏡公司的總樓地板面積。

2. ②驗光師執行業務 2 年以上，驗光生執行業務 5 年以上。③向所在地直轄市、縣（市）主管機關申請核准登記。

3. ①驗 §15，由中央主管機關定之，②驗 §4，中央主管機關核發之。

4. ①③罰金、拘役是刑罰　④罰則中未見歇業處分

5. (D)揭示驗光所（人員）加入公會證書並未在設置規定內。(A)驗光所設置標準§3。(B)、(C)驗§19。

6. 等候空間得與眼鏡公司共用。《驗光所設置標準》§5。

7. （一）《驗光所設置標準》§5：眼鏡公司（商號）內設置之驗光所……設有下列設施、設備：一、第3條第1款之驗光室（不可共用）。二、等候空間及執行業務紀錄之保存設施，並得與眼鏡公司（商號）共用。三、手部衛生設備（不可共用）。前項驗光所，不以獨立出入口為限（可以共用）。

（二）驗細§15：眼鏡公司（商號）內設立驗光所者，該驗光所得與眼鏡公司（商號）共用招牌。驗光所歇業或受撤銷、廢止開業執照處分者，應將其招牌拆除。

3-3 認識《醫事人員執業登記及繼續教育辦法》

民國 102 年 7 月 1 日行政院衛生署訂定發布全文 23 條；並自發布日施行。最新修正公布於 111 年 8 月 26 日。（以下條號簡寫，繼§1，表示《醫事人員執業登記及繼續教育辦法》第 1 條）

第 1 條

本辦法依醫師法第八條第三項與第四項、藥師法第七條第三項至第四項及第四十條、護理人員法第八條第三項、物理治療師法第七條第三項、職能治療師法第七條第三項、醫事檢驗師法第七條第三項、醫事放射師法第七條第三項、營養師法第七條第三項與第四項、助產人員法第九條第三項、心理師法第七條第三項與第八條第二項、呼吸治療師法第七條第二項與第八條第二項、語言治療師法第七條第三項、聽力師法第七條第三項、牙體技術師法第九條第三項及《驗光人員法》第七條第三項規定訂定之。

📖 法條解析

依據上述 15 類醫事法規觀察，眼科醫師不是驗光人員，仍須經驗光人員考試及格方得充驗光人員。

《驗光人員法》於民國 105 年 1 月 6 日制定公布，醫事人員執業登記及繼續教育辦法於民國 102 年 07 月 01 日訂定發布，民國 105 年 10 月 7 日修正，加入驗光人員的適用。

第 2 條

本辦法所稱醫事人員，指醫師、中醫師、牙醫師、藥師、藥劑生、護理師、護士、物理治療師、物理治療生、職能治療師、職能治療生、醫事檢驗師、醫事檢驗生、醫事放射師、醫事放射士、營養師、助產師、助產士、心理師、呼吸治療師、語言治療師、聽力師、牙體技術師及牙體技術生、驗光師及驗光生。
本辦法所稱多重醫事人員，指領有二種以上醫事人員證書者。

📖 法條解析

《醫療法》§10 也有相同醫事人員類別範圍規定。

第 3 條

領有醫事人員證書，且未有各該醫事人員法律所定不得發給執業執照情形之一者，得申請醫事人員執業登記。

第 4 條

（107 普生 39）（108 普生 41）

醫事人員申請執業登記，應填具申請書，並檢附下列文件及繳納執業執照費，向所在地直轄市、縣（市）主管機關申請，發給執業執照：

一、 醫事人員證書正本及其影本一份（正本驗畢後發還）。
二、 身分證明文件影本一份。
三、 最近三個月內之一吋正面脫帽半身照片二張。
四、 擬執業機構出具之證明文件。
五、 執業所在地醫事人員公會會員證明文件。
六、 完成第 13 條第 1 項各款繼續教育之證明文件。
七、 中央主管機關發給且仍在有效期間內之專科醫事人員證書。但醫事人員無專科制度者，得免檢附。

🗐 法條解析

▶申請執業執照、執業執照更新與申請開業執照檢附文件之對比

醫事人員 申請執業登記 繼§4	1. 應填具申請書。 2. 繳納執業執照費。 3. 醫事人員證書正本、影本一份；正本驗畢後發還。 4. 身分證明文件影本一份。 5. 最近三個月內之一吋正面脫帽半身照片二張。 6. 擬執業機構出具之證明文件。 7. 執業所在地醫事人員公會會員證明文件。 8. 完成繼續教育各款之證明文件。 9. 中央主管機關發給且仍在有效期間內之專科醫事人員證書。
	向所在地直轄市、縣（市）主管機關申請，發給執業執照。
醫事人員辦理執 業執照更新 繼§7	（應於其執業執照應更新日期屆滿前6個月內辦理） 1. 填具申請書。 2. 繳納執業執照費。 3. 原領執業執照。 4. 最近三個月內之一吋正面脫帽半身照片二張。 5. 執業所在地醫事人員公會會員證明文件。 6. 完成第13條第2項所定繼續教育之證明文件或下列其他相關證明文件。
	向原發執業執照機關申請換領執業執照。
申請設立 驗光所 驗細§9	1. 應填具申請書。 2. 繳納開業執照費。 3. 驗光人員證書正本、影本一份；正本驗畢後發還。 4. 國民身分證正本、影本一份；正本驗畢後發還。 5. 驗光所平面配置圖及建物合法使用證明文件。 6. 驗光人員（在機構）執行業務2、5年以上證明文件。 7. 其他依規定應檢具之文件。
	向所在地直轄市、縣（市）主管機關申請核准登記。
	主管機關對於前項之申請，應派員履勘後，核與規定相符者，始得發給開業執照。

▶執業執照滅失或遺失、執業執照損壞申請檢附文件之對比

醫事人員執業執照滅失或遺失	1. 應填具申請書、具結書。 2. 繳納執業執照費。 3. 最近三個月內之一吋正面脫帽半身照片二張。
繼§9	向原發執業執照機關申請補發。
醫事人員執業執照損壞	1. 應填具申請書。 2. 繳納執業執照費。 3. 最近三個月內之一吋正面脫帽半身照片二張。 4. 原執業執照。
繼§9	向原發執業執照機關申請換發。

第 5 條

（108 高師 40）（108 普生 40）（109 特師 40）（109 高師 40）（109 普生 43）

醫事人員申請執業登記，有下列情形之一者，得免檢具前條第 6 款規定之文件：

一、 領得醫事人員證書 5 年內申請執業登記。

二、 物理治療師（生）或職能治療師（生）於中華民國九十七年五月二十三日前、護理師及護士於九十七年六月二十日前，已取得該類醫事人員證書，且於該日期起算五年內申請首次執業登記。

三、 醫事人員歇業後重新申請執業登記之日期，未逾原執業處所執業執照所載應更新日期。

第 6 條

（106 特師 47）（108 高師 40）（108 普生 40）（109 特師 40）（109 普生 43）（110 高師 40）（111 普生 38）（112 高師 50）

醫事人員申請執業登記，其依第四條第六款所定繼續教育證明文件，有下列情形之一者，得以該類醫事人員申請執業登記前 1 年內接受第 13 條第 1 項各款繼續教育課程總積分達 1/6 以上之證明文件代之：

一、 領得醫事人員證書逾 5 年，首次申請執業登記。

二、 醫事人員於下列各目日期前，已取得各該類醫事人員證書，且逾該日期起算五年始申請首次執業登記：

　　（一） 醫事檢驗師（生）或醫事放射師（士）：中華民國 89 年 7 月 11 日。

（二） 心理師：92 年 3 月 19 日。

（三） 呼吸治療師：92 年 5 月 13 日。

（四） 營養師：94 年 4 月 8 日。

（五） 助產師（士）：94 年 4 月 15 日。

（六） 物理治療師（生）或職能治療師（生）：97 年 5 月 23 日。

（七） 護理師及護士：97 年 6 月 20 日。

三、 醫事人員連續歇業期間逾 2 年。於具有多重醫事人員或兼具有師級及生
（士）級之同一類醫事人員資格者，須分別均逾二年。

專科醫師依前項規定應備之文件，得以申請執業登記前一年內接受第十三條第一
項第二款至第四款所定繼續教育課程積分達三點以上之證明文件代之，不受前項
規定之限制。

🏛 法條解析

資格		辦理執業登記	執業執照有效日期
首次執業登記	領得證書 5 年內	免檢具積分	執照始日至 證書核發日屆滿第 6 年前
	繼§5Ⅰ①：領得醫事人員證書 5 年內申請執業登記（甫領證書） 繼§8Ⅰ：領得醫事人員證書未逾 5 年而申請執業登記者，其執業執照之 更新日期為自各該證書發證屆滿第 6 年之翌日。		
	領得證書逾 5 年	申請日前 1 年內 20 點以上	執照始日至 6 年屆滿前
	繼§6Ⅰ①：領得醫事人員證書逾 5 年，首次申請執業登記（甫領證書） 繼§8Ⅳ：醫事人員歇業後重新申請執業登記，……。但依第 6 條規定辦 理執業登記者（1.甫領證書逾 5 年，2.醫事人員連續歇業期間逾 2 年）， 其執業執照之更新日期為自執業登記屆滿第 6 年之翌日。		
執業執照更新	執業執照到期	120 點	自原發執業執照屆滿第 6 年之日
	繼§8Ⅴ：醫事人員辦理執業執照更新，其新發之執業執照應更新日期為自 原發執業執照屆滿第 6 年之翌日。		

	資格	辦理執業登記	執業執照有效日期
	歇業未逾原執業處所執業執照所載應更新日期	免檢具積分	原執業處所執業執照所載應更新日期前
非首次執業登記	繼§5Ⅰ③：醫事人員歇業後重新申請執業登記之日期，未逾原執業處所執業執照所載應更新日期，得免檢具前條第 6 款規定之文件（即完成繼§13Ⅰ各款繼續教育之證明文件）。 繼§8Ⅳ：醫事人員歇業後重新申請執業登記，執業登記日期未逾原發執業執照所載應更新日期者，以該日期為新發執業執照應更新日期……。（該日期：是指原發執業執照所載應更新日）		
	歇業逾原發執業執照有效日期	120 點	執業登記至 6 年屆滿前
	繼§8Ⅳ：醫事人員歇業後重新申請執業登記，……執業登記日期逾原發執業執照所載應更新日期者，其執業執照應更新日期自執業登記日期起算 6 年。		
非首次執業登記（續）	連續歇業逾 2 年	申請日前 1 年內 20 點以上	執業登記至 6 年屆滿前
	繼§6Ⅰ③：醫事人員連續歇業期間逾 2 年。 繼§8Ⅳ：醫事人員歇業後重新申請執業登記，……但依第 6 條規定辦理執業登記者（1.甫領證書逾 5 年，2.醫事人員連續歇業期間逾 2 年），其執業執照之更新日期為自執業登記屆滿第 6 年之翌日。		

甫領證書：甫領得醫事人員證書，亦即首次申請執業登記之前狀態。

另外，本辦法並未提及醫事人員停業後復業的規範，雖《驗光人員法》§10提到驗光人員復業者，準用第 7 條關於執業之規定，但細節並未規範，實務上需依各所在地主管機關規定。好在停業不會超過 1 年，超過 1 年就要辦歇業，歇業復業自是有規定。

辦理執業登記	資格	執業執照有效日期
免檢具積分	領得證書 5 年內	執業登記至證書核發日屆滿第 6 年前
	歇業未逾原執業處所執業執照所載應更新日期	原執業處所執業執照所載應更新日期前
申請日前 1 年內 20 點以上	領得證書逾 5 年	執業登記至 6 年屆滿前
	連續歇業逾 2 年	執業登記至 6 年屆滿前
120 點	執業執照 6 年到期	自原發執業執照屆滿第 6 年之日
	歇業逾原發執業執照有效日期	執業登記至 6 年屆滿前

第 7 條

（107 特師 40）

醫事人員辦理執業執照更新，應於其執業執照應更新日期屆滿前 6 個月內，填具申請書，並檢具下列文件及繳納執業執照費，向原發執業執照機關申請換領執業執照：

一、 原領執業執照。

二、 最近三個月內之一吋正面脫帽半身照片二張。

三、 執業所在地醫事人員公會會員證明文件。

四、 完成第 13 條第 2 項所定繼續教育之證明文件或下列其他相關證明文件：

　　（一）專科醫師、專科牙醫師：完成第十三條第二項第二款第二目所定繼續教育之證明文件。

　　（二）專科護理師：中央主管機關發給，且仍在有效期間內之專科護理師證書。

醫師符合下列各款情形，除應依前項規定辦理外，並應檢具畢業後綜合臨床醫學訓練（以下稱一般醫學訓練）證明文件：

一、 中華民國一百零八年七月一日以後始領有醫師證書，且未領有專科醫師證書者。

二、 於首次辦理執業執照更新時，或因歇業逾首次執業執照應更新日期，於新發給之執業執照更新時。

第 8 條

（107 特生 28）（108 高師 40）（109 特師 40）（109 普生 43）

領得醫事人員證書未逾 5 年而申請執業登記者，其執業執照之更新日期為自各該證書發證屆滿第 6 年之翌日。

中華民國 97 年 5 月 23 日前已取得物理治療師（生）或職能治療師（生）證書，且於該日期起算五年內，申請執業登記者，其執業執照之更新日期不得逾 103 年 5 月 22 日。

97 年 6 月 20 日前已取得護理師或護士證書，且於該日期起算五年內，申請執業登記者，其執業執照之更新日期不得逾 103 年 6 月 19 日。

醫事人員歇業後重新申請執業登記，執業登記日期未逾原發執業執照所載應更新日期者，以該日期為新發執業執照應更新日期；逾原發執業執照所載應更新日期者，其執業執照應更新日期自執業登記日期起算 6 年。但依第 6 條規定辦理執業登記者（1.甫領證書逾 5 年，2.醫事人員連續歇業期間逾 2 年），其執業執照之更新日期為自執業登記屆滿第 6 年之翌日。

醫事人員辦理執業執照更新，其新發之執業執照應更新日期為自原發執業執照屆滿第 6 年之翌日。

第 9 條

醫事人員執業執照滅失或遺失時，應填具申請書、具結書，繳納執業執照費並檢具最近三個月內之一吋正面脫帽半身照片二張，向原發執業執照機關申請補發。

醫事人員執業執照損壞時，應填具申請書，繳納執業執照費並檢具最近三個月內之一吋正面脫帽半身照片二張及原執業執照，向原發執業執照機關申請換發。

第 10 條

醫事人員停業及歇業之程序及應備文件等相關事項，依各該醫事人員法律施行細則之規定辦理。

醫事人員停業後申請復業，應檢具原執業執照，向原發執業執照機關辦理。

第 11 條

（106 特生 38）（109 高師 48）

具有多重醫事人員資格者，得依其多重身分同時辦理執業登記，並應符合下列規定：

一、 執業登記場所，以同一處所為限；執業場所並應符合各該醫事人員執業場所相關設置標準之規定，該場所依法規得供該類醫事人員辦理執業登記。

二、 應依法律規定分別加入各該醫事人員公會，且應分別完成第 13 條第 1 項各款所定之繼續教育積分。

三、 擇一資格為其主要執業類別，據以計算其執業之場所相關設置標準規定應具備之人力。

四、 停業、歇業或報准前往其他處所執行業務，應以主要執業登記類別辦理。

五、 兼具師級及士（生）級之同一類醫事人員資格者，其執業登記僅得擇一資格辦理。

具有醫師、中醫師、牙醫師等多重醫事人員資格者，其執業登記，依具有多重醫事人員資格者執業管理辦法之規定辦理，不適用前項規定。

第 12 條（刪除）

第 13 條

（106 特生 39、43、45）（107 高師 40）（107 特師 40）（108 特生 30）（108 普生 40）（109 特生 11 月 42）（109 普生 40）（110 高師 40）（110 普生 41）（111 高師 41）（111 普生 40）（112 高師 50）（113 高師 40）

醫事人員執業，應接受下列課程之繼續教育：

一、 專業課程。

二、 專業品質。

三、 專業倫理。

四、 專業相關法規。

醫事人員每 6 年應完成前項繼續教育課程之積分數如下：

一、 物理治療生、職能治療生、醫事檢驗生、醫事放射士、牙體技術生及驗光生：

　　（一）達 72 點。

　　（二）前項第 2 款至第 4 款繼續教育課程之積分數，合計至少 7 點，其中應包括感染管制及性別議題之課程；超過 14 點者，以 14 點計。

二、 前款以外之醫事人員：

　　（一）達 120 點。

　　（二）前項第 2 款至第 4 款繼續教育課程之積分數，合計至少 12 點，其中應包括感染管制及性別議題之課程；超過 24 點者，以 24 點計。

兼具醫師、中醫師、牙醫師多重醫師資格者變更資格申請執業登記時，對於第一項第二款至第四款繼續教育課程積分，應予採認；對於第一項第一款性質相近之專業課程積分，得相互認定。

第 14 條

（108 特師 41）（110 高師 40）（111 普生 41）

醫事人員繼續教育之實施方式及其積分，如附表。

前項及前條第一項、第二項之繼續教育課程及積分，應由經中央主管機關認可之醫事人員團體辦理審查認定及採認。

📜 法條解析

民國 111 年 8 月 26 日修正第 14 條條文之附表（摘要）：

	舊條文	新條文
(一) 參加者，每小時積分 1 點。 (二) 擔任授課者，每小時積分 5 點。	一、專科以上學校、醫學會、學會、公會、協會、財團法人、教學醫院、主管機關或政府機關舉辦之專業相關繼續教育課程。	一、專科以上學校、醫學會、學會、公會、協會、醫事人員職業工會、醫療相關產業工會、教學醫院企業工會、財團法人、教學醫院、主管機關或政府機關舉辦之專業相關繼續教育課程。

附註：前述醫事人員職業工會、醫療相關產業工會、教學醫院企業工會這三種團體是修正後多出來的。

	舊條文	新條文
五、參加網路繼續教育。	(一) 每次積分 1 點。 (二) 超過 60 點者，以 60 點計。	(一) 每次積分 1 點。 (二) 超過 80 點者，以 80 點計。
六、參加各該類醫事人員相關雜誌通訊課程。	(一) 每次積分 2 點。 (二) 超過 60 點者，以 60 點計。	(一) 每次積分 2 點。 (二) 超過 80 點者，以 80 點計。

附註：因受新冠併發重症(COVID-19)疫情影響及配合防疫政策需要，網路繼續教育、雜誌通訊課程方式能兼顧防疫與不限時間地點之獲取繼續教育積分點數，爰調整網路繼續教育積分上限至 80 點。

其餘第 14 條條文之附表完整版請見附錄二。

第 15 條

（108 普生 39）（109 高師 41）（110 普生 42）（112 高師 40）（112 普生 41）

申請認可辦理前二條繼續教育課程與積分審查認定及採認之各該類醫事人員團體，應符合下列規定：

一、 為全國性之醫事人員學會、各該類醫事人員相關學會或公會。

二、 設立滿 3 年。

三、 會員中各該類醫事人員全國執業人數，應達下列各目比率或人數之一：

（一）醫師及助產人員：10%以上。 （二）中醫師及醫事放射師：40%以上。

（三）護理人員：3 千人以上。 （四）前三目以外醫事人員：20%以上。

各該類醫事人員團體申請前二條認可，應檢具申請函及包括下列文件、資料之計畫書，向中央主管機關提出，經核定後，始得為之：

一、 設立證明文件、組織章程、組織概況及會員人數資料。

二、 醫事人員繼續教育課程與積分採認人力配置、處理流程、委員會組成、職責及會議召開之作業方式。

三、 醫事人員繼續教育課程及積分採認之作業監督方法。

四、 醫事人員繼續教育課程及積分採認之相關文件保存。

五、 醫事人員繼續教育課程品質管理方式。

六、 收費項目及金額 。

七、 其他經中央主管機關指定之文件、資料。

第 16 條

（109 高師 41）

中央主管機關受理前條申請之審查，得至該醫事人員團體實地訪查作業情形。

第 17 條

經認可得辦理完成繼續教育積分審查認定及繼續教育課程與積分採認業務之醫事人員團體，應依核定之計畫書，辦理醫事人員繼續教育課程及積分採認與收費；並適時查核採認之課程，確實依其申請之課程內容實施。

第 18 條

（108 特師 41）（113 高師 40）

經認可之醫事人員團體有下列情事之一者，中央主管機關得廢止其認可：

一、 未依規定或計畫書審查醫事人員繼續教育課程及積分，情節重大。

二、 未依計畫書收費項目及金額收費，致生超收費用或擅立項目收費。

三、 規避、妨礙或拒絕中央主管機關之查核。

四、 不符合第十五條第一項第三款規定。

違反前項第一款規定，未依規定採認之醫事人員繼續教育課程及積分，不生採認之效果。

經中央主管機關依第一項規定廢止認可之醫事人員團體，1 年內不得重新申請認可。

第 19 條（本條驗光人員可略過）

第 13 條第 1 項第 1 款所定繼續教育積分，於專科醫師，依專科醫師分科及甄審辦法之規定。

專科醫師於中華民國九十六年八月十七日醫師執業登記及繼續教育辦法修正施行前，已依專科醫師分科及甄審辦法，規定取得之專業品質、專業倫理或專業相關法規課程之積點，合於本辦法規定者，得予採認。

專科護理師依專科護理師分科及甄審辦法規定參加課程或訓練取得之積點，合於本辦法規定者，得予採認。

第 20 條

（108 特師 41）（109 普生 40）（110 高師 40）（111 普生 40）（113 高師 40）

醫事人員受懲戒處分應接受一定時數繼續教育者，不得以本辦法所定應接受之繼續教育抵充。

第 21 條（本條驗光人員可略過）

本辦法施行前，已領有執業執照之醫事人員，其應辦理執業執照更新日期，依原發執業執照所載應更新日期。

第 22 條（本條驗光人員可略過）

本辦法施行前，已依各該類醫事人員執業登記及繼續教育辦法規定，申請認可為各該類醫事人員繼續教育積分審查認定及繼續教育課程與積分採認之醫事人員團

體者，免依第十五條規定，重新提出申請認可。

本辦法修正施行前，已依藥師執業登記及繼續教育辦法所採認之繼續教育課程及積分，得由原審查認定及採認之醫事人員團體，依第十三條規定，辦理課程及積分之分類。

第 23 條

本辦法自發布日施行。中華民國 104 年 12 月 30 日修正發布之條文，除第 13 條第 2 項第 2 款第 2 目所定醫事人員為藥師及藥劑生者，自 106 年 1 月 1 日施行外，自發布日施行。

EXAMPLE 👓

【練習題】

( ) 1. 下列哪一個法令沒有詳載驗光師及驗光生是醫事人員的規定？ (A)醫療法 (B)《驗光人員法》 (C)醫事人員人事條例 (D)醫事人員執業登記及繼續教育辦法。

( ) 2. 驗光人員執業執照損壞時，申請換發，不需檢附下列何者文件？ (A)應填具具結書 (B)繳納執業執照費 (C)檢具最近三個月內之一吋正面脫帽半身照片二張 (D)檢具原執業執照。

( ) 3. 驗光人員執業執照滅失或遺失時，申請補發，不需檢附下列何者文件？ (A)應填具申請書 (B)繳納執業執照費 (C)檢具最近三個月內之一吋正面脫帽半身照片二張 (D)檢具原執業執照。

( ) 4. 驗光人員同時兼具驗光師、驗光生資格者，下列何者敘述有誤？ (A)二者執業登記場所，以同一處所為限 (B)執業登記僅得擇一資格辦理 (C)醫事人員公會僅得擇一加入 (D)擇一資格為其主要執業類別。

( ) 5. 經中央主管機關依規定廢止認可之醫事人員團體，多久之內不得重新申請認可？ (A)6 個月 (B) 1 年 (C)2 年 (D)5 年。

( ) 6. 醫事人員申請執業登記，有一定的程序與檢附文件，下列何者有誤？ ①應填具申請書 ②執業所在地醫事人員公會會員證明文件 ③醫事人員證書正本及其影本 ④向中央主管機關申請 ⑤最近 3 年內之一吋正面脫

帽半身照片 ⑥擬執業機構出具之證明文件　(A)④⑤　(B)①②　(C)③④　(D)②⑥。

(　) 7. 領得醫事人員證書，未逾 5 年而申請執業登記者，其執業執照之更新日期為自各該證書發證屆滿第幾年之翌日？　(A)12 年　(B)6 年　(C)5 年 (D)3 年。

(　) 8. 領得醫事人員證書逾 5 年，首次申請執業登記，必須檢附繼續教育證明文件，其有關的繼續教育做如何規定，亦即得以該類醫事人員申請執業登記前 1 年內接受繼續教育課程總積分達多少點以上之證明文件？ (A)10 點　(B)20 點　(C)60 點　(D)120 點。

(　) 9. 驗光人員申請執業登記，有下列情形之一者，得免檢具完成第 13 條第 1 項各款繼續教育課程積分數之證明文件 ①驗光人員連續歇業逾 2 年 ②驗光人員連續停業逾 2 年 ③領得驗光人員證書 5 年內申請執業登記 ④領得驗光人員執業執照 5 年內申請執業登記 ⑤驗光人員歇業後重新申請執業登記，其歇業未逾原執業處所執業執照所載應更新日期　(A) ④⑤　(B)②③　(C)②④　(D)③⑤。

(　) 10. 驗光人員公會想申請認可辦理繼續教育課程與積分審查認定及採認之驗光人員團體，他應符合設立滿 3 年之規定，會員中各該類醫事人員全國執業人數，應達多少比率或人數？　(A)10% 以上　(B)20% 以上 (C)40% 以上　(D)3 千人以上。

(　) 11. 醫事人員繼續教育課程及積分，應由經中央主管機關認可之醫事人員團體辦理審查認定及採認，下列何者選項有誤？　(A)公立或立案之私立高級醫事職業以上學校　(B)醫療相關產業工會　(C)醫事人員職業工會 (D)教學醫院企業工會。

(　) 12. 醫事人員執業，應接受下列課程之繼續教育，下列何者有誤？　(A)專業倫理　(B)專業課程　(C)專業素質　(D)專業相關法規。

(　) 13. 醫事人員每幾年應完成前項繼續教育課程之積分數？　(A)12 年 (B)10 年　(C)8 年　(D)6 年。

（　）14.驗光生、驗光師執業執照更新前要完成繼續教育課程之積分數，多少點？　①65 點　②72 點　③75 點　④120 點　⑤124 點　⑥140 點　(A)③⑤　(B)②⑥　(C)②④　(D)①⑤。

（　）15.驗光師執業應完成繼續教育課程，除專業課程外，①其餘課程積分數合計至少 12 點　②其中應包括感染管制課程　③其中應包括緊急應變課程　④其餘課程積分數合計至多 24 點　⑤其中應包括消防安全課程　⑥其中應包括性別議題課程，前述選項何者有誤？　(A)⑥　(B)②⑥　(C)③⑤　(D)①④。

（　）16.具有多重醫事人員資格者，得依其多重身分同時辦理執業登記，下列何者不符規定？　①兼具師級及士（生）級之同一類醫事人員資格者，其執業登記僅得擇高一級資格辦理　②擇高一級資格為其主要執業類別　③應依法律規定分別加入各該醫事人員公會　④應分別完成《醫事人員執業登記及繼續教育辦法》第 13 條第 1 項各款所定之繼續教育積分　⑤執業登記場所，以同一處所為限　⑥停業、歇業，應以主要執業登記類別辦理　(A)①②　(B)③⑤　(C)④　(D)⑥。

（　）17.參加各該類醫事人員相關雜誌通訊課程。每次積分幾點？　(A)1點　(B)2點　(C)3點　(D)5點。

（　）18.醫事人員參加網路繼續教育積分上限至幾點？　(A)30點　(B)50點　(C)60點　(D)80點。

📖 解答及解析

1.(B)	2.(A)	3.(D)	4.(C)	5.(B)	6.(A)	7.(B)	8.(B)	9.(D)	10.(B)
11.(A)	12.(C)	13.(D)	14.(C)	15.(C)	16.(A)	17.(B)	18.(D)		

1. 《醫療法》§10、《醫事人員人事條例》§2、《醫事人員執業登記及繼續教育辦法》§2 都有規定醫事人員是哪些人。

4. (C)繼§11，應依法律規定分別加入各該醫事人員公會。

5. (B)繼§18。

6. 繼§4，向所在地直轄市、縣（市）主管機關申請，最近三個月內之一吋正面脫帽半身照片。

7.　繼§8Ⅰ。

8.　繼§6。

9.　繼§5。

10. 繼§15。

11. 繼§14。

12. (C)專業品質。

13、14、15.繼§13。

16. 繼§11。①兼具師級及士（生）級之同一類醫事人員資格者，其執業登記僅得擇一資格辦理　②擇一資格為其主要執業類別。

17、18.繼§14附表。

3-4　認識《醫療法》暨其施行細則

　　醫療法管理醫療事業、醫療品質、醫療資源，範圍頗大，本體是醫療，驗光人員是不執行醫療的醫事人員，但因在醫療機構時多少會與醫療業務相關，或與醫師、護理人員相關業務相牽涉。又證諸多題歷屆考畢試題，醫療法在驗光人員考試範圍，因此本節討論醫療法暨其施行細則，但因法規有百來多條，本節僅就醫療法與驗光人員相關的常考法條摘要熟讀。

　　（以下條號簡寫，療§9，表示《醫療法》第 9 條；療細§47，《醫療法施行細則》第 47 條）

※　《醫療法》於 75 年 11 月 24 日頒布施行，最新修正公布於 112 月 6 月 28 日。

　　《醫療法施行細則》於 76 年 8 月 7 日頒布施行，最新修正公布於 106 年 12 月 12 日。

第 5 條

（113 高師 49）

本法所稱醫療法人，包括醫療財團法人及醫療社團法人。

本法所稱醫療財團法人，係指以從事醫療事業辦理醫療機構為目的，由捐助人捐助一定財產，經中央主管機關許可並向法院登記之財團法人。

本法所稱醫療社團法人，係指以從事醫療事業辦理醫療機構為目的，經中央主管機關許可登記之社團法人。

第 9 條

（109 特師 11 月 50）（112 普生 47）

本法所稱醫療廣告，係指利用傳播媒體或其他方法，宣傳醫療業務，以達招徠患者醫療為目的之行為。

第 10 條

（109 高師 49）

本法所稱醫事人員，係指領有中央主管機關核發之醫師、藥師、護理師、物理治療師、職能治療師、醫事檢驗師、醫事放射師、營養師、助產師、臨床心理師、諮商心理師、呼吸治療師、語言治療師、聽力師、牙體技術師、驗光師、藥劑生、護士、助產士、物理治療生、職能治療生、醫事檢驗生、醫事放射士、牙體技術生、驗光生及其他醫事專門職業證書之人員。

第 11 條

（109 特師 49）（113 普生 48）

本法所稱主管機關：在中央為衛生福利部；在直轄市為直轄市政府；在縣（市）為縣（市）政府。

第 18 條

（113 高師 49）

醫療機構應置負責醫師一人，對其機構醫療業務，負督導責任。私立醫療機構，並以其申請人為負責醫師。

前項負責醫師，以在中央主管機關指定之醫院、診所接受二年以上之醫師訓練並取得證明文件者為限。

第 19 條

（107 高師 48）

負責醫師因故不能執行業務，應指定合於負責醫師資格之醫師代理。代理期間超過 45 日者，應由被代理醫師報請原發開業執照機關備查。

前項代理期間，不得逾一年。

第 20 條

（107 高師 48）

醫療機構應將其開業執照、診療時間及其他有關診療事項揭示於明顯處所。

第 21 條

（113 高師 49）

醫療機構收取醫療費用之標準，由直轄市、縣（市）主管機關核定之。

第 30 條

（113 高師 49）

醫療財團法人之設立、組織及管理，依本法之規定；本法未規定者，依民法之規定。

醫療社團法人，非依本法規定，不得設立；其組織、管理、與董事間之權利義務、破產、解散及清算，本法未規定者，準用民法之規定。

第 61 條

（107 高師 48）

醫療機構，不得以中央主管機關公告禁止之不正當方法，招攬病人。

醫療機構及其人員，不得利用業務上機會獲取不正當利益。

第 67 條

（109 特師 48）（109 普生 45）

醫療機構應建立清晰、詳實、完整之病歷。

前項所稱病歷，應包括下列各款之資料：

一、 醫師依醫師法執行業務所製作之病歷。

二、 各項檢查、檢驗報告資料。

三、 其他各類醫事人員執行業務所製作之紀錄。

醫院對於病歷，應製作各項索引及統計分析，以利研究及查考

第 68 條

（108 特生 35）（111 普生 44）

醫療機構應督導其所屬醫事人員於執行業務時，親自記載病歷或製作紀錄，並簽名或蓋章及加註執行年、月、日。

前項病歷或紀錄如有增刪，應於增刪處簽名或蓋章及註明年、月、日；刪改部分，應以畫線去除，不得塗燬。

醫囑應於病歷載明或以書面為之。但情況急迫時，得先以口頭方式為之，並於 24 小時內完成書面紀錄。

第 70 條

（107 普生 48）（110 高師 48）（113 高師 49）

醫療機構之病歷，應指定適當場所及人員保管，並至少保存 7 年。但未成年者之病歷，至少應保存至其成年後 7 年；人體試驗之病歷，應永久保存。

醫療機構因故未能繼續開業，其病歷應交由承接者依規定保存；無承接者時，病人或其代理人得要求醫療機構交付病歷；其餘病歷應繼續保存 6 個月以上，始得銷燬。

醫療機構具有正當理由無法保存病歷時，由地方主管機關保存。

醫療機構對於逾保存期限得銷燬之病歷，其銷燬方式應確保病歷內容無洩漏之虞。

第 102 條（與第 70 條的相關規定）

（107 普生 48）

有下列情形之一者，處新臺幣 1 萬元以上 5 萬元以下罰鍰，並令限期改善；屆期未改善者，按次連續處罰：一、違反……第 70 條、……規定。

🔲 法條解析

此處條文應注意如下：

1. 驗光報告，在醫療機構屬於病歷，見《醫療法》§67，至少保存 7 年。在醫事機構（驗光所）屬於執行業務之紀錄，見《驗光人員法》法§20，至少保存 3 年。

2. 此二者，未妥為保管保存規定，俱處新臺幣 1 萬元以上 5 萬元以下罰鍰。見《醫療法》§102、《驗光人員法》§49。

第 72 條

（107 高師 48）（108 普生 47）

醫療機構及其人員因業務而知悉或持有病人病情或健康資訊，不得無故洩漏。

第 103 條（與第 72 條的相關規定）

（108 普生 47）

有下列情形之一者，處新臺幣 5 萬元以上 25 萬元以下罰鍰：一、違反……、第 72 條、……規定。

第 107 條（與第 72 條的相關規定）

（108 普生 47）（109 普生 49）

違反……、第 72 條、……規定者，除依…第 103 條…規定處罰外，對其行為人亦處以各該條之罰鍰；其觸犯刑事法律者，並移送司法機關辦理。

前項行為人如為醫事人員，並依各該醫事專門職業法規規定懲處之。

📋 法條解析

　　前項行為人如為醫事人員，並依各該醫事專門職業法規規定懲處之。「前項行為人如為醫事人員」係專指《醫療法》§107 I 中所提及的，第 61 條第 2 項（醫療機構）、第 62 條第 2 項（醫院醫療）、第 63 條第 1 項（手術說明之告知與同意）、第 64 條第 1 項（侵入性檢查或治療之告知與同意）、第 68 條（醫療機構）、第 72 條（醫療機構）、第 78 條（醫療機構人體試驗）、第 79 條（醫療機構人體試驗）或第 93 條第 2 項（醫療法人醫療機構）等等之醫療機構之醫事人員，在此並不包含醫療機構外的醫事機構。

　　「其觸犯刑事法律者，並移送司法機關辦理」，依據《刑法》第 316 條，洩漏業務上知悉他人秘密罪：醫師、藥師、藥商、助產士、心理師、宗教師、律師、辯護人、公證人、會計師或其業務上佐理人，或曾任此等職務之人，無故洩漏因業務知悉或持有之他人秘密者，處一年以下有期徒刑、拘役或五萬元以下罰金。

　　上述《刑法》的洩漏業務上知悉他人秘密罪的對象採用列舉，亦即限定執行前述業務之人。此外的醫事人員並不在其中，也就是非包含所有驗光人員[1]，除非是醫師業務上佐理人。

---

[1]　陳煥生、劉秉鈞著，刑法分則，2006。本罪犯罪主體，限於條文所列舉之人。業務上佐理人，於佐理醫師執行業務時，即有本條之適用。頁 437、438。

第 82 條

（107 年 01 月 24 日修正）（109 特生 46）

醫療業務之施行，應善盡醫療上必要之注意。

醫事人員因執行醫療業務致生損害於病人，以故意或違反醫療上必要之注意義務且逾越合理臨床專業裁量所致者為限，負損害賠償責任。

醫事人員執行醫療業務因過失致病人死傷，以違反醫療上必要之注意義務且逾越合理臨床專業裁量所致者為限，負刑事責任。

前二項注意義務之違反及臨床專業裁量之範圍，應以該醫療領域當時當地之醫療常規、醫療水準、醫療設施、工作條件及緊急迫切等客觀情況為斷。

醫療機構因執行醫療業務致生損害於病人，以故意或過失為限，負損害賠償責任。

🗒 法條解析

此處條文應注意如下：

驗光人員係醫事人員，在醫療機構執行醫療業務致生損害於病人，對於醫療機構採「過失責任」，亦即，業務行為有過失醫療機構才負損害賠償。

若是驗光人員在一般驗光所，在執行驗光業務致生損害於消費者，對於企業經營者採「無過失責任」，亦即，縱使驗光人員業務上無過失，只要未符合當時科技或專業水準可合理期待之安全性致生損害於消費者，企業經營者仍要負連帶賠償責任。

第 83 條

（109 普生 49）

司法院應指定法院設立醫事專業法庭，由具有醫事相關專業知識或審判經驗之法官，辦理醫事糾紛訴訟案件。

第 84 條

（112 高師 49）

非醫療機構，不得為醫療廣告。

第 85 條

（112 高師 49）（112 普生 47）

醫療廣告，其內容以下列事項為限：

……

利用廣播、電視之醫療廣告，在前項內容範圍內，得以口語化方式為之。但應先經所在地直轄市或縣（市）主管機關核准。

第 86 條

（108 特師 48）（112 高師 49）

醫療廣告不得以下列方式為之：

一、假借他人名義為宣傳。

二、利用出售或贈與醫療刊物為宣傳。

三、以公開祖傳秘方或公開答問為宣傳。

四、摘錄醫學刊物內容為宣傳。

五、藉採訪或報導為宣傳。

六、與違反前條規定內容之廣告聯合或並排為宣傳。

七、以其他不正當方式為宣傳。

第 87 條

（108 特師 48）（111 普生 47）

廣告內容暗示或影射醫療業務者，視為醫療廣告。

醫學新知或研究報告之發表、病人衛生教育、學術性刊物，未涉及招徠醫療業務者，不視為醫療廣告。

第 98 條

（108 特生 38）

中央主管機關應設置醫事審議委員會，依其任務分別設置各種小組，其任務如下：

一、醫療制度之改進。

二、醫療技術之審議。

三、人體試驗之審議。

四、司法或檢察機關之委託鑑定。

五、專科醫師制度之改進。

六、醫德之促進。

七、一定規模以上大型醫院設立或擴充之審議。

八、其他有關醫事之審議。

前項醫事審議委員會之組織、會議等相關規定，由中央主管機關定之。

《醫療法施行細則》第 47 條

（107 特生 37）

醫療機構之醫事人員執業時，應配戴身分識別證明。

EXAMPLE ▭▭

【練習題】

( )1. 下列何者錯誤？　(A)依據《驗光人員法》，負責驗光人員因故不能執行業務，應指定合於資格者代理，代理期間超過 45 日者，應由被代理者報請原發執業執照機關備查　(B)依據醫療法，負責醫師因故不能執行業務，應指定合於資格之醫師代理。代理期間超過 45 日者，應由被代理醫師報請原發開業執照機關備查　(C)驗光人員、醫師之代理其期間，不得逾一年　(D)驗光人員、醫師之停業，以 1 年為限。

( )2. 下列哪一項的醫事人員執業時，應配戴身分識別證明？　(A)驗光所的驗光人員　(B)牙醫診所的護理人員　(C)藥局的藥師　(D)眼鏡公司的醫事人員。

( )3. 下列何者不是衛生福利部訂定？　(A)《驗光人員法施行細則》　(B)《醫事人員執業登記與繼續教育辦法》　(C)驗光師公會章程　(D)《驗光所設置標準》。

( )4. 驗光人員於執行業務中造成損害的規定，下列敘述何者錯誤？　(A)於醫療機構因違反醫療上必要之注意義務且逾越合理臨床專業裁量致生損害於病人，負損害賠償責任　(B)於醫療機構因執行醫療業務故意致生損害於病人，負損害賠償責任　(C)於醫事機構因業務致生損害於消費者，即使無過失仍須負損害賠償責任　(D)於醫療機構因業務致生損害於病人，即使無過失仍須負損害賠償責任。

( )5. 醫療機構的病歷與驗光所的紀錄規定，下列敘述何者有誤？　(A)醫療機構之病歷至少保存 7 年　(B)驗光所之業務紀錄至少保存 3 年　(C)醫療機構與驗光所未依法保存病歷、紀錄，處罰保管人員　(D)醫療機構與驗光所未依法保存規定年限以上，均罰 5 萬元以下罰鍰。

（ ）6. 醫療機構應督導其所屬驗光人員於執行業務時親自製作紀錄，記錄的規定，下列敘述何者錯誤？ ①製作的紀錄應簽名或蓋章 ②紀錄應加註執行年、月、日 ③紀錄如有增刪應註明年、月、日 ④醫囑應以書面為之，縱使情況急迫時，仍不得以口頭方式為之 ⑤刪改部分，應以畫線去除 ⑥用立可白塗去記錄的地方，驗光人員應簽名 (A)①② (B)④⑤ (C)③⑤ (D)④⑥。

（ ）7. 驗光人員在醫療機構執行業務時，下列敘述何者錯誤？ (A)驗光人員未取得合法醫師資格卻執行醫療業務，違反醫師法，可科以罰金 (B)驗光人員於醫師指示下為 15 歲以下者驗光 (C)驗光人員得臨時施行急救 (D)醫療機構之驗光人員執業時，得不配戴身分識別證明。

（ ）8. 下列何者至少保存 7 年？ (A)照會單 (B)醫囑單 (C)處方 (D)配鏡單。

（ ）9. 《醫療法》§70：醫療機構（非醫事機構）之病歷，應指定適當場所及人員保管，並至少保存幾年。但未成年者之病歷，至少應保存至其成年後幾年；人體試驗之病歷，應永久保存？ (A)7 年；7 年 (B)5 年；5 年 (C)2 年；2 年 (D)1 年；1 年。

📖 解答及解析

1.(A)	2.(B)	3.(C)	4.(D)	5.(C)	6.(D)	7.(D)	8.(C)	9.(A)	

1. (A)執業執照機關，改成報請原發開業執照機關備查。

2. (B)醫療機構之醫事人員執業時，應配戴身分識別證明。《醫療法》§12，醫院、診所為醫療機構。

4. (D)。本題考的是《醫療法》§82，醫療機構因執行醫療業務致生損害於病人，採過失責任主義，至於醫事機構因執行業務致生損害於消費者，適用消費者保護法，採無過失責任主義。

5. (C)，療§102 規定，違反療§70、罰醫療機構；驗§49 規定，違反驗§20，罰驗光所。

6. 療§68，④醫囑應於病歷載明或以書面為之。但情況急迫時，得先以口頭方式為之，並於 24 小時內完成書面紀錄 ⑥刪改部分不得塗燬。

7. (A)，違反《醫師法》第 28 條規定，處以 6 個月～5 年有期徒刑，得併科罰金。(D)，療細§47，醫療機構之醫事人員執業時，應配戴身分識別證明。

8. 處方列入病歷。

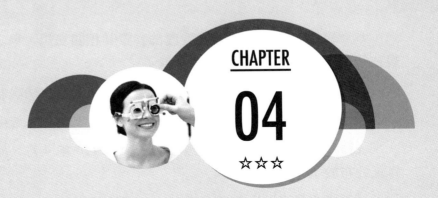

CHAPTER

04

★★★

醫療器材管理法暨
相關法規瀏覽

重│點│彙│整

本章編排認識《醫療器材管理法》暨其相關法規，渠等是新制定法規，新法規往往是出考題的重點所在。

《醫療器材管理法》於民國 109 年 1 月公布，立法院制定，總統公布。

《醫療器材管理法施行細則》於民國 110 年 4 月，衛生福利部發布。

《醫療器材分類分級管理辦法》於民國 110 年 4 月，衛生福利部發布。最新修正公布於 112 年 8 月。

《通訊交易通路販售醫療器材之品項及應遵行事項》於民國 110 年 4 月，衛生福利部發布。

《醫療器材管理法施行細則》，依《醫療器材管理法》§84 規定訂定。

《醫療器材分類分級管理辦法》，依《醫療器材管理法》§3 第 2 項規定訂定。

《通訊交易通路販售醫療器材之品項及應遵行事項》，依《醫療器材管理法》§18 規定訂定。

《醫療器材管理辦法》於民國 111 年 3 月廢止，因為該辦法係依《藥事法》規定訂定。按《醫療器材管理法》第 83 條：自本法施行之日起，醫療器材之管理，應適用本法之規定，《藥事法》有關醫療器材之規定，不再適用。

（以下條號簡寫，藥§1，《藥事法》第 1 條。器管§1，《醫療器材管理法》第 1 條；器管細§1，《醫療器材管理法施行細則》第 1 條；器類級§1，《醫療器材分類分級管理辦法》第 1 條；器通路§1，《通訊交易通路販售醫療器材之品項及應遵行事項》第 1 條。）

4-1 認識《醫療器材管理法》

一、《醫療器材管理法》緣由說明

先前醫療器材管理規定，源自於《藥事法》，所稱藥事，指「藥物」、藥商、藥局及其有關事項。前述藥物，包括「藥品」及「醫療器材」，其中醫療器材管

理依產品風險程度採分類分級，與藥品管理不同。又因近來國內醫療器材產業快速發展，醫療器材業者多元化經營模式與藥品業者頗有不同，是以《藥事法》的藥物規範難以因應醫療器材之管理需求。為配合國際醫療器材管理法規發展趨勢，及國內醫療器材管理制度的完善，衛福部自民國 103 年起著手規劃醫療器材專法架構，並參酌國際間有關醫療器材之管理制度，調和我國國情，使與國際醫療器材管理相接軌。在進行法規制定工作的同時，整合《藥事法》中醫療器材相關條文，與符合國內外社會環境之所需，爰制定《醫療器材管理法》，以健全國內醫療器材管理制度。

二、《醫療器材管理法》摘要

民國 109 年 1 月 15 日公布全文 85 條；自 110 年 5 月 1 日施行。

《醫療器材管理法》的規範頗廣，主要的規範對象是醫療器材商、醫療器材製造與販售的相關規定，驗光人員不須全部法規都孰悉，本章編輯上只針對與醫事人員有關條文的摘錄，倘讀者研讀中怕有遺珠之憾，可以在多餘的時間裡自行閱覽全部條文。

第一章　總　則

第 1 條

為保障國人使用醫療器材之安全、效能及品質、增進國民健康及強化醫療器材管理，特制定本法。

第 2 條

本法所稱主管機關：在中央為衛生福利部；在直轄市為直轄市政府；在縣（市）為縣（市）政府。

第 3 條

（109.6 特師 39）

本法所稱醫療器材，指儀器、器械、用具、物質、軟體、體外診斷試劑及其相關物品，其設計及使用係以藥理、免疫、代謝或化學以外之方法作用於人體，而達成下列主要功能之一者：

一、診斷、治療、緩解或直接預防人類疾病。

二、調節或改善人體結構及機能。

三、 調節生育。

前項醫療器材之分類、風險分級、品項、判定原則及其他相關事項之辦法，由中央主管機關定之。

第一項第二款屬非侵入性、無危害人體健康之虞及使用時毋需醫事人員協助之輔具，得報請中央主管機關核准，免列為前項醫療器材之品項。

前項輔具係指協助身心障礙者改善或維護身體功能、構造，促進活動及參與，或便利其照顧者照顧之裝置、設備、儀器及軟體等產品。

第 4 條

本法所稱試驗用醫療器材，指醫療效能及安全尚未經證實，專供臨床試驗用之醫療器材。

第 5 條

本法所稱醫療器材臨床試驗，指醫療機構或經中央主管機關公告之機構（以下簡稱臨床試驗機構），對受試者所為有關醫療器材安全或效能之系統性研究。

第 6 條

本法所稱醫療器材廣告，指利用傳播方法，宣傳醫療效能，以達招徠銷售醫療器材為目的之行為。

採訪、報導或宣傳之內容暗示或影射醫療器材之醫療效能，以達招徠銷售醫療器材為目的者，視為醫療器材廣告。

第 7 條

本法所稱標籤，指標示於醫療器材或其包裝上之文字、圖畫或記號。

本法所稱說明書，指對醫療器材安全、效能及使用等產品資訊之相關說明資料

第 8 條

本法所稱不良醫療器材，指醫療器材經稽查或檢驗有下列情形之一者：

一、 使診斷發生錯誤，或含有毒、有害物質，致危害人體健康。

二、 依標籤或說明書刊載之用法，作正常合理使用時易生危險，或危害人體健康之虞。

三、 超過有效期間或保存期限。

四、性能或規格與查驗登記、登錄之內容不符,或與第 30 條第 2 項之公告內容不符。

五、未依查驗登記核准儲存條件保存。

六、混入或附著影響品質之異物。

七、經中央主管機關公告之其他瑕疵。

第 9 條

本法所稱醫療器材商,指醫療器材製造業者或販賣業者。

第 10 條

本法所稱醫療器材製造業者,指下列二類業者:

一、從事醫療器材製造、包裝、貼標、滅菌或最終驗放。

二、從事醫療器材設計,並以其名義於市場流通。

第 11 條

(109.6 特師 39)(113 高師 39)

本法所稱醫療器材販賣業者,指經營醫療器材之批發、零售、輸入、輸出、租賃或維修之業者。

第 12 條

本法所稱醫事機構,指醫療法第十條第一項所定醫事人員依其專門職業法規規定申請核准開業之機構。

📜 法條解析

所以驗光所是醫事機構。

EXAMPLE 👓

【練習題】

(　)1. 藥物包括下列何者? ①藥品　②藥商　③藥局　④醫療器材　(A)①② (B)②③ (C)③④ (D)①④。

(　)2. 《醫療器材管理法》乃為保障國人使用醫療器材而制定,下列何者不在考量下? (A)安全 (B)效能 (C)用量 (D)品質。

（　）3. 先前醫療器材管理規定，源自於藥事法，之後之所以獨立成法，其理由不包含下列何者？　(A)醫療器材管理依產品風險程度採分類分級，與藥品管理不同　(B)醫療器材販賣業者與醫療器材製造業者名稱容易混淆　(C)醫療器材業者多元化經營模式與藥品業者頗有不同　(D)為健全國內醫療器材管理制度。

（　）4. 調節或改善人體結構及機能的輔具，符合三項條件，可免列醫療器材品項，下列何者不包含在內？　(A)直接預防人類疾病　(B)非侵入性　(C)無危害人體健康之虞　(D)使用時毋須醫事人員協助。

（　）5. 下列何者視為醫療器材廣告，以達招徠銷售醫療器材為目的者？　①採訪之內容暗示醫療器材之醫療效能　②利用傳播方法，宣傳醫療效能　③報導內容影射醫療器材之醫療效能　④宣傳之內容暗示或影射醫療器材之醫療效能　(A)①③④　(B)①②③　(C)②③　(D)②④。

（　）6. 醫療器材管理法所稱說明書是指下列何者？　①標示於醫療器材上之文字　②對醫療器材安全產品資訊之說明資料　③標示於包裝上之圖畫或記號　④對醫療器材使用產品資訊之說明資料　(A)①③　(B)②④　(C)①②　(D)③④。

（　）7. 《醫療器材管理法》所稱不良醫療器材，指醫療器材經檢驗有下列何者？　①使診斷發生錯誤　②依說明書刊載之用法，作正常合理使用時易生危險　③超過有效期間　④混入影響品質之異物　⑤性能或規格與查驗登記、登錄之內容相符　(A)①②③⑤　(B)②③⑤　(C)①②③④　(D)②⑤。

（　）8. 下列何者不是醫療器材製造業者？　①從事醫療器材製造　②從事醫療器材貼標③從事醫療器材最終驗放　④從事醫療器材稽查　⑤從事醫療器材滅菌　⑥從事醫療器材設計　(A)①③　(B)②　(C)⑤⑥　(D)④。

（　）9. 醫療器材不得以下列何者方法作用於人體？　①藥理　②免疫　③職能　④代謝　⑤物理　⑥化學　(A)②③④⑤　(B)①②③　(C)④⑤⑥　(D)①②④⑥。

（　　）10.下列何者不在醫療器材販賣業者業務樣態範圍內？　　(A)零售　　(B)輸入　(C)委託　　(D)租賃。

📖 解答及解析

1.(D)	2.(C)	3.(B)	4.(A)	5.(A)	6.(B)	7.(C)	8.(D)	9.(D)	10.(C)

1. 藥§4。

2. 器管§1。

3. 參見《醫療器材管理法》緣由說明。

4. 器管§3。

5. 器管§6。

6. 器管§7。

7. 器管§8。

8. 器管§10。

9. 器管§3。

10. 器管§11。

第二章　製造販賣之管理

第 13 條

（106 特師 50）（110 高師 41）（113 高師 39）

非醫療器材商，除另有規定外，不得為第 10 條及第 11 條所定之業務。

申請為醫療器材商者，應經直轄市、縣（市）主管機關核准登記，領得許可執照後，始得營業；其登記事項有變更時，應辦理變更登記。……

第 14 條

……醫事機構為執行業務之必要，得供應業務相關之醫療器材，並得免請領醫療器材販賣業許可執照。但非屬執行業務提供病人使用，而係販賣、零售醫療器材者，仍應依本法第十三條第二項規定，辦理醫療器材商登記。

第 18 條

中央主管機關應視醫療器材使用風險，公告特定醫療器材之種類、品項，限制其販售或供應型態。

📜 法條解析

「通訊交易通路販售醫療器材之品項及應遵行事項」依據《醫療器材管理法》第 18 條訂定。

第 19 條

經中央主管機關公告一定風險等級之醫療器材，醫療器材商及醫事機構應建立與保存產品直接供應來源及流向之資料。……

第 23 條

醫療器材製造業者，非經中央主管機關核准，不得委託其他製造業者製造或接受委託製造醫療器材。

醫療器材販賣業者不得製造醫療器材。但經中央主管機關核准其委託其他醫療器材製造業者製造者，不在此限。……

第三章　醫療器材之登錄及查驗登記

第 32 條

醫療器材商製造、輸入醫療器材，應於最小販售包裝標示中文標籤，並附中文說明書，始得買賣、批發及零售。但因窒礙難行，經中央主管機關公告或核准者，不在此限。

第 33 條

醫療器材商對醫療器材之標籤、說明書或包裝，應依第十三條第二項及第二十五條第一項之核准、查驗登記或登錄內容，刊載下列事項。但經中央主管機關公告免予刊載者，不在此限：

一、品名。

二、許可證字號或登錄字號。

三、效能、用途或適應症。

四、製造日期及有效期間，或保存期限。

五、型號、規格或主要成分。

六、警告、注意事項、使用限制或預期可預見之副作用。

七、許可證所有人或登錄者之名稱及地址。

八、製造業者名稱及地址。

九、批號或序號。

十、其他經中央主管機關公告應刊載事項。

經中央主管機關公告之特定醫療器材，得以電子化說明書取代前項說明書。

醫療器材除依第一項規定刊載外，有提供點字或其他足供資訊易讀之輔助措施必要者，由中央主管機關公告之。

【練習題】　　　　　　　　　　　　　　　　　　　　　EXAMPLE 👓

(　)1. 醫療器材商對醫療器材之標籤、說明書或包裝應刊載下列哪些事項？①品名　②許可證所有人名稱　③製造業者名稱　④醫事機構名稱　(A)③④　(B) ②④　(C)①②③　(D)①②③④。

(　)2. 下列何者是醫事機構得免請領醫療器材販賣業許可執照的條件？(A)醫事機構非屬執行業務提供病人使用　(B)醫事機構執行業務之必要提供使用之醫療器材　(C)醫事機構販賣醫療器材　(D)醫事機構零售醫療器材。

(　)3. 下列何者有誤？(A)醫療器材製造業者不得委託其他製造業者製造醫療器材　(B)醫療器材製造業者不得接受其他製造業者委託製造醫療器材(C)醫療器材販賣業者不得製造醫療器材　(D)醫療器材販賣業者得製造醫療器材。

(　)4. 醫療器材商製造、輸入醫療器材，應於最小販售包裝做何動作，始得買賣、批發及零售？①標示中文標籤　②附中文說明書　③販賣業者住址④產品檢測字號　(A)①③　(B)②④　(C)①②　(D)①②③④。

📖 解答及解析

1.(C)	2.(B)	3.(D)	4.(C)						

1. 器管§33。　　　　　　　　　　2. 器管§14。

3. 器管§23。　　　　　　　　　　4. 器管§32。

第四章　醫療器材臨床試驗之管理（略）

第五章　醫療器材廣告之管理

第 40 條

（108 高師 39）（110 普生 40）（112 高師 39）

非醫療器材商不得為醫療器材廣告。

第 41 條

（108 高師 39）

醫療器材商刊播醫療器材廣告時，應由許可證所有人或登錄者於刊播前，檢具廣告所有文字、圖畫或言詞，依醫療器材商登記所在地，在直轄市者向直轄市主管機關，在縣（市）者向中央主管機關，申請核准刊播；經核准後，應向傳播業者送驗核准文件，始得刊播。醫療器材廣告於核准刊播期間，不得變更原核准事項而為刊播。……

第 42 條

傳播業者不得刊播未經中央或直轄市主管機關核准、與核准事項不符、已廢止或經令立即停止刊播，或限期改善而尚未改善之醫療器材廣告。……

第 43 條

（108 高師 39）（112 高師 39）

醫療器材廣告核准文件有效期間為 3 年，自核發證明文件之日起算。期滿有繼續刊播之必要者，應於期滿前六個月內，申請原核准機關展延之；每次展延期間，不得超過 3 年。

第 44 條

（112 高師 39）

醫療器材於說明書載明須由醫事人員使用，或經中央主管機關公告者，其廣告以登載於專供醫事人員閱聽之醫療刊物、傳播工具，或專供醫事人員參與之醫療學術性相關活動為限。

第 45 條

（108 高師 39）

醫療器材廣告，不得以下列方式為之：

一、 假借他人名義為宣傳。

二、 利用書刊、文件或資料保證其效能或性能。

三、 藉採訪或報導為宣傳。

四、 以其他不正當方式為宣傳。

第 46 條

非醫療器材，不得為醫療效能之標示或宣傳。但其他法律另有規定者，不在此限。

第六章　監督及預防

第 48 條

醫療器材商或醫事機構發現醫療器材嚴重不良事件，應通報中央主管機關。

前項嚴重不良事件之情形、通報方式、期限、內容及其他應遵行事項之辦法，由中央主管機關定之。

第 49 條

醫療器材許可證所有人或登錄者發現醫療器材有危害人體健康之虞時，應即主動通報中央主管機關，並採取矯正預防措施。

前項矯正預防措施，應包括訂定警訊內容、更換零配件、產品檢測、暫停使用、產品回收或其他必要措施，並以合理方式揭露之，供醫事機構、醫療器材商及使用者知悉。

第七章　稽查及取締

第 51 條

主管機關得派員檢查醫療器材商或醫事機構之處所設施及有關業務，並得抽驗其醫療器材，受檢者不得規避、妨礙或拒絕；其抽驗數量，以足供檢驗之用者為限，並應交付憑據予業者。

第 58 條

醫療器材有下列情形之一者，製造、輸入之醫療器材商應即通知醫事機構、其他醫療器材商及藥局，並依規定期限回收處理市售品及庫存品：

一、 原領有許可證或完成登錄，經公告禁止製造或輸入。

二、 為不良醫療器材或未經查驗登記或登錄。

三、 經檢查、檢驗或其他風險評估，發現有危害使用者人體健康之虞。

四、 醫療器材製造許可經中央主管機關廢止或非於醫療器材製造許可有效期間內製造或輸入。

五、 製造、輸入醫療器材違反第二十六條、第三十二條或第三十三條規定。

六、 其他經中央主管機關公告應回收。

製造、輸入之醫療器材商回收前項醫療器材時，醫事機構、其他醫療器材商及藥局應予配合。

第一項應回收之醫療器材，其分級、回收作業方式、處理方法及其他應遵行事項之辦法，由中央主管機關定之。

第八章　罰　則

第 60 條

製造或輸入第八條第一款之不良醫療器材者，處五年以下有期徒刑、拘役或科或併科新臺幣五千萬元以下罰金。

明知為前項之不良醫療器材，而販賣、供應、運送、寄藏、媒介、轉讓或意圖販賣而陳列者，處三年以下有期徒刑、拘役或科或併科新臺幣一千萬元以下罰金。

因過失犯第一項之罪者，處三年以下有期徒刑、拘役或科或併科新臺幣一千萬元以下罰金。

因過失犯第二項之罪者，處拘役或科新臺幣一百萬元以下罰金。

第 61 條

擅用或冒用本人或他人合法醫療器材之名稱、說明書或標籤者，處五年以下有期徒刑、拘役或科或併科新臺幣二千萬元以下罰金。

明知為前項之醫療器材而輸入、販賣、供應、運送、寄藏、媒介、轉讓或意圖販賣而陳列者，處二年以下有期徒刑、拘役或科或併科新臺幣一千萬元以下罰金。

第 62 條

意圖販賣、供應而違反第二十五條第一項規定，未經核准擅自製造或輸入醫療器材，或違反第二十五條第二項規定，應辦理查驗登記而以登錄方式為之者，處三年以下有期徒刑、拘役或科或併科新臺幣一千萬元以下罰金。

明知為前項之醫療器材而販賣、供應、運送、寄藏、媒介、轉讓或意圖販賣而陳列者，亦同。

第 64 條

製造或輸入第八條第二款至第五款、第七款之不良醫療器材者，處新臺幣六萬元以上五千萬元以下罰鍰。

販賣、供應、運送、寄藏、媒介、轉讓或意圖販賣而陳列前項之不良醫療器材者，處新臺幣三萬元以上二千萬元以下罰鍰。

第 65 條

（112 高師 39）

違反第四十六條規定，非醫療器材為醫療效能之標示或宣傳者，處新臺幣六十萬元以上二千五百萬元以下罰鍰。

有下列情形之一者，處新臺幣二十萬元以上五百萬元以下罰鍰；

一、違反第四十條規定，非醫療器材商為醫療器材廣告。

二、……

第 70 條

有下列情形之一者，處新臺幣三萬元以上一百萬元以下罰鍰：……

七、販賣、供應、運送、寄藏、媒介、轉讓或意圖販賣而陳列未依第二十五條第一項規定，辦理查驗登記或登錄之醫療器材。……

第 71 條

有下列情形之一者，處新臺幣二萬元以上五十萬元以下罰鍰：

......

十一、違反第五十八條第二項規定，未配合回收醫療器材。

十二、違反依第五十八條第三項所定辦法有關醫療器材回收作業方式、處理方法之規定。

第 74 條

本法所定之處分，除另有規定外，由直轄市、縣（市）主管機關為之，必要時得由中央主管機關為之。但有關公司、商業或工廠之全部或一部登記事項之廢止，由直轄市、縣（市）主管機關於勒令歇業處分確定後，移由其工、商業主管機關或其目的事業主管機關為之。

第九章 附 則

第 75 條

依本法執行沒入銷燬所需之必要費用，由受處分人負擔之。

第 81 條

研究機構、醫事機構或醫療器材商，因醫療器材之使用特性，依據個人資料保護法第六條第一項第六款蒐集、處理或利用個人資訊者，中央主管機關得公告其他等同書面之同意方式。

第 82 條

醫療器材製造、輸入業者違反第八條第一款、第二款規定，致生損害於醫療器材最終使用之病患或消費者時，應負賠償責任。但醫療器材製造、輸入業者證明對於醫療器材之製造、包裝、貼標、滅菌、最終驗放、設計並無欠缺，或其損害非因該項欠缺所致，或於防止損害之發生已盡相當之注意者，不在此限。

前項情形之醫療器材最終使用之病患或消費者，雖非財產上之損害，亦得請求賠償相當之金額。......

依第一項、第二項情形，如醫療器材最終使用之病患或消費者不易或不能證明其實際損害額時，得請求法院依其受害情節，以每人每一事件新臺幣一千元以上計算。......

EXAMPLE 👓

【練習題】

( )1. 如醫療器材最終使用之消費者不易或不能證明其實際損害額時，得請求法院依其受害情節，以每人每一事件幾元以上計算？　(A)1000 元　(B)2000 元　(C)5000 元　(D)1 萬元。

( )2. 下列何者有誤？　(A)醫事機構發現醫療器材商供應的醫療器材嚴重不良事件，應主動通報中央主管機關　(B)醫事機構因過失供應不良醫療器材，不罰　(C)主管機關得派員檢查醫事機構之處所設施，並得抽驗其醫療器材　(D)為不良醫療器材，醫療器材商應即通知醫事機構

📖 解答及解析

1.(A)	2.(B)									

1. 器管§82。

2. 器管§48、51、58、60。

4-2　認識《醫療器材管理法施行細則》摘要

第 2 條

有下列各款情形之一者，不屬本法第 6 條所定醫療器材廣告：

一、 僅刊登醫療器材品名、價格、特價優惠折扣、規格、材質、產品外觀圖片、廠商名稱、地址或電話，未涉及宣傳醫療效能。

二、 針對特殊事件之聲明啟事，未涉及宣傳醫療效能。

三、 辨別醫療器材真偽之差異圖片或說明，未涉及宣傳醫療效能。

四、 完整刊登依本法核准之標籤及說明書，未記載前三款事項或招徠銷售之內容。

五、 衛教宣導。

第 3 條

前條第五款衛教宣導，以有下列各款情形之一者為限：

一、 以健康促進或預防疾病為目的，未涉及特定醫療器材之宣傳。

二、 提供醫事人員作為對病人或特定對象之衛教使用，其內容僅刊登疾病介紹、術後照顧、特定醫療器材裝置介紹、回診訊息或注意事項，未包括醫療器材業者聯絡資訊。

第 4 條

第二條第五款衛教宣導有下列情形之一者，視為醫療器材廣告：

一、 與醫療器材平面廣告，刊登於同一版面或具連續性質之版面。

二、 併同醫療器材動態廣告，連續刊播。

三、 衛教宣導之演出或代言者，與其他醫療器材廣告之演出或代言者相同，而使消費者誤認為廣告或有誤認之虞。

第 5 條

本法第八條第六款所稱混入或附著影響品質之異物，指於醫療器材完整包裝內，混入或附著足以影響品質之物質。

第 6 條

本法第 10 條第 1 款用詞，定義如下：

一、 製造：指以物理或化學方法，將材料、物質或零組件轉變成醫療器材，不以完成包裝、貼標或滅菌為必要之作業。

二、 包裝：指附加於醫療器材本體外，用以維持醫療器材之價值、狀態，包括分裝之作業。

三、 貼標：指於該醫療器材最小販售包裝或本體上，附貼標籤之作業。

四、 最終驗放：指最終確認醫療器材產品，與其設計開發預定之安全、效能及品質合致，並予放行之作業。

第 7 條

本法第 11 條所稱維修，指將醫療器材故障、損壞或劣化部分，予以修護，或以拆解方式進行醫療器材檢查之作業。但有下列情形之一者，不包括在內：

一、 產品髒污之清潔。

二、 依原廠手冊，對產品進行功能測試、點檢相關配件、更換耗材或其他自主之保養。

三、 瑕疵品整機之更換。

四、 產品之校正。

第 10 條

直轄市、縣（市）主管機關核發醫療器材商許可執照時，應於許可執照，載明本法第 9 條至第 11 條所定醫療器材商種類及營業項目。

第 11 條

（110 高師 41）

醫療器材商許可執照，應懸掛於營業處所之明顯位置。

第 18 條

本法第 32 條所稱最小販售包裝，指直接販售予消費者或醫事機構之包裝。

第 19 條

醫療器材商依本法第 33 條規定，就醫療器材標籤、說明書或包裝所為之刊載，其方式及內容，應符合下列規定：

一、國內製造之醫療器材，其標示應以正體中文為主，所附外文文字應小於中文。但經核准製造專供外銷者，不在此限。

二、最小販售包裝，應以正體中文載明品名、許可證字號或登錄字號及許可證所有人或登錄者之名稱、地址，並依能辨明之方式，刊載製造日期及有效期間，或保存期限。

EXAMPLE 👓

【練習題】

（　）1. 衛教宣導不屬醫療器材廣告，下列何者不在衛教宣導允許情形？　(A)以健康促進為目的，未涉及特定醫療器材之宣傳　(B)以預防疾病為目的，未涉及特定醫療器材之宣傳　(C)提供醫事人員作為對特定對象之衛教使用，內容僅刊登特定醫療器材裝置介紹　(D)提供醫事人員作為對病人之衛教使用，內容僅刊登疾病介紹與醫療器材業者聯絡資訊。

（　）2. 醫療器材製造業者指從事醫療器材製造、包裝、貼標、滅菌或最終驗放。下列何者敘述有誤？　(A)製造：指以物理方法，將材料、物質或零組件轉變成醫療器材　(B)包裝：指附加於醫療器材本體外，用以維持醫療器材之價值　(C)貼標：指於該醫療器材整體製程所有販售包裝，附貼標籤之作業　(D)最終驗放：指最終確認醫療器材產品，與其設計開發預定之安全、效能及品質合致，並予放行之作業。

（　）3. 醫療器材直接販售予消費者或醫事機構之包裝，稱為　(A)最大包裝　(B)最小包裝　(C)量販包裝　(D)零售包裝。

（　）4. 醫療器材標籤、說明書所為之刊載，其方式及內容，應符合規定，下列何者有誤？　(A)國內製造之醫療器材，其標示應以中文為主，所附外文文字大小應與中文一致　(B)最小販售包裝，應以正體中文載明品名　(C)最小販售包裝，應刊載製造日期及有效期間　(D)最小販售包裝，應刊載許可證字號。

📖 解答及解析

1.(D)	2.(C)	3.(B)	4.(A)						

1. 器管細§3。
2. 器管細§6。
3. 器管細§18。
4. 器管細§19，所附外文文字應小於中文。

4-3　認識《醫療器材分類分級管理辦法》摘要　

中華民國 110 年 4 月 26 日衛生福利部衛授食字第 1101603189 號令訂定發布全文 7 條；中華民國 110 年 12 月 9 日衛生福利部衛授食字第 1101613379 號令修正發布第 4 條條文之附表；最新修正公布於 112 年 8 月 22 日。

（《醫療器材分類分級管理辦法》第 1 條，以下簡稱，器類級§1。）

第 2 條（醫療器材就其功能、用途、使用方法及工作原理，視其應用科別予以分類，分類之排序參考美國 FDA 醫療器材分類）

醫療器材就其功能、用途、使用方法及工作原理，視其應用科別，分類如下：

一、臨床化學及臨床毒理學。

二、血液學、病理學及基因學。

……

九、一般、整形外科手術及皮膚科學。

十、一般醫院及個人使用裝置。

十一、神經科學。

十二、婦產科學。

十三、眼科學(M)。

十四、骨科學。

十五、物理醫學科學。

十六、放射學科學。

第 3 條（醫療器材依風險程度之分級規定）

醫療器材，依其風險程度，分級如下：

一、第一等級：低風險性。

二、第二等級：中風險性。

三、第三等級：高風險性。

第 4 條（醫療器材分類分級品項規定，及相關特殊情形之分級判定原則）（本條文有附件，見附錄6）

醫療器材分類分級之品項，規定如附表。

醫療器材除前項附表規定者外，其功能、用途或工作原理特殊者，得依下列原則判定其分級：

一、同一醫療器材符合二以上分類、分級或品項者，以其較高風險性等級定
　　之。

二、醫療器材附（配）件，其原廠產品說明書載明專用於特定醫療器材者，除
　　前項附表另有規定者外，以該特定醫療器材等級定之。

三、二以上醫療器材組成之組合產品，適用於二以上醫療器材分類、分級或品
　　項者，以其較高風險性等級定之。

四、以醫療器材作用為主之含藥醫療器材，除前項附表另有規定者外，以第三
　　等級醫療器材定之。

第 5 條（醫療器材商或民眾得查詢醫療器材分級或其他相關事項，明定查詢者應備資料及繳費事項）

醫療器材商或民眾，得向中央主管機關查詢醫療器材分級或其他相關事項。

前項查詢者，應填具查詢單，並檢附下列相關文件、資料，及繳納費用，向中央主管機關提出：

一、 原廠產品說明書：包括使用方法、功能及工作原理；其非正體中文或英文版本者，應另附正體中文或英文譯本。

二、 分類分級參考資料：美國、歐盟或其他國家對該查詢產品已為分類分級之參考資料；無參考資料者，免附。

除前項文件、資料外，中央主管機關得視需要，要求查詢者提供其他相關文件、資料。

第 6 條（未列入本辦法附表醫療器材分類分級品項之醫療器材分級規定）（本條文有附件，如下）

醫療器材之功能、用途或工作原理，未符合附表所列品項之鑑別範圍者，其分級以第三等級醫療器材定之。

醫療器材已有類似品於國內取得許可證或登錄者，其分級依類似品風險等級定之，或依前條規定向中央主管機關查詢分級，依中央主管機關回覆之風險等級定之。

《醫療器材分類分級管理辦法》（附表 摘要）

M.5916 硬式透氣隱形眼鏡 Rigid gas permeable contact lens 2,3 等級

硬式透氣隱形眼鏡是直接配戴於角膜上用來矯正視力之器材。此器材是由各種材質，如乙酸丁酯纖維、聚丙烯－矽材質，或矽彈性單體製成，其主要聚合物質不具吸水或親水特性。

第二等級為僅作一日配戴之器材，第三等級為可延長配戴日期之器材。

M.5918 硬式透氣隱形眼鏡保存用產品 Rigid gas permeable contact lens care products 1,2 等級

硬式透氣隱形眼鏡維護產品是用來清潔調節、清洗、潤濕或保存硬式透氣隱形眼鏡之用，包括所有與硬式透氣隱形眼鏡併用之錠片與溶液。分級：隱形眼鏡保存盒屬第一等級，其餘產品屬第二等級。

M.5925 軟式隱形眼鏡 Soft (hydrophilic) contact lens 2,3 等級（113 普生 39）

軟式（親水性）隱形眼鏡是直接配戴在角膜及眼睛鄰近邊緣區或鞏膜區，用來矯正視力或作為治療用繃帶之器材。此器材是由各種聚合物質製成；其主要聚合物質具有可吸收或吸引一定百分率容量之水份。第二等級為僅作每日配戴之器材，第三等級為可延長配戴日期之器材。本品項包含平光軟式隱形眼鏡。

M.5928 軟式隱形眼鏡保存用產品 Soft (hydrophilic) contact lens care products 1,2 等級

軟式（親水性）隱形眼鏡維護產品是用來清潔、清洗、消毒、潤濕或保存軟式（親水性）隱形眼鏡之用，包括所有與軟式（親水性）隱形眼鏡併用之錠片與溶液，以及用熱的方式來消毒軟式（親水性）隱形眼鏡的熱消毒器。分級：隱形眼鏡保存盒屬第一等級，其餘產品屬第二等級。

EXAMPLE 👓

【練習題】

( ) 1. 醫療器材之功能、用途，未符合附表所列品項之鑑別範圍者，其分級以第幾等級醫療器材定之？ (A)1 (B)2 (C)3 (D)以其較低風險性等級定之。

( ) 2. 醫療器材商或民眾，得向主管機關查詢醫療器材分級或其他相關事項，請問這裡的主管機關是指？ (A)中央主管機關 (B)直轄市府 (C)執登所在地政府 (D)縣（市）政府。

( ) 3. 以醫療器材作用為主之含藥醫療器材，除附表另有規定者外，以第幾等級醫療器材定之？ (A)1 (B)2 (C)3 (D)以其較低風險性等級定之。

（　）4. 同一醫療器材符合二以上分類、分級或品項者，以第幾等級醫療器材定之？　(A)3　(B)4　(C)以其較低風險性等級定之　(D)以其較高風險性等級定之。

（　）5. 醫療器材，依其風險程度，分幾級？　(A)4　(B)3　(C)2　(D)1。

（　）6. 眼科學的醫療器材分類品項代碼是下列何者？　(A)M　(B)N　(C)A　(D)B。

📖 解答及解析

1.(C)	2.(A)	3.(C)	4.(D)	5.(B)	6.(A)				

1. 器類級§6。
2. 器類級§5。
3. 器類級§4。
4. 器類級§4。
5. 器類級§3。
6. 器類級§2。

4-4　認識《通訊交易通路販售醫療器材之品項及應遵行事項》

衛生福利部於民國 110 年 4 月 29 日公告，衛授食字第 1101601942 號，自民國 110 年 5 月 1 日生效。

《通訊交易通路販售醫療器材之品項及應遵行事項》第 1 點，以下簡稱器通路§1）

《通訊交易通路販售醫療器材之品項及應遵行事項》摘要：

二、本規定用詞，定義如下：

（一）通訊交易通路：指透過廣播、電視、電話、傳真、型錄、報紙、雜誌、網際網路、傳單或其他類似之方法，使消費者未能實際檢視醫療器材而為買賣之通路。

（二）通訊交易通路業者：指提供通訊交易通路予醫療器材商（藥局）從事醫療器材販售業務之業者。

三、 於通訊交易通路販售醫療器材者，應符合下列資格之一：

（一）依本法（醫療器材管理法）第 13 條規定核准登記之醫療器材商。

（二）依藥事法第 34 條規定核准登記之藥局。

四、 於前點通路販售之醫療器材，以第一等級及附件所列之第二等級醫療器材品項為限。

五、 醫療器材商（藥局）於通訊交易通路販售醫療器材，應同時於其通路提供消費者下列資訊：

（一）醫療器材品名、許可證字號或登錄字號、許可證所有人或登錄者之名稱及地址、製造業者名稱及地址。

（二）醫療器材商（藥局）之名稱、地址、許可執照字號及諮詢專線電話。

（三）加註「消費者使用前應詳閱醫療器材說明書」。

（四）具量測功能之產品，其定期校正服務之項目及據點資訊。

六、 於通訊交易通路提供之資訊，其內容涉及醫療器材廣告者，應依本法第 41 條第 1 項規定辦理，始得為之。

七、 違反第三點規定，於通訊交易通路販售醫療器材，係違反本法第 13 條第 1 項規定，依本法第 70 條第 1 項第 1 款規定處新臺幣 3 萬元以上 100 萬元以下罰鍰。

八、 有下列情形之一者，依本法第 70 條第 1 項第 3 款規定，處新臺幣 3 萬元以上 100 萬元以下罰鍰：

（一）違反第四點規定，販售非屬第一等級或附件所列之第二等級醫療器材品項。

（二）違反第五點規定，未提供資訊或提供資訊不完足。

▶附件 醫療器材商及藥局得於通訊交易通路販售之第二等級醫療器材品項

項次	品項代碼	名稱	產品示例
1	E.2770	阻抗式體積描記器（阻抗式週邊 血流描記器）	體脂計
2	L.5300	衛生套（保險套）	保險套
3	L.5310	含殺精劑的衛生套	保險套
4	L.5460	具香味或除臭的衛生棉塞	衛生棉條
5	L.5470	無香味的衛生棉塞	衛生棉條
6	I.4040	醫療用衣物	手術用口罩、手術用 N95 口罩
7	I.0004	酒精棉片	酒精棉片、酒精棉球
8	I.0005	優碘棉片	優碘棉片、碘液棉棒、碘液紗布
9	I.4014	外部使用非吸收式紗布或海綿球	凡士林紗布
10	J.5240	醫療用黏性膠帶及黏性繃帶	免縫膠帶
11	M.5918	硬式透氣隱形眼鏡保存用產品	硬式隱形眼鏡清潔液、保養液、保存液、護理液、濕潤液、雙氧系統、去蛋白錠、隱形眼鏡用緩衝生理食鹽水
12	M.5928	軟式隱形眼鏡保存用產品	軟式隱形眼鏡清潔液、保養液、保存液、護理液、濕潤液、雙氧系統、去蛋白錠、隱形眼鏡用緩衝生理食鹽水
13		醫療器材軟體	第二等級醫療器材軟體
14	E.1120	血壓壓脈帶	血壓壓脈帶、血壓袖帶、血壓量 測臂帶
15	L.5400	月經量杯	月經杯、月事杯、月亮杯
16	O.3800	醫療用電動代步器	醫療用電動代步車
17	O.3860	動力式輪椅	電動輪椅、安裝於輪椅之電動輔 助推行器
18	G.5220	耳鼻喉佈施藥裝置及其搭配使用之物質	海水洗鼻器、海水鼻用噴霧器、 洗鼻鹽
19	J.2910	臨床電子體溫計	耳溫槍、耳溫槍專用耳套、額溫槍

（品項代碼，乃醫療器材品項名稱及鑑別，依醫療器材分類分級管理辦法之附表規定。）

法條解析

衛生福利部食品藥物管理署（食藥署）於 106 年 3 月 16 日公告修正「藥商（局）得於通訊交易通路販賣之醫療器材及應行登記事項」，新增開放 5 品項（血壓壓脈帶、月經量杯（月亮杯）、醫療用電動代步器、電動輪椅、海水洗鼻器。）符合「居家使用」、「非侵入性」、「非植入性」、「無須專業人員指示操作」等四大原則之第二等級醫療器材得於通訊交易通路販賣。

請注意上述這四項原則，亦即第二等級醫療器材會放入通訊交易通路販賣基本上都會經得起這四項原則檢驗。

EXAMPLE 👓

【練習題】

（　　）1. 下列何者符合通訊交易通路販售醫療器材？　(A)僅限核准登記藥局 (B)僅限核准登記醫療器材商　(C) 核准登記的藥局、醫療器材商 (D)以上皆非。

（　　）2. 通路販售之醫療器材，以何品項為限？　①第一等級　②第二等級　③附件所列之第二等級　④附件所列之第三等級　(A)①②　(B)①③　(C)③④　(D)②④。

（　　）3. 食藥署於 106 年 3 月 16 日公告第二等級醫療器材得於通訊交易通路販賣，其符合之四大原則，下列何者為非？　(A)限居家使用　(B)非侵入性　(C)非植入性　(D)須專業人員指示操作。

（　　）4. 下列何者非醫療器材第二等級？　(A)隱形眼鏡保存盒　(B)硬式隱形眼鏡清潔液　(C)硬式隱形眼鏡去蛋白錠　(D)隱形眼鏡用緩衝生理食鹽水。

解答及解析

1.(C)	2.(B)	3.(D)	4.(A)						

1. 器通路§3。

2. 器通路§4。

3. 無須專業人員指示操作。

4. 隱形眼鏡保存盒屬第一等級。

MEMO

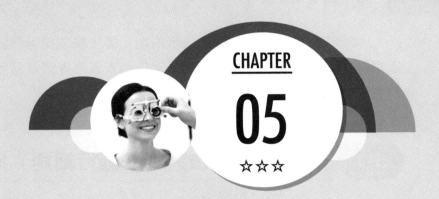

CHAPTER

05

★★★

其他法規摘要

重 | 點 | 彙 | 整

　　本章瀏覽勞動基準法暨其施行細則、勞工職業災害保險及保護法、醫事人員人事條例暨其施行細則、專門職業及技術人員高等暨普通考試驗光人員考試規則四個單元。

5-1　《勞動基準法》（暨施行細則）摘要

　　《勞動基準法》全文 86 條，加上《勞動基準法施行細則》全文 51 條，其中又有增加條文，總條文逾 137 條。在準備考試上要花費許多時間，為精簡準備考試時間，本節編排以曾考過的條文為主，其次，是編者認為值得注意的。餘未摘列的條文，請讀者利用多餘時間自行研讀。

　　（《勞動基準法》第 1 條，以下簡稱，勞§1。《勞動基準法施行細則》第 1 條，簡稱，勞細§1。）

※　《勞動基準法》於 75 年 7 月 30 日頒布施行；最新修正公布於 109 年 6 月 10 日。
　　《勞動基準法施行細則》於 74 年 2 月 27 日頒布施行；最新修正公布於 108 年 2 月 14 日。

第一章　總　則

第 1 條

（109 普生 48）

為規定勞動條件最低標準，保障勞工權益，加強勞雇關係，促進社會與經濟發展，特制定本法；本法未規定者，適用其他法律之規定。

雇主與勞工所訂勞動條件，不得低於本法所定之最低標準。

🏛 法條解析

　　勞動契約，有約定，依約定，但不得低於本法所定之最低標準。無約定，依法定。本法未規定者，適用其他法律之規定，例如：適用《民法》，滿 18 歲為成年人，有行為能力，其簽訂的契約不得違背公共秩序、善良風俗。

第 2 條

本法用詞，定義如下：

一、 勞工：指受雇主僱用從事工作獲致工資者。

二、 雇主：指僱用勞工之事業主、事業經營之負責人或代表事業主處理有關勞工事務之人。

三、 工資：指勞工因工作而獲得之報酬；包括工資、薪金及按計時、計日、計月、計件以現金或實物等方式給付之獎金、津貼及其他任何名義之經常性給與均屬之。

四、 平均工資：指計算事由發生之當日前六個月內所得工資總額除以該期間之總日數所得之金額。工作未滿六個月者，指工作期間所得工資總額除以工作期間之總日數所得之金額。工資按工作日數、時數或論件計算者，其依上述方式計算之平均工資，如少於該期內工資總額除以實際工作日數所得金額 60%者，以 60%計。

五、 事業單位：指適用本法各業僱用勞工從事工作之機構。

六、 勞動契約：指約定勞雇關係而具有從屬性之契約。

七、 派遣事業單位：指從事勞動派遣業務之事業單位。

八、 要派單位：指依據要派契約，實際指揮監督管理派遣勞工從事工作者。

九、 派遣勞工：指受派遣事業單位僱用，並向要派單位提供勞務者。

十、 要派契約：指要派單位與派遣事業單位就勞動派遣事項所訂立之契約。

🗒 法條解析

第 6~10 款，係 108.05.15 修正，其中第 6 款比較特殊，專屬勞動的契約，「具有從屬性」之契約，迴異於一般的民法契約。另外，驗光人員應不會用到派遣規定的第 7~10 款。

勞細 § 10

本法第 2 條第 3 款所稱之其他任何名義之經常性給與係指左列各款以外之給與。

一、 紅利。

二、 獎金：指年終獎金、競賽獎金、研究發明獎金、特殊功績獎金、久任獎金、節約燃料物料獎金及其他非經常性獎金。

三、春節、端午節、中秋節給與之節金。

四、醫療補助費、勞工及其子女教育補助費。

五、勞工直接受自顧客之服務費。

六、婚喪喜慶由雇主致送之賀禮、慰問金或奠儀等。

七、職業災害補償費。

八、勞工保險及雇主以勞工為被保險人加入商業保險支付之保險費。

九、差旅費、差旅津貼及交際費。

十、工作服、作業用品及其代金。

十一、其他經中央主管機關會同中央目的事業主管機關指定者。

法條解析

例如：和老闆談妥，底薪 40000 元，每月交通油錢補助 2000 元，房租補助 3000 元，工資是 45000 元。每月交通油錢補助與房租補助二者就是上述各款以外的經常性給與。

第 4 條

本法所稱主管機關：在中央為勞動部；在直轄市為直轄市政府；在縣（市）為縣（市）政府。

EXAMPLE

【練習題】

（　）1. 《勞動基準法》主要規定為何？ (A)規定勞動條件最低標準　(B)規定保障勞工權益　(C)規定加強勞雇關係　(D)以上皆是。

（　）2. 《勞動基準法》所指的工資為何？ (A)紅利　(B)三節節金　(C)薪金　(D)差旅費。

（　）3. 《勞動基準法》所指的平均工資，指計算事由發生之當日前幾個月內所得工資總額除以該期間之總日數所得之金額？　(A)3 個月　(B)6 個月　(C)1 年　(D)以上皆非。

（　）4. 《勞動基準法》的中央主管機關？　(A)勞動部　(B)衛生福利部　(C)內政部　(D)法務部。

📖 解答及解析

1.(D)	2.(C)	3.(B)	4.(A)						

第二章 勞動契約

第 9 條

勞動契約，分為 定期契約 及不定期契約。

臨時性、短期性、季節性及特定性工作得為 定期契約；

有繼續性工作應為 不定期契約。

……

定期契約屆滿後，有下列情形之一，視為 不定期契約：

勞工繼續工作而雇主不即表示反對意思者。

二、雖經另訂新約，惟其前後勞動契約之工作期間超過 90 日，前後契約間斷期間未超過 30 日者。

前項規定於特定性或季節性之定期工作不適用之。

🖺 法條解析

按理，驗光人員的勞動契約應屬不定期契約殆無疑義。惟若新進的驗光人員是頂請育嬰假的前輩位置，則有可能是定期契約的特定性工作，因為前輩有可能終止請假回來復業。

勞細§6（定期契約工作樣態的定義）

本法第 9 條第 1 項所稱臨時性、短期性、季節性及特定性工作，依左列規定認定之：

一、 臨時性工作：係指無法預期之非繼續性工作，其工作期間在 6 個月以內者。

二、 短期性工作：係指可預期於 6 個月內完成之非繼續性工作。

三、 季節性工作：係指受季節性原料、材料來源或市場銷售影響之非繼續性工作，其工作期間在 9 個月以內者。

四、特定性工作：係指可在特定期間完成之非繼續性工作。其工作期間超過 1 年者，應報請主管機關核備。

法條解析

舉例說明：

臨時性：請人清理花園受颱風颳倒的斷木。

短期性：成衣清倉特價活動期間聘僱宣傳車司機從事宣傳活動。

季節性：柿子採收期，果園主人臨時增聘人員協助採收。

特定性：科技園區建案施作期間聘請的工匠師傅。

勞細§7

勞動契約應依本法有關規定約定下列事項：

一、工作場所及應從事之工作。

二、工作開始與終止之時間、休息時間、休假、例假、休息日、請假及輪班制之換班。

三、工資之議定、調整、計算、結算與給付之日期及方法。

四、勞動契約之訂定、終止及退休。

五、資遣費、退休金、其他津貼及獎金。

六、勞工應負擔之膳宿費及工作用具費。

七、安全衛生。

八、勞工教育及訓練。

九、福利。

十、災害補償及一般傷病補助。

十一、應遵守之紀律。

十二、獎懲。

十三、其他勞資權利義務有關事項。

第 9-1 條

（106 普生 46）（107 普生 47）（108 高師 50）（108 普生 50）（109 特生 49）

未符合下列規定者，雇主不得與勞工為離職後競業禁止之約定：

一、 雇主有應受保護之正當營業利益。

二、 勞工擔任之職位或職務，能接觸或使用雇主之營業秘密。

三、 競業禁止之期間、區域、職業活動之範圍及就業對象，未逾合理範疇。

四、 雇主對勞工因不從事競業行為所受損失有合理補償。

前項第四款所定合理補償，不包括勞工於工作期間所受領之給付。

違反第一項各款規定之一者，其約定無效。

離職後競業禁止之期間，最長不得逾 2 年。逾 2 年者，縮短為 2 年。

勞細 §7-1

（113 普生 50）

離職後競業禁止之約定，應以書面為之，且應詳細記載本法第 9 條之 1 第 1 項第 3 款及第 4 款規定之內容，並由雇主與勞工簽章，各執一份。

勞細 §7-2

（108 特師 47）（109 特生 49）（113 普生 50）

本法第 9-1 第 1 項第 3 款所為之約定未逾合理範疇，應符合下列規定：

一、 競業禁止之期間，不得逾越雇主欲保護之營業秘密或技術資訊之生命週期，且最長不得逾 2 年。

二、 競業禁止之區域，應以原雇主實際營業活動之範圍為限。

三、 競業禁止之職業活動範圍，應具體明確，且與勞工原職業活動範圍相同或類似。

四、 競業禁止之就業對象，應具體明確，並以與原雇主之營業活動相同或類似，且有競爭關係者為限。

勞細 §7-3

（107 普生 47）

本法第九條之一第一項第四款所定之合理補償，應就下列事項綜合考量：

一、 每月補償金額不低於勞工離職時一個月平均工資百分之 50。

二、 補償金額足以維持勞工離職後競業禁止期間之生活所需。

三、 補償金額與勞工遵守競業禁止之期間、區域、職業活動範圍及就業對象之範疇所受損失相當。

四、 其他與判斷補償基準合理性有關之事項。

前項合理補償，應約定離職後一次預為給付或按月給付。

第 10 條

定期契約屆滿後或不定期契約因故停止履行後，未滿 3 個月而訂定新約或繼續履行原約時，勞工前後工作年資，應合併計算。

🔲 法條解析

注意，《勞動基準法》的工作年資定義與勞工退休金條例的工作年資、勞工保險條例的保險年資定義彼此不同。

第 10-1 條 （雇主調動勞工工作之條件）

雇主調動勞工工作，不得違反勞動契約之約定，並應符合下列原則：

一、 基於企業經營上所必須，且不得有不當動機及目的。但法律另有規定者，從其規定。

二、 對勞工之工資及其他勞動條件，未作不利之變更。

三、 調動後工作為勞工體能及技術可勝任。

四、 調動工作地點過遠，雇主應予以必要之協助。

五、 考量勞工及其家庭之生活利益。

第 11 條 （雇主預告終止契約之條件）

（108 高師 47）

非有左列情事之一者，雇主不得預告勞工終止勞動契約：

一、 歇業或轉讓時。

二、 虧損或業務緊縮時。

三、 不可抗力暫停工作在一個月以上時。

四、 業務性質變更，有減少勞工之必要，又無適當工作可供安置時

五、 勞工對於所擔任之工作確不能勝任時。

第 14 條 （勞工不經預告終止契約）

（109 特生 42）

有下列情形之一者，勞工得不經預告終止契約：

一、 雇主於訂立勞動契約時為虛偽之意思表示，使勞工誤信而有受損害之虞者。

二、雇主、雇主家屬、雇主代理人對於勞工，實施暴行或有重大侮辱之行為者。

三、契約所訂之工作，對於勞工健康有危害之虞，經通知雇主改善而無效果者。

四、雇主、雇主代理人或其他勞工患有法定傳染病，對共同工作之勞工有傳染之虞，且重大危害其健康者。

五、雇主不依勞動契約給付工作報酬，或對於按件計酬之勞工不供給充分之工作者。

六、雇主違反勞動契約或勞工法令，致有損害勞工權益之虞者。

勞工依前項第一款、第六款規定終止契約者，應自知悉其情形之日起，30 日內為之。但雇主有前項第六款所定情形者，勞工得於知悉損害結果之日起，30 日內為之。

有第一項第二款或第四款情形，雇主已將該代理人間之契約終止，或患有法定傳染病者依衛生法規已接受治療時，勞工不得終止契約。

第十七條規定於本條（雇主）終止契約準用之

第 15 條　（勞工預告終止契約）

（109 普生 49）

特定性定期契約期限逾三年者，於屆滿三年後，勞工得終止契約。但應於 30 日前預告雇主。

不定期契約，勞工終止契約時，應準用第 16 條第 1 項規定期間預告雇主。

第 16 條　（雇主預告終止契約）

（107 普生 44）（109 普生 49）

雇主依第 11 條或第 13 條但書規定終止勞動契約者，其預告期間依左列各款之規定：

一、繼續工作三個月以上一年未滿者，於 10 日前預告之。

二、繼續工作一年以上三年未滿者，於 20 日前預告之。

三、繼續工作三年以上者，於 30 日前預告之。

勞工於接到前項預告後，為另謀工作得於工作時間請假外出。其請假時數，每星期不得超過 2 日之工作時間，請假期間之工資照給。

雇主未依第一項規定期間預告而終止契約者，應給付預告期間之工資。

第 19 條

（109 特生 42）

勞動契約終止時，勞工如請求發給服務證明書，雇主或其代理人不得拒絕。

EXAMPLE 👓

【練習題】

( ) 1. 下列選項何者有誤？　(A)定期契約與不定期契約，後者對勞工較有保障　(B)定期契約到期有繼續性工作應為不定期契約　(C)定期契約屆滿後雖經另訂新約，惟前後契約間斷期間未超過 30 日視為不定期契約　(D)定期契約屆滿後雖經另訂新約，惟前後勞動契約之工作期間超過 60 日視為不定期契約。

( ) 2. 勞工定期契約的工作樣態有四，下列選項何者有誤？　(A)臨時性工作其工作期間在 6 個月以內　(B)短期性工作其工作期間在 6 個月以內　(C)特定性工作其工作期間超過 9 個月者，應報請主管機關核備　(D)季節性工作其工作期間在 9 個月以內。

( ) 3. 雇主與勞工為離職後競業禁止之約定，下列何者有誤？　(A)雇主有應受保護之正當營業利益　(B)勞工擔任之職務無法接觸雇主之營業秘密　(C)離職後競業禁止之期間，最長不得逾 2 年　(D)對勞工競業禁止的合理補償，不包括勞工於工作期間所受領之給付。

( ) 4. 雇主與勞工簽訂離職後競業禁止的勞動契約，其期間、區域、職業活動之範圍及就業對象依法不得逾越合理範疇，下列即所謂的未逾合理範疇規定，下列何者有誤？　(A)其期間，不得逾越雇主欲保護之技術資訊之生命週期，且最長不得逾 2 年　(B)其區域，應以原雇主實際營業活動之範圍為限　(C)其職業活動範圍應具體明確，且與雇主原職業活動範圍相同或類似　(D)其就業對象應具體明確，並以與原雇主營業活動相同或類似，且有競爭關係。

( ) 5. 為調和雇主與離職勞工利益，競業禁止的效力應予充分實踐，下列何者敘述有誤？　(A)離職後競業禁止之約定，應以書面為之　(B)離職後競業禁止之期間，最長不得逾 5 年　(C)競業禁止之區域應以原雇主實際

營業活動之範圍為限　　(D)若有實質競爭行為，損害原雇主商業利益，縱在境外亦應包含在競業禁止內。

（　）6. 雇主與勞工為離職後競業禁止之約定，對勞工因不從事競業行為所受損失須有合理補償，下列何者的規定有誤？　　(A)合理補償，不包括勞工於工作期間所受領之給付　　(B)每月補償金額不低於勞工離職時一個月平均工資 70%　　(C)合理補償，應約定離職後一次預為給付或按月給付　　(D)其補償金額應足以維持勞工離職後競業禁止期間之生活所需。

（　）7. 雇主要預告勞工終止勞動契約必須符合《勞動基準法》第 11 條規定，下列哪一項不在規定之中？　　(A)勞工對於所擔任之工作確不能勝任時　　(B)虧損或業務緊縮時　　(C)公司重整或工廠機器歲修時　　(D)不可抗力暫停工作在一個月以上時。

（　）8. 雇主依《勞動基準法》第 11 條預告終止勞工勞動契約；或是不定期契約，勞工預告雇主終止勞動契約，其預告期間規定，繼續工作 3 年以上者，必須於幾日前預告？　　(A)10 日前　　(B)20 日前　　(C)30 日前　　(D)2 個月前。

（　）9. 對於勞工工作的調動規定，下列敘述何者錯誤？　　(A)雇主可以調動勞工工作，但不得違反勞動契約之約定　　(B)調動工作地點不可以過遠，過遠，雇主調動無效　　(C)對勞工之工資及其他勞動條件，未作不利之變更　　(D)調動後工作為勞工體能及技術可勝任。

📖 解答及解析

1.(D)	2.(C)	3.(B)	4.(C)	5.(B)	6.(B)	7.(C)	8.(C)	9.(B)	

1. (D)勞§9，90 日。

2. (C)勞細§6，工作期間超過 1 年。

3. (B)勞§9-1，勞工擔任之職位或職務，能接觸或使用雇主之營業秘密為限。

4. (C)勞§9-1、勞細§7-2，其職業活動範圍應具體明確，且與勞工原職業活動範圍相同或類似。

5. (B)勞§9-1，最長不得逾 2 年。(A)勞細§7-1。(C)勞細§7-2。(D)勞動關 2 字第 1060125770 號。

6. (B)勞細§7-3，一個月平均工資 50%。(A)勞§9-1。(C)、(D)勞細§7-3。

7. (C)勞§11。

8. (C)勞§15、16。

9. (B)勞§10-1，調動工作地點過遠，雇主應予以必要之協助。

第三章　工　資

第 21 條

工資由勞雇雙方議定之。但不得低於基本工資。⋯⋯

🔖 法條解析

　　基本工資 112 年月薪 26,400 元，時薪 176 元。自 113 年 1 月 1 日起，月薪調整至 27,470 元，時薪調整至 183 元。

勞細§11

本法第 21 條所稱基本工資，指勞工在正常工作時間內所得之報酬。不包括延長工作時間之工資與休息日、休假日及例假工作加給之工資。

第 24 條

（109 高師 47）

雇主延長勞工工作時間者，其延長工作時間之工資，依下列標準加給：

一、延長工作時間在 2 小時以內者，按平日每小時工資額加給 1/3 以上。

二、再延長工作時間在 2 小時以內者，按平日每小時工資額加給 2/3 以上。

三、依第 32 條第 4 項規定，延長工作時間者，按平日每小時工資額加倍發給。

雇主使勞工於第 36 條所定休息日工作，工作時間在 2 小時以內者，其工資按平日每小時工資額另再加給 1 又 1/3 以上；

工作 2 小時後再繼續工作者，按平日每小時工資額另再加給 1 又 2/3 以上[1]

---

[1]　例如：2021.05.01（週六）勞動節，為國定假日，勞工應放假。假設 1，若徵得勞工同意於該休假日出勤，工資應依法加倍發給。假設 2，若該休假日適逢勞工的例假或休息日，應給予其他工作日補休，補假當天性質為國定假日（勞雇雙方如約定於 4 月 30 日補假）。

🔲 法條解析

舉例：24000 元／月薪，24000÷30 日÷8 小時=平日工資，100 元／時。

平日上班 1~8 小時，給付 1 天工資[2]。

▶**平日（加班工資）**

平日加班 2 小時內（第 9、10 小時） （勞§32 I 徵得同意）	每小時工資加給 1/3（1.34 倍）以上， 134 元以上／時。
加班再延長到第 11、12 小時 （勞§32 I 徵得同意）	每小時工資加給 2/3（1.67 倍）以上， 167 元以上／時。
若是因天災、事變或突發事件延長工作（勞§32 IV），每小時工資加倍發給，200 元／時 （勞§24）	

▶**休息日（加班工資）**

工作時間在 2 小時內（第 1、2 小時） （勞§24 徵得同意）	每小時工資加給 1 又 1/3（1.34 倍）以上， 134 元以上／時。
工作 2 小時後再繼續工作者（第 3 小時之後）（勞§24 徵得同意）	每小時工資加給 1 又 2/3（1.67 倍）以上， 167 元以上／時。
勞§32 IV、40，因天災、事變或突發事件再延長，每小時工資加倍發給，200 元/時。 雇主並應於事後給勞工補假休息。	

假設月薪為新臺幣（下同）24,000 元的勞工（以 24,000 元÷30 日÷8 小時，推算平日每小時工資額為 100 元），於 5 月 1 日（休息日）及 4 月 30 日（國定假日）出勤，工資計算如下：

A：如於 5 月 1 日休息日出勤 8 小時，雇主應於原月薪之外，另再加給 1,270 元（計算公式：100 元×2 小時×4/3=268　100 元×6 小時×5/3=1,002　268+1002=1,270）。

B：如於 4 月 30 日國定假日出勤，出勤 8 小時以內者，雇主應於原月薪之外，另再加給 1 日之工資即 800 元（計算公式：24,000÷30=800）。

惟雇主如徵得勞工同意將休假日（週四）調移於工作日（週一），調移後之原休假日（紀念節日之當日）已成為工作日，勞工於該日出勤工作，不生加倍發給工資問題。（勞動部，造訪日 2020.12.22。https://www.mol.gov.tw/service/19851/19852/19861/14865/）。

依《勞動基準法施行細則》第 20 條之 1 規定，本法所稱雇主延長勞工工作之時間，指每日工作時間超過 8 小時或每週工作總時數超過 40 小時之部分。但依本法第 30 條第 2 項、第 3 項或第 30 條之 1 第 1 項第 1 款變更工作時間者，指超過變更後工作時間之部分。

[2] 休息日、例假日、國定假日，在家休息也給一天工資。勞§39：第 36 條所定之例假、休息日、第 37 條所定之休假及第 38 條所定之特別休假，工資應由雇主照給。

▶ **例假日[3]（加班工資）**

加班 8 小時內	均給一日工資，800 元。
加班第 9~12 小時，	工資加倍發給，200 元／時。

例假日只有因天災、事變或突發事件才能要求加班。（勞 §40）

雇主並應於事後給勞工補假休息。

若是雇主違法要求加班，除薪資正常發給外，雇主仍會受主管機關裁罰。

▶ **國定假日、特別休假**

國定假日、特別休假加班（必須徵得勞工同意）（勞 §39）

加班 8 小時內	均給一日工資，800 元。
加班第 9~12 小時，	工資加倍發給，200 元／時。

因天災、事變或突發事件要求勞工停止假期加班工作。其加班之工資，應加倍發給。

雇主並應於事後給勞工補假休息。（勞 §40）

　　勞 §39，雇主如徵得勞工同意於休假日工作者，工資應加倍發給。

　　勞 §40，因天災、事變或突發事件，雇主認有繼續工作之必要時，得停止第 36~38 條所定勞工之假期。但停止假期之工資，應加倍發給，並應於事後補假休息。　所稱加倍發給，係指假日當日工資照給外，再加發 1 日工資。

第 26 條

雇主不得預扣勞工工資作為違約金或賠償費用。

第 29 條

（109 特生 42）

事業單位於營業年度終了結算，如有盈餘，除繳納稅捐、彌補虧損及提列股息、公積金外，對於全年工作並無過失之勞工，應給與[4]獎金或分配紅利。

---

[3] 勞工的休息日與例假日不一定是週六與週日。

[4] 台灣高等法院台中分院 97 年度勞上易字第 42 號判例: 雇主縱未分配紅利，或就分配紅利部分，另規定領取之條件，尚難認違反上開《勞動基準法》第 29 條規定。因紅利、獎金均係雇主單方之給付，具有勉勵、恩惠性質之給與，並非為勞工之工作給付之對價（《勞動基準法施行細則》第 10 條第 1 款、第 2 款規定參照）。

【練習題】

EXAMPLE ᴗᴗ

( )1. 勞動基準法對勞工權益的保障，下列何者正確？ (A)勞資關係不睦，於勞動契約終止時，勞工請求發給服務證明書，雇主可以拒絕 (B)雇主違反勞動契約，不論有無損害勞工權益，勞工得不經預告終止契約 (C)所稱基本工資，不包括延長工作時間之工資、休息日及例假工作加給之工資 (D)事業單位於營業年度終了結算，不論有無盈餘，對於全年工作並無過失之勞工，應給與獎金或紅利。

( )2. 勞動契約可以約定的事項中，不包含下列何者？ (A)資遣費、退休金、其他津貼及獎金 (B)工作開始與終止之時間、休假、輪班制之換班 (C)雇主得規定預扣勞工工資作為違約金或賠償費用 (D)工資之議定、調整、計算、結算、給付之日期及方法。

( )3. 勞工加班工資，下列何者敘述有誤？ (A)例假日只有因天災、事變或突發事件才能要求加班 (B)國定假日加班 8 小時內，不論加班幾小時都算 8 小時 (C)平日加班 2 小時內（第 9、10 小時），每小時工資加給 2/3（1.67 倍）以上 (D)例假日若是雇主違法要求加班，除薪資正常發給外，雇主仍會受主管機關裁罰。

( )4. 基本工資自 113 年 1 月 1 日起，月薪調整至幾元？ (A)24,000 (B)25,250 (C) 27,470 (D)28,000。

📖 解答及解析

1.(C)	2.(C)	3.(C)	4.(C)							

1. (C)勞細§11。(A)勞§19，勞工如請求發給服務證明書，雇主或其代理人不得拒絕。(B)勞§14Ⅰ⑥，不論有無損害勞工權益→致有損害勞工權益之虞者。(D)勞§29，不論有無盈餘→如有盈餘。

2. (C)勞§26。(A)、(B)、(D)勞細§7。

3. (C)勞§24，每小時工資加給 2/3（1.67 倍）以上→每小時工資加給 1/3（1.34 倍）以上。(A)勞§40。

第四章 工作時間、休息、休假

第 30 條（每日暨每週之工作時數）

（106 高師花東 50）

勞工正常工作時間，每日不得超過 8 小時，每週不得超過 40 小時。

前項正常工作時間，雇主經工會同意，如事業單位無工會者，經勞資會議同意後，得將其「2 週內」2 日之正常工作時數，分配於其他工作日。其分配於其他工作日之時數，每日不得超過 2 小時。但每週工作總時數不得超過 48 小時。

第一項正常工作時間，雇主經工會同意，如事業單位無工會者，經勞資會議同意後，得將「8 週內」之正常工作時數加以分配。但每日正常工作時間不得超過 8 小時，每週工作總時數不得超過 48 小時。

前二項規定，僅適用於經「中央主管機關指定」之行業。

雇主應置備勞工出勤紀錄，並保存 5 年。……

法條解析

2 週變形工時，屬於正常工作時間，僅為工時的挪移，正常總工時並不可增加。

8 週變形工時，屬於正常工作時間，適用於需 24 小時輪班的行業（如鋼鐵、石化、營造…等行業）

第 30-1 條（工作時間變更原則）

（106 高師花東 50）

中央主管機關指定之行業，雇主經工會同意，如事業單位無工會者，經勞資會議同意後，其工作時間得依下列原則變更：

一、「4 週內」正常工作時數分配於其他工作日之時數，每日不得超過 2 小時，不受前條第二項至第四項規定之限制。

二、當日正常工作時間達 10 小時者，其延長之工作時間不得超過 2 小時。……

法條解析

4 週變形工時，屬於「正常工作時間」。適用於服務業（例如：銀行、餐飲、賣場…等行業）

※第 30-1 條僅適用「中央主管機關指定」之行業

▌正常工作時間

	工作時間			適用行業
	每日不得超過 8 小時	每週不得超過 40 小時		
2 週內（時數）	2 日之正常工作時數，分配於其他工作日	分配於其他工作日之時數，每日不得超過 2 小時	每週工作總時數不得超過 48 小時	僅適用於經中央主管機關指定之行業
8 週內（天數）	正常工作時數加以分配	每日正常工作時間不得超過 8 小時	每週工作總時數不得超過 48 小時	僅適用於經中央主管機關指定之行業
4 週內（時數）	正常工作時數分配於其他工作日之時數	每日不得超過 2 小時	不受前條第二項至第四項規定之限制	中央主管機關指定之行業

勞細 §22-3：本法…例假，以每 7 日為一週期…。雇主…，不得使勞工連續工作逾 6 日。

▌正常工作時間以外再工作，總量管制態樣有三：

平日時，因天災、事變或突發事件，雇主有使勞工在正常工作時間以外工作之必要者，得將工作時間延長之	延長勞工之工作時間連同正常工作時間，1 日不得超過 12 小時		
延長勞工之工作時間連同正常工作時間	1 日不得超過 12 小時	延長之工作時間，1 個月不得超過 46 小時	
		再延長之工作時間，1 個月不得超過 54 小時	再延長之工作時間，每 3 個月不得超過 138 小時

勞細 §22-3：本法…例假，以每 7 日為一週期…。雇主…，不得使勞工連續工作逾 6 日。

《勞動基準法》所訂的雇主延長勞工工作之時間態樣有五：（勞細§20-1）

1. 勞§30Ⅰ，每日工作時間超過 8 小時，或每週工作總時數超過 40 小時之部分

2. 勞§30Ⅱ，超過 2 週變形工時後工作時間的部分。

3. 勞§30Ⅲ，超過 8 週變形工時後工作時間的部分。

4. 勞§30-1Ⅰ，超過 4 週變形工時後工作時間的部分。

5. 勞§36，休息日工作之時間。

第 32 條 （雇主延長工作時間之限制、總量管制及程序）

（106 高師花東 50）

雇主有使勞工在正常工作時間以外工作之必要者，雇主經工會同意，如事業單位無工會者，經勞資會議同意後，得將工作時間延長之。

前項雇主延長勞工之工作時間連同正常工作時間，1 日不得超過 12 小時；延長之工作時間，1 個月不得超過 46 小時，但雇主經工會同意，如事業單位無工會者，經勞資會議同意後，延長之工作時間，1 個月不得超過 54 小時[5]，每 3 個月不得超過 138 小時。

雇主僱用勞工人數在 30 人以上，依前項但書規定延長勞工工作時間者，應報當地主管機關備查。

因天災、事變或突發事件，雇主有使勞工在正常工作時間以外工作之必要者，得將工作時間延長之。但應於延長開始後 24 小時內通知工會；無工會組織者，應報當地主管機關備查。延長之工作時間，雇主應於事後補給勞工以適當之休息。……

第 34 條

勞工工作採輪班制者，其工作班次，每週更換 1 次。但經勞工同意者不在此限。

依前項更換班次時，至少應有連續 11 小時之休息時間。但因工作特性或特殊原因，……得變更休息時間不少於連續 8 小時。

---

[5] 勞工正常工作時間，每日不得超過 8 小時，每週不得超過 40 小時。另雇主徵得勞工同意得延長工作時間，其連同正常工時每日不得超過 12 小時，每月延長工作時間總時數不得超過 46 小時，但如遇天災、事變或突發事件有例外規定。另，雇主經工會同意，如事業單位無工會者，經勞資會議同意後，延長工作時間得採 3 個月總量管控，但 1 個月不得超過 54 小時，每 3 個月不得超過 138 小時。

第 35 條

勞工繼續工作 4 小時，至少應有 30 分鐘之休息。但實行輪班制或其工作有連續性或緊急性者，雇主得在工作時間內，另行調配其休息時間。

第 36 條（例假及休息日）

（106 高師花東 50）

勞工每 7 日中應有 2 日之休息，其中 1 日為例假[6]，1 日為休息日。

雇主有下列情形之一，不受前項規定之限制：

一、 依第三十條第二項規定變更正常工作時間者，勞工每七日中至少應有一日之例假，每 2 週內之例假及休息日至少應有 4 日。

二、 依第三十條第三項規定變更正常工作時間者，勞工每七日中至少應有一日之例假，每 8 週內之例假及休息日至少應有 16 日。

三、 依第三十條之一規定變更正常工作時間者，勞工每 2 週內至少應有 2 日之例假，每 4 週內之例假及休息日至少應有 8 日。

雇主使勞工於休息日工作之時間，計入第 32 條第 2 項所定延長工作時間總數。但因天災、事變或突發事件，雇主有使勞工於休息日工作之必要者，其工作時數不受第 32 條第 2 項規定之限制。

經中央目的事業主管機關同意，且經中央主管機關指定之行業，雇主得將第 1 項、第 2 項第 1 款及第 2 款所定之例假，於每七日之週期內調整之。

前項所定例假之調整，應經工會同意，如事業單位無工會者，經勞資會議同意後，始得為之。雇主僱用勞工人數在 30 人以上者，應報當地主管機關備查。

🖹 法條解析

中央主管機關指定之行業：指定《勞動基準法》第 36 條第 4 項行業，勞動條 3 字第 1080130098 號

1. 時間特殊，配合節日，例如：汽車客運業。

2. 地點特殊，工作地點特殊如偏遠地區，例如：水電燃氣業。

---

[6] 勞委會 82 年 7 月 24 日臺（八十二）勞動二字第三九八〇五號函也表示：「查勞動基準法第三十六條規定，勞工每七日中至少應有一日之休息，作為例假。並未限定工作場所全體勞工皆應於同一日休息。故雇主可採輪流安排勞工例假之方式以維持業務正常運作。」是故其中休息日、例假日可自行約定，並非限定要於六、日放假。另立法理由：例假僅限因天災、事變或突發事件等特殊原因始得出勤。

3. 性質特殊，勞工於國外，例如：旅行業。

4. 狀況特殊，畜禽產銷調節，例如：屠宰業。

勞細 § 22-3

本法第 36 條第 1 項、第 2 項第 1 款及第 2 款所定之例假，以每 7 日為一週期，依曆計算。雇主除依同條第 4 項及第 5 項規定調整者外，不得使勞工連續工作逾 6 日。

第 37 條

內政部所定應放假之紀念日、節日、勞動節及其他中央主管機關指定應放假日，均應休假[7]。

🗒 法條解析

勞 § 39，雇主如徵得勞工同意於休假日工作者，工資應加倍發給。

第 38 條

（108 普生 46）（109 特生 45）（109 高師 49）

勞工在同一雇主或事業單位，繼續工作滿一定期間者，應依下列規定給予特別休假：

一、6 個月以上 1 年未滿者，3 日。　　二、1 年以上 2 年未滿者，7 日。

三、2 年以上 3 年未滿者，10 日。　　四、3 年以上 5 年未滿者，每年 14 日。

五、5 年以上 10 年未滿者，每年 15 日。

六、10 年以上者，每 1 年加給 1 日，加至 30 日為止。（第 24 年，30 日）

　　……

第 39 條

第 36 條所定之例假、休息日、第 37 條所定之休假及第 38 條所定之特別休假，工資應由雇主照給。雇主經徵得勞工同意於休假日工作者，工資應加倍發給。因季節性關係有趕工必要，經勞工或工會同意照常工作者，亦同。

---

[7] 惟雇主如徵得勞工同意將休假日調移於工作日，調移後之原休假日（紀念節日之當日）已成為工作日，勞工於該日出勤工作，不生加倍發給工資問題。

法條解析

勞細§24-3，本法第 39 條所定休假日，為本法第 37 條所定休假及第 38 條所定特別休假。工資應加倍發給，所稱加倍發給，係指假日當日工資照給外，再加發 1 日工資。

第 40 條

因天災、事變或突發事件，雇主認有繼續工作之必要時，得停止第 36 條至第 38 條所定勞工之假期。但停止假期之工資，應加倍發給，並應於事後補假休息。

前項停止勞工假期，應於事後 24 小時內，詳述理由，報請當地主管機關核備。

法條解析

沒有天災、事變或突發事件，雇主不得使勞工於「例假日」出勤，若因前揭原因有使勞工出勤者，該日應加倍給薪，並應給予勞工事後補假休息。

EXAMPLE 👓

【練習題】

（　　）1. 下列何者不是雇主延長勞工工作時間的態樣？　(A)休息日工作之時間　(B)例假日工作之時間　(C)每週工作總時數超過 40 小時之部分　(D)《勞動基準法》第 30 條第 2 項，超過 2 週變形工時後工作時間的部分。

（　　）2. 今有一勞工在同一雇主處，繼續工作滿 4 年，一年中依規定應給予特別休假幾日？　(A)10 日　(B)14 日　(C)15 日　(D)20 日。

（　　）3. 今有一勞工在同一個事業單位繼續工作滿 14 年，一年中依規定應給予特別休假幾日？　(A)14 日　(B)15 日　(C)20 日　(D)22 日。

（　　）4. 下列何者加班不在工資加倍的選項中？　(A)雇主徵得勞工同意於休息日工作　(B)因天災勞工於例假日工作　(C)雇主徵得勞工同意於所定應放假之節日工作　(D)雇主徵得勞工同意於特別休假日工作。

📖 解答及解析

1.(B)	2.(B)	3.(C)	4.(A)						

1. (B)例假日不在勞細§20-1，雇主延長勞工工作時間態樣之內。

2.3.參見勞§38。

4. 勞§39、40，勞細§24-3，本法第 39 條所定休假日，為本法第 37 條所定休假及第 38 條所定特別休假。

第五章　童工、女工

第 44 條

（109 高師 48）

十五歲以上未滿十六歲之受僱從事工作者，為童工。

童工及十六歲以上未滿十八歲之人，不得從事危險性或有害性之工作。

第 49 條

雇主不得使女工於午後 10 時至翌晨 6 時之時間內工作。

……

第一項規定，於因天災、事變或突發事件，雇主必須使女工於午後 10 時至翌晨 6 時之時間內工作時，不適用之。……

第 50 條

女工分娩前後，應停止工作，給予產假 8 星期；妊娠三個月以上流產者，應停止工作，給予產假 4 星期。

前項女工受僱工作在六個月以上者，停止工作期間工資照給；未滿六個月者減半發給。

第六章　退休

第 53 條

勞工有下列情形之一，得自請退休：

一、工作 15 年以上年滿 55 歲者。

二、工作 25 年以上者。

三、工作 10 年以上年滿 60 歲者。

第 54 條

勞工非有下列情形之一，雇主不得強制其退休：

一、年滿 65 歲者。

二、身心障礙不堪勝任工作者。……

前項第一款所規定的年齡，得由勞雇雙方協商延後之；……

🏛 法條解析

本條條文規定如果雇主強制勞工退休，必須符合勞工年滿 65 歲的規定。亦即，縱使勞工已滿 65 歲，雇主不想要勞工退休，勞工仍可繼續工作。另外一提，勞動基準法並無「屆齡退休」一詞。

第 55 條

勞工退休金之給與標準如下：

一、按其工作年資，每滿 1 年給與 2 個基數。但超過 15 年之工作年資，每滿 1 年給與 1 個基數，最高總數以 45 個基數為限。未滿半年者以半年計；滿半年者以一年計。……

🏛 法條解析

第 53、55、56 條規定的退休與退休金是《勞動基準法》的，俗稱舊制。民國 94 年 7 月 1 日施行的《勞工退休金條例》裡的退休金，俗稱新制。94 年 7 月之後才加入勞工行列，或是之前就在工作，但推行新制後選擇新制，都適用新制。其餘，才適用舊制。

第 56 條

雇主應依勞工每月薪資總額 2~15%範圍內，按月提撥勞工退休準備金，專戶存儲，並不得作為讓與、扣押、抵銷或擔保之標的；其提撥之比率、程序及管理等事項之辦法，由中央主管機關擬訂，報請行政院核定之。……

第 58 條

勞工請領退休金之權利，自退休之次月起，因 5 年間不行使而消滅。……

【練習題】

（　）1. 為保護勞工，女工分娩前後應停止工作，給予產假多少時日？　(A)8 週　(B)2 個月　(C)12 週　(D)4 週。

（　）2. 下列選項何者有誤？　(A)十六歲之受僱從事工作者，為童工　(B)勞工年滿 65 歲，雇主得強制其退休　(C)雇主不得使女工於午後 10 時至翌晨 4 時之時間內工作　(D)女工受僱工作在六個月以上者，產假停止工作期間工資照給。

📖 解答及解析

1.(A)	2.(A)									

1. 勞§50。

2. (A)勞§44，未滿 16 歲之受僱從事工作者，為童工。(B)勞§54。(C)勞§49，雇主不得使女工於午後 10 時至翌晨 6 時之時間內工作。午後 10 時至翌晨 4 時在法規定內，選項無誤。(D)勞§50。

第七章　職業災害補償（略）

第八章　技術生（略）

第九章　工作規則

第 70 條

（108 特生 37）

雇主僱用勞工人數在 30 人以上者，應依其事業性質，就左列事項訂立工作規則，報請主管機關核備後並公開揭示之：……

第十章 監督與檢查

第 74 條

（109 普生 48）

勞工發現事業單位違反本法及其他勞工法令規定時，得向雇主、主管機關或檢查機構申訴。

雇主不得因勞工為前項申訴，而予以解僱、降調、減薪、損害其依法令、契約或習慣上所應享有之權益，或其他不利之處分。

雇主為前項行為之一者，無效。

主管機關或檢查機構於接獲第一項申訴後，應為必要之調查，並於 60 日內將處理情形，以書面通知勞工。……

第十一章 罰 則

第 79 條

（109 普生 48）

……違反第……第 70 條或第 74 條第 2 項規定者，處新臺幣 2 萬元以上 30 萬元以下罰鍰。……

EXAMPLE 👓

【練習題】

（　）1. 勞工發現事業單位違反勞動法令時得提出申訴的規定，下列敘述何者錯誤？　(A)勞工得向主管機關、檢查機構申訴之外，也包含雇主　(B)雇主對申訴員工作出不利之處分，應受 2~30 萬元之罰鍰　(C)所指法令以勞動基準法為限，其他相關勞工法令排除適用　(D)雇主不得因勞工為前述申訴，而損害其依契約或習慣上所應享有之權益。

（　）2. 依《勞動基準法》第 74 條第 7 項勞工申訴之規定，下列何者錯誤？(A)檢舉人檢舉除書面外，尚可用電子郵件及傳真　(B)受理檢舉機關對檢舉案件未具名者得不予處理　(C)檢舉人可以是違反法令之事業單位內部勞工以外的人　(D)檢舉人檢舉違反勞動基準法規定之案件，限定採書面受理。

📖 解答及解析

1.(C)	2.(D)								

1. (C)勞§74，包含其他勞工法令。(B)勞§79。

2. (D)除書面受理，包含言詞受理。《勞動基準法》檢舉案件保密及處理辦法：§2、3、4。

5-2 《勞工職業災害保險及保護法》摘要

由於《勞工職業災害保險及保護法》（以下簡稱，災保法）是新訂，民國111年5月1日施行，旨在保護勞工，所以被編輯進來。

先前勞工在職場工作受到傷害，其救濟來自《勞工保險條例》，《勞工保險條例》保險方向分為普通事故保險與職業災害保險。新法的職業災害保險從《勞工保險條例》中抽離，獨立成法。

第 1 條

為保障遭遇職業災害勞工及其家屬之生活，加強職業災害預防及職業災害勞工重建，以促進社會安全，特制定本法。

🗒 法條解析

本法所稱勞工除受僱勞工外，並包含無一定雇主或自營作業之職業工會或漁會甲類會員、於登記有案之職業訓練機構接受訓練者、實際從事勞動之人員等。

第 2 條

本法所稱主管機關：在中央為勞動部；在直轄市為直轄市政府；在縣（市）為縣（市）政府。

🗒 法條解析

本法主軸分為四個方向：擴大勞工納保範圍、月投保薪資的提升、職災給付金額的提高、職業災害預防及重建。

一、擴大勞工納保範圍

參加保險對象幾乎涵蓋所有勞工，依據下列條文：

第 6 條

※以下為整理後的法條內容。

（一）勞工納保範圍

1. 年滿 15 歲以上的勞工。

2. 未滿 15 歲受雇從事工作者。

3. 技術生、養成工、見習生、建教生。

（二）雇主定義範圍

1. 領有執業執照的雇主（例如：負責驗光人員）。

2. 依法已辦理登記的雇主（例如：眼鏡公司、商號）。

3. 設有稅籍的雇主（依法辦理稅籍登記者）。

4. 依法領有聘僱許可的雇主（例如：申請外籍看護工）。

5. 政府機關（構）、行政法人、公私立學校。

職業災害保險範圍尚包括已領取勞工保險老年給付之勞工，或超過 65 歲且已領取其他社會保險養老給付者，他們再次重返職場仍會面臨意外職業災害風險，為此取消保險年齡上限，將高齡工作者納入保障範圍。

第 7 條

無一定雇主或自營作業而參加職業工會會員或漁會之甲類會員。

第 8 條

年滿 15 歲以上，於政府登記有案之職業訓練機構或受政府委託辦理職業訓練之單位接受訓練者。

第 9 條

準用災保法參加保險的人員，含上述規定以外雇主的員工，與實際從事勞動的雇主。

🔖 法條解析

雇主無論僱用多少員工都必須為員工加保職災，不受員工必須 5 人以上的限制，員工中也包括外國籍人員。此外，職災保險的效力從勞工到職日起算，倘若雇主沒來得及在員工上班伊始幫員工加保，員工發生職災，同樣可以請領保險給付。（災保法§13）

二、月投保薪資的提升

（一）下限的提升，最低月投保薪資提升到基本工資，目前 26,400 元[8]。

（二）上限的提升，最高月投保薪資由 45,800 元提升到 72,800 元。

前述依據災保法§17 訂定的勞工職業災害保險投保薪資分級表。

保險費負擔的部分，受僱勞工的保險費用由雇主全額負擔，勞工若是從職業工會加保，自付保費部分 60%，政府補助 40%。（災保法§19）

三、職災給付金額的提高

由於平均月投保薪資的提升，相對的，職災給付金額也跟著提高。

（一）傷病給付，前 2 個月可領取投保薪資 100%，第 3 個月後可領 70%，最多可領取 2 年。（災保法§42）

（二）失能給付，完全失能可領取投保薪資 70%、嚴重失能 50%、部分失能 20%。（災保法§43）

（三）死亡給付，遺屬年金，按投保薪資 50%，或不符合年金領取，可一次領取平均月投保薪資 40 個月。（災保法§51）

---

[8] 民國 113 年基本工資調整到 27,470 元。

此外，尚有醫療給付與失蹤給付。

四、職業災害預防及重建

辦理職業災害預防、預防職業病健康檢查。（災保法§62）

雇主協助勞工擬定復工計畫，恢復原工作，或按其健康狀況及能力安置適當工作。（災保法§62）

5-3　《醫事人員人事條例》（暨施行細則）摘要 👁

※　《醫事人員人事條例》於 88 年 7 月 15 日頒布施行；最新修正公布於 95 年 5 月 17 日。

《醫事人員人事條例施行細則》於 89 年 1 月 28 日頒布施行；最新修正公布於 107 年 6 月 26 日。

第 2 條

（108 年特生 39）

本條例所稱醫事人員，指依法領有專門職業證書之醫師、中醫師、牙醫師、藥師、醫事檢驗師、護理師、助產師、營養師、物理治療師、職能治療師、醫事放射師、臨床心理師、諮商心理師、呼吸治療師、藥劑生、醫事檢驗生、護士、助產士、物理治療生、職能治療生、醫事放射士及其他經中央衛生主管機關核發醫事專門職業證書，並擔任公立醫療機構、政府機關或公立學校（以下簡稱各機關）組織法規所定醫事職務之人員。

各機關適用本條例職務一覽表，由考試院會同行政院定之。

第 3 條

（107 高師 49）（107 特生 39）（109 特師 50）

前條各類醫事人員依各該醫事法規規定分為師級及士（生）級，師級人員並再分為師（一）級、師（二）級與師（三）級，以師（一）級為最高級。

各機關醫事職務之員額及級別，應依其職責程度及所需專業知能，列入組織法規或編制表內。

各機關師級醫事職務級別、員額之配置準則，由考試院會同行政院定之。

第 5 條

（109 高師 50）

各機關遴用新進醫事人員，除下列人員外，應依公務人員陞遷法之外補程序規定，就具有任用資格人員以公開競爭方式甄選之：

一、考試及格分發任用者。

二、政府機關培育之醫事公費生經分發履行服務義務者。

三、依本條例任用之各機關首長、副首長及一級單位主管。

第 6 條

（107 特生 39）（110 普生 49）

醫事人員初任各級職務，先予試用 6 個月。試用期滿成績及格者，以醫事人員任用；成績不及格者，停止試用，並予解職。但曾在各機關或各類醫事人員依其醫事專門職業法律得執業之機構擔任與其所擬任職務之性質相近程度相當或任低一級職務之經歷 6 個月以上者，免予試用。

前項試用人員不得兼任各級主管職務。

第 7 條

（108 特師 49）（108 高師 48）

具有下列情形之一者，依所領有師級醫事專門職業證書，取得各該類別醫事職務師（二）級醫事人員任用資格：

一、已達師（二）級最低俸級，並具備相關之學歷、經歷及專業訓練者。

二、領有中央衛生主管機關核發之師類醫事專門職業證書後，實際從 4 年以上相關專業工作，並符合前款學歷、經歷及專業訓練規定者。

具有下列情形之一者，依所領有師級醫事專門職業證書，取得各該類別醫事職務師（一）級醫事人員任用資格：

一、已達師（一）級最低俸級，並具備相關之學歷、經歷及專業訓練者。

二、領有中央衛生主管機關核發之師類醫事專門職業證書後，實際從事 12 年以上相關專業工作，並符合前款學歷、經歷及專業訓練規定者。

前二項所稱學歷、經歷、專業訓練及相關專業工作，應於施行細則中明定之。

施行細則第 3 條

（107 特生 38）

本條例第七條第一項規定取得師（二）級醫事人員任用資格，應具備下列學歷、經歷及專業訓練：

一、 具下列各目學歷、經歷之一者：

（一） 在教育部認可之國內大學或得以採認之國外大學相關醫事之研究所畢業得有博士學位後，實際從事相關專業工作 1 年以上。

（二） 在教育部認可之國內大學或得以採認之國外大學相關醫事之研究所畢業得有碩士學位後，實際從事相關專業工作 3 年以上。

（三） 在教育部認可之國內大學或得以採認之國外大學相關醫事系組畢業得有學士學位後，實際從事相關專業工作 5 年以上。

（四） 在教育部認可之國內專科學校或得以採認之國外專科學校相關醫事科畢業後，實際從事相關專業工作 6 年以上。

二、 領有相關師級醫事專門職業證書並實際從事相關醫事工作後，所受與擬任各該類別醫事職務相當之下列專業訓練之一者：

（一） 最近六年接受教育部認可之國內專科以上學校或得以採認之國外大學、教學醫院、醫事學（公、協）會或衛生主管機關辦理之醫事專業課程訓練結業，累計時數達九十小時以上，或最近十年修習相當於碩、博士之醫事專業研究課程五學分以上。

（二） 領有中央衛生主管機關核發之專科醫師證書、專科護理師證書後，接受繼續教育經核准展延或更新證書效期，且仍在效期內。

施行細則第 4 條

（110 高師 49）

本條例第七條第二項規定取得師（一）級醫事人員任用資格，應具備下列學歷、經歷及專業訓練：

一、具下列各目學歷、經歷之一者：

（一） 在教育部認可之國內大學或得以採認之國外大學相關醫事之研究所畢業得有博士學位後，實際從事相關專業工作 7 年以上。

（二） 在教育部認可之國內大學或得以採認之國外大學相關醫事之研究所畢業得有碩士學位後，實際從事相關專業工作 9 年以上。

（三） 在教育部認可之國內大學或得以採認之國外大學相關醫事系組畢業得有學士學位後，實際從事相關專業工作 11 年以上。

（四） 在教育部認可之國內專科學校或得以採認之國外專科學校相關醫事科畢業後，實際從事相關專業工作 12 年以上。

二、 領有相關師級醫事專門職業證書並實際從事相關醫事工作後，所受與擬任各該類別醫事職務相當之下列專業訓練之一者：

（一）最近六年接受教育部認可之國內專科以上學校或得以採認之國外大學、教學醫院、醫事學（公、協）會或衛生主管機關辦理之醫事專業課程訓練結業，累計時數達一百八十小時以上，或最近十年修習相當於碩、博士之醫事專業研究課程十學分以上。

（二）領有中央衛生主管機關核發之專科醫師證書、專科護理師證書後，接受繼續教育經核准展延或更新證書效期，且仍在效期內。

第 8 條

（107 普生 49）

醫事人員除聘用住院醫師外，經依規定先派代理後，應送請銓敘部銓敘審定，經銓敘審定不合格者，應即停止其代理。

EXAMPLE 👓

【練習題】

（ 　）1. 各機關師級醫事職務級別、員額之配置準則，由何院定之？ 　(A)考試院會同行政院 　(B)考試院 　(C)立法院 　(D)立法院會同考試院。

（ 　）2. 醫事人員初任各級職務，先予試用幾個月？ 　(A)3 個月 　(B)6 個月 (C)12 個月 　(D)以上皆非。

📖 解答及解析

1.(A)	2.(B)								

1. (A)《醫事人員人事條例》第 3 條。

2. (B)《醫事人員人事條例》第 6 條。

5-4 《專門職業及技術人員高等暨普通考試驗光人員考試規則》摘要

※ 《專門職業及技術人員高等暨普通考試驗光人員考試規則》於 105 年 10 月 14 日頒布施行；最新修正公布於 112 年 7 月 20 日。

第 3 條

本考試每年或間年舉行一次。但驗光生考試得視實際情況暫停辦理。

第 5 條

（111 高師 42）（112 普生 42）（113 高師 41）

應考人有公務人員考試法第 22 條第 2 項、專門職業及技術人員考試法第 19 條第 2 項或驗光人員法第 6 條情事者，不得應本考試。

🔖 法條解析

1. 《公務人員考試法》第 22 條第 2 項（109 高師 42）

   應考人有第 1 項第 2 款至第 4 款情事之一者，自發現之日起 5 年內不得應考試院舉辦或委託舉辦之各種考試。

2. 《公務人員考試法》第 22 條第 1 項

   應考人有下列各款情事之一，考試前發現者，撤銷其應考資格。考試時發現者，予以扣考。考試後榜示前發現者，不予錄取。考試訓練階段發現者，撤銷其錄取資格。考試及格後發現者，撤銷其考試及格資格，並註銷其考試及格證書。其涉及刑事責任者，移送檢察機關辦理：

   一、 有第 12 條第 1 項但書各款情事之一。

   二、 冒名頂替。

   三、 偽造或變造應考證件。

   四、 以詐術或其他不正當方法，使考試發生不正確之結果。

   五、 不具備應考資格。

3. 《專門職業及技術人員考試法》第 19 條第 2 項（108 特師 36）

應考人有第 1 項第 2 款至第 4 款情事之一者，自發現之日起 5 年內不得應考試院舉辦或委託舉辦之各種考試。

4. 《專門職業及技術人員考試法》第 19 條第 1 項

應考人有下列各款情事之一，考試前發現者，取消其應考資格。考試時發現者，予以扣考。考試後榜示前發現者，不予錄取。考試訓練或學習階段發現者，撤銷其錄取資格。考試及格榜示後發現者，由考試院撤銷其考試及格資格，並註銷其考試及格證書。其涉及刑事責任者，移送檢察機關辦理：

一、有第七條但書規定情事。

二、冒名頂替。

三、偽造或變造應考證件。

四、以詐術或其他不正當方法，使考試發生不正確之結果。

五、自始不具備應考資格。

5. 《驗光人員法》第 6 條

曾受本法所定廢止驗光人員證書處分者，不得充驗光人員。

第 6 條

（111 高師 42）

中華民國國民經公立或立案之私立專科以上學校或符合教育部採認規定之國外專科以上學校驗光或視光系、科畢業，並經實習期滿成績及格，領有畢業證書者，得應驗光師考試。

中華民國國民經公立或立案之私立高級醫事職業以上學校或符合教育部採認規定之國外高級醫事職業以上學校醫用光學技術、驗光或視光系、科畢業，並經實習期滿成績及格，領有畢業證書者，得應驗光生考試。

前二項實習認定基準如附表。

法條解析

第 6 條附表係新修正，摘要如下：

一、 中華民國一百十一年七月三十一日以前畢業者適用。應考人畢業證書須載明經實習期滿成績及格或出具登錄有實習學分及成績之學校成績單。

二、 中華民國一百十一年八月一日以後畢業者適用。其實習學科、實習內涵、實習週（時）數最低標準、實習場所（條件）及指導實習之眼科醫師、驗光師條件如下：

1. 實習學科：眼視光實習（一）、眼視光實習（二）

2. 實習週（時）數最低標準：眼視光實習（一）＋眼視光實習（二）＝總計最低週（時）數為 16 週（640 小時）。

3. (1) 眼視光實習（一）：須於符合規定之驗光所，並在驗光師之指導下進行。

   (2) 眼視光實習（二）：須於符合規定之醫療機構，並在眼科醫師指導下進行。

第 14 條

（111 高師 42）

本考試及格人員，由考選部報請考試院發給考試及格證書，並函衛生福利部查照。

EXAMPLE 👓

【練習題】

（　）1. 參加驗光人員特種考試，應考人有冒名頂替、偽造或變造應考證件、以詐術或其他不正當方法，使考試發生不正確之結果，依法將受到取消應考資格、扣考、不予錄取或撤銷其考試及格資格等處分，並自發現之日起多久之內不得應考試院舉辦或委託舉辦之各種考試？　(A)6 個月 (B)3 年　(C)5 年　(D)10 年。

（　）2. 驗光師特種考試應考人有下列何情事者，不得應本考試？　(A)曾與人有醫療糾紛　(B)曾受驗光人員停業處分者　(C)曾與人有民、刑事糾紛　(D)曾受廢止驗光人員證書處分者。

📖 解答及解析

1.(C)	2.(D)								

1. 《專門職業及技術人員高等暨普通考試驗光人員考試規則》第 5 條，《專門職業及技術人員考試法》第 19 條第 2 項。

2. 《專門職業及技術人員高等暨普通考試驗光人員考試規則》第 5 條。

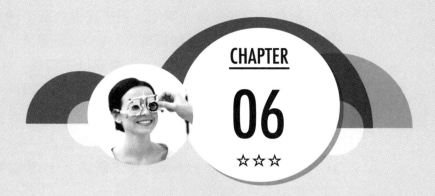

CHAPTER

06

☆☆☆

歷屆考題

106 年歷屆考題

(　　)1. 驗光所向病患收取驗光費用，但未提供收費明細及收據，依驗光人員法第 46 條規定，會受何種罰則？　(A)處新臺幣一萬元以上五萬元以下罰鍰　(B)處新臺幣二萬元以上十萬元以下罰鍰　(C)處新臺幣三萬元以上十五萬元以下罰鍰　(D)廢止驗光人員執業執照。　　　　　　（106 特生）

(　　)2. 驗光人員洩漏因業務知悉或持有他人的秘密，依驗光人員法規定可處何種罰則？　(A)廢止開業執照　(B)新臺幣一萬元以上五萬元以下罰鍰　(C)新臺幣二萬元以上十萬元以下罰鍰　(D)新臺幣三萬元以上十五萬元以下罰鍰。　　　　　　　　　　　　　　　　　　（106 特生）

(　　)3. 具有多重醫事人員資格者，其執業登記下列何者正確？①僅能擇一身分辦理執業登記　②得依其多重身分同時辦理執業登記　③須擇一資格為其主要執業類別　④兼具驗光師及驗光生資格者，其執業登記僅得擇一資格辦理　(A)僅①②　(B)僅②④　(C)②③④　(D)①③④。（106 特生）

(　　)4. 下列何者非驗光師（生）執業時的義務？　(A)執業異動時報備　(B)參與性別議題之繼續教育　(C)加入所在地驗光師（生）公會　(D)擔任驗光師（生）公會理監事。　　　　　　　　　　　　　　　　（106 特生）

(　　)5. 執行驗光測試前應讓受檢者「知情同意」，是為符合何種倫理原則？(A)不傷害原則　(B)尊重自主原則　(C)公平原則　(D)正義原則。

（106 特生）

(　　)6. 依驗光人員法規定，各級公會監事名額不得超過理事名額的多少？(A)二分之一　(B)三分之一　(C)四分之一　(D)五分之一。（106 特生）

(　　)7. 驗光所執行業務之紀錄及醫師開具之照會單或醫囑單，應妥為保管至少幾年？　(A)三年　(B)五年　(C)七年　(D)業務執行紀錄五年，醫囑或照會單七年。　　　　　　　　　　　　　　　　　　　（106 特生）

(　　)8. 驗光生每六年應完成繼續教育課程之積分數應至少　(A)達一百五十點(B)達一百二十點　(C)達九十六點　(D)達七十二點。　　　（106 特生）

（　）9. 驗光生將其驗光生證照租借他人使用，依驗光人員法規定會受何種罰則？　(A)廢止驗光生證書　(B)處三萬元以上十五萬元以下罰鍰　(C)廢止驗光生執業執照　(D)送檢察機關，以詐欺罪提起公訴。

（106 特生）

（　）10. 驗光生辦理執業執照更新時需累積專業品質、專業倫理及專業相關法規繼續教育課程積分數合計至少　(A)7 點　(B)12 點　(C)14 點　(D)24 點。

（106 特生）

（　）11. 申請設立驗光所之驗光生，以在驗光人員法第 9 條所定之機構執行驗光業務幾年以上者為限？　(A)二年　(B)三年　(C)四年　(D)五年。

（106 特生）

（　）12. 依驗光人員法第 43 條規定，於中央主管機關認可之機構，在驗光師指導下實習並取得學位之日起幾年內的視光科（系）畢業生，可以執行驗光業務而不受罰？　(A)3 年　(B)5 年　(C)7 年　(D)10 年。

（106 特生）

（　）13. 違反下列何項規定者可處新臺幣三萬元以上十五萬元以下罰鍰？　(A)驗光人員未領有驗光人員證書，使用驗光人員名稱　(B)驗光人員設立驗光所，未向主管機關申請開業　(C)驗光人員未辦理執業登記而執行業務　(D)驗光人員為未滿六歲之兒童驗光。　（106 特生）

（　）14. 根據驗光人員法施行細則，下列何者有誤？　(A)六歲以上十五歲以下需驗光者，驗光人員可逕為驗光　(B)所謂一般隱形眼鏡，指非用於治療或診斷之隱形眼鏡　(C)所稱低視力輔助器具，指以驗光輔助視覺功能之各式光學器具　(D)設立驗光所，須向所在地縣（市）主管機關申請核准登記。

（106 特生）

（　）15. 下列何者不屬於驗光生的業務範圍？　(A)一般性近視、遠視、散光及老花之驗光　(B)一般隱形眼鏡之配鏡　(C)依醫師開具之照會單或醫囑單所為之驗光　(D)低視力者輔助器具之教導使用。　（106 特生）

（　）16. 驗光所之名稱使用與變更、申請條件、程序及設置標準，由下列何者訂定之？　(A)衛生福利部　(B)縣（市）政府衛生局　(C)縣（市）驗光師公會　(D)考選部。　（106 特師）

（　）17. 不具驗光人員資格，擅自執行驗光業務者，處新臺幣三萬元以上十五萬元以下罰鍰。但下列那些情形不罰？①符合驗光人員法第 56 條第 1 項、第 2 項規定且曾應驗光師、驗光生特種考試者，在驗光人員法實行後五年內仍於已登記經營驗光業務之公司從事驗光業務　②視力表量測或護理人員於驗光師指示下為之　③視光系已畢業三年之實習生在驗光師指導下執行驗光業務　(A)僅①②　(B)僅②③　(C)僅①③　(D)①②③。 （106 特師）

（　）18. 有關驗光所收取驗光費用，下列何者正確？①應依驗光師進修專長，訂定特別收費項目　②收費標準由直轄市、縣（市）主管機關核定　③得適時參考驗光所經營成本，合理修訂收費標準　④訂定收費標準時得參考同地區各機構收費狀況　(A)僅①③④　(B)僅③④　(C)僅②④　(D)僅②。 （106 特師）

（　）19. 醫學倫理學的四項基本原則為：①公義　②不傷害　③專業　④守法　⑤尊重病人自主　⑥行善　(A)①②③④　(B)③④⑤⑥　(C)①③④⑥　(D)①②⑤⑥。 （106 特師）

（　）20. 驗光室應有下列那些驗光必要設備？①視力表　②電腦驗光機或檢影鏡　③鏡片驗度儀　④鏡片磨片機　⑤鏡片試片組或綜合驗度儀　⑥角膜弧度儀或角膜地圖儀　(A)①②③④⑥　(B)②③④⑤　(C)①④⑤⑥　(D)①②③⑤⑥。 （106 特師）

（　）21. 下列何者不符合驗光人員法有關驗光所的開業規範？　(A)可自訂特殊服務項目與收費標準，並依此進行收費　(B)不得以不正當方法，招攬業務　(C)對於因業務而知悉或持有他人祕密，不得無故洩漏　(D)接受主管機關對其人員、設備、衛生、安全、收費情形、作業等之檢查及資料蒐集。 （106 特師）

（　）22. 下列何者可應專門職業及技術人員高等考試驗光人員考試？　(A)中華民國國民於驗光人員法公布施行前，曾在醫療機構或眼鏡行從事驗光業務滿三年，並具專科以上學校畢業資格者（驗光師）　(B)中華民國國民於驗光人員法公布施行前，曾在醫療機構或眼鏡行從事驗光業務滿六年以上，並參加經中央主管機關指定相關團體辦理之繼續教育達一百六

十小時以上（驗光生）　(C)中華民國國民經公立或立案之私立專科以上學校或符合教育部採認規定之國外專科以上學校驗光或視光系、科畢業，並經實習期滿成績及格，領有畢業證書者　(D)中華民國國民經特種考試取得驗光人員證書，而後受驗光人員法所定廢止驗光人員證書處分，須重新考試以再次取得證書者。　　　　　　　　（106 特師）

（　）23. 有關驗光所設置標準，下列何者正確？①驗光所其總樓地板面積，不得小於三十平方公尺　②驗光所應有明顯區隔之獨立作業場所及出入口　③眼鏡公司（商號）內設置之驗光所，不必設驗光室　④眼鏡公司（商號）內設置之驗光所，不以獨立出入口為限　⑤驗光室空間之直線距離至少六公尺　(A)②④　(B)③④　(C)③⑤　(D)①④。　　（106 特師）

（　）24. 驗光人員執行業務，發現視力不能矯正至正常者，下列何者正確？①教導使用低視力輔助器具　②轉介至資深驗光師進行重覆檢查　③轉介至醫療機構診治　④轉介後醫師開具之照會單或醫囑單應至少保存三年　(A)①③　(B)②④　(C)②③　(D)③④。　　　　　　　（106 特師）

（　）25. 驗光所之負責驗光人員因故不能執行業務時，應指定合於規定資格者代理之。下列何者符合代理資格？①驗光師執行業務年資二年以上　②驗光師執行業務年資一年以上　③驗光生執行業務年資五年以上　④驗光生執行業務年資四年以上　(A)②③　(B)②④　(C)①③　(D)①④。

（106 特師）

（　）26. 驗光人員的業務範圍，下列那些為正確？①六歲以下兒童，從未給眼科醫師檢查過，由家長帶來驗光所要求驗光　②六歲以下兒童，持契約合作的醫師證明文件，由家長帶來驗光所要求驗光　③六歲以上十五歲以下，從未給眼科醫師檢查過，由家長帶來驗光所要求驗光　④六歲以上十五歲以下，持眼科醫師證明眼睛病變文件，由家長帶來驗光所要求驗光　⑤六歲以上十五歲以下，持眼科醫師證明非假性近視文件，來驗光所要求驗光　⑥十五歲以上，從未給眼科醫師檢查過，自行前來驗光所要求驗光　(A)④⑤⑥　(B)③④⑤⑥　(C)②④⑥　(D)①②③④。

（106 特師）

（　）27. 驗光師執業，應接受下列課程之繼續教育：一、專業課程。二、專業品質。三、專業倫理。四、專業相關法規。其相關規定何者正確？①每六年應完成前項繼續教育課程之積分數 72 點　②申請執業更新時，其前一年繼續教育課程總積分需占全部積分六分之一以上　③繼續教育前述第二至第四項課程之積分數，合計至少十二點　④於偏遠地區執業期間，其各點實施方式之積分數，得以一點五倍計　(A)①②　(B)②③　(C)③④　(D)①④。　（106 特師）

（　）28. 隱形眼鏡之驗光配鏡係屬醫療行為，對於十五歲以上的對象，以下何者正確？　(A)所有隱形眼鏡之驗光配鏡限由醫師為之　(B)驗光師可獨立執行近視、遠視、散光的隱形眼鏡之驗光配鏡　(C)驗光師可獨立執行角膜塑形鏡片之驗光配鏡　(D)驗光師可獨立執行矯正圓錐角膜隱形眼鏡之驗光配鏡。　（106 特師）

（　）29. 下列有關驗光人員申請設立驗光所之敘述，何者正確？　(A)申請設立驗光所之驗光師，以在驗光人員法第九條所定之機構執行業務三年以上者為限　(B)申請設立驗光所之驗光生，以在驗光人員法第九條所定之機構執行業務六年以上者為限　(C)執行業務年資之採計，以領有驗光人員證書並依法向直轄市、縣（市）主管機關辦理執業登記者為限　(D)執業年資限由驗光人員法公布施行後開始採計。　（106 特師）

（　）30. 隱形眼鏡係屬列管之醫療器材，有關隱形眼鏡的販賣，下列何者正確？(A)驗光所只能裝配隱形眼鏡，絕對禁止販賣隱形眼鏡　(B)有合格驗光人員執業的驗光所，即可經營隱形眼鏡販賣業務　(C)驗光所必須申請醫療器材販賣業藥商許可執照，方可經營隱形眼鏡販賣業務　(D)驗光所必須申請醫療器材販賣業藥商許可執照，並有合格藥師執業，方可經營隱形眼鏡販賣業務。　（106 特師）

（　）31. 下列有關驗光所收取驗光費之敘述，何者正確？①收費標準由地方主管機關核定之　②收據應開列金額和項目　③收費金額及項目可依病人要求或本身評估而增減　④收費項目及金額由當地公會決定即可　(A)②④　(B)③④　(C)②③　(D)①②。　（106 專高）

（　）32. 依驗光人員法第 15 條第 6 項規定所訂定之驗光所設置標準，驗光所之驗光室空間，下列敘述何者正確？①需有明顯之獨立空間　②空間之直線距離至多 2.5 公尺　③室內空間不得小於 5 平方公尺　④室內空間高度不得小於 3 公尺　(A)僅①③　(B)僅①④　(C)僅②④　(D)①②③。
（106 專高）

（　）33. 下列何者屬違反驗光人員法之行為？①驗光師甲同時在臺中與高雄執業　②在中壢執業之驗光師乙支援臺南的連鎖店驗光所　③在臺北服務的驗光師丙事先報准在綠島進行驗光志工服務　④醫院眼科護士丁支援某護理之家老人驗光服務　(A)①②④　(B)僅①④　(C)僅②③　(D)①②③。
（106 專高）

（　）34. 下列關於保護病人隱私權之敘述，何者正確？①醫事人員倫理基本守則　②醫事人員法律規範　③公平正義原則　(A)僅①②　(B)①②③　(C)僅①　(D)僅②。
（106 專高）

（　）35. 下列關於驗光所名稱之使用，何者正確？①可使用疾病之名稱　②可不用標明驗光所　③外資機構可單獨使用外文之名稱　④不得使用易使人誤會其與政府機關、公益團體有關之名稱　(A)僅①③　(B)僅④　(C)僅③④　(D)①②③④。
（106 專高）

（　）36. 下列敘述何者正確？①驗光人員設立驗光所未向主管機關申請開業可處新臺幣（下同）1 萬 5 千元罰鍰　②驗光所人員利用業務上之機會獲取不正當利益可處 2 萬 5 千元罰鍰　③驗光人員違反驗光人員法第 7 條第 1 項未辦理執業登記而執行業務可處 6 萬元罰鍰　④違反驗光人員法第 15 條第 6 項之驗光所設置標準可處 4 萬元罰鍰　(A)①②③　(B)②③④　(C)僅②④　(D)僅③④。
（106 專高）

（　）37. 下列行政處分何者正確？①驗光人員受停業處分仍執行業務者，廢止其執業執照　②受廢止執業執照處分仍執行業務者，得廢止其驗光人員證書　③驗光所受停業處分或廢止開業執照者，應同時對其負責驗光人員予以停業處分或廢止其執業執照　④罰鍰於驗光所，處罰其負責驗光人員　(A)僅①②　(B)僅③④　(C)僅①②③　(D)①②③④。（106 專高）

( ) 38. 下列關於驗光師公會設立之敘述，何者正確？①在同一區域內，同級之公會以一個為限 ②直轄市、縣（市）驗光師公會，由該轄區域內驗光師 20 人以上發起組織之 ③驗光師公會全國聯合會之設立，應由二分之一以上之直轄市、縣（市）驗光師公會完成組織後，始得發起組織 ④直轄市驗光師公會之理事不得超過 21 人　(A)僅①②　(B)僅②③　(C)僅①　(D)僅④。　　　　　　　　　　　　　　　　（106 專高）

( ) 39. 關於驗光所之法定義務敘述，包括下列那些？①應將其開業執照及收費標準，揭示於明顯處 ②執行業務之紀錄及醫師開具之照會單或醫囑單，應妥為保管，並至少保存 7 年 ③所收取費用應開給載明收費項目及金額之收據　(A)僅①②　(B)僅①③　(C)①②③　(D)僅②③。　　　　　　　　　　　　　　　　　　　　　　　　（106 專高）

( ) 40. 關於驗光師之法定義務敘述，包括下列那些？①業務文書製作義務 ②對主管機關不得為虛偽之陳述或報告義務 ③對於因業務而知悉或持有他人秘密，不得無故洩漏義務 ④名稱專用義務　(A)僅①②　(B)僅①③　(C)僅①②③　(D)①②③④。　　　　　　（106 專高）

( ) 41. 關於驗光師之業務範圍敘述，包括下列那些？①侵入性之眼球屈光狀態測量 ②未滿 6 歲兒童之驗光 ③一般隱形眼鏡之配鏡 ④16 歲以下者之驗光應於眼科醫師指導下為之　(A)僅③　(B)僅①②　(C)僅③④　(D)①②③④。　　　　　　　　　　　　　　　　　　　　　　（106 專高）

( ) 42. 驗光師公會於何種條件下得拒絕具有入會資格者入會？①經判刑 1 年以上者 ②罹患癌症者 ③罹患精神疾病或身心狀況違常者　(A)①②③均得拒絕　(B)僅①②得拒絕　(C)僅①③得拒絕　(D)①②③均不得拒絕。　　　　　　　　　　　　　　　　　　　　　　　　　（106 專高）

( ) 43. 驗光人員於何種情況可不受限執業以一處為限規定之限制？①機構間之支援 ②緊急驗光之情況 ③經事先報准者　(A)①③　(B)①②　(C)②③　(D)僅②。　　　　　　　　　　　　　　　　　　　　　　　（106 專高）

( ) 44. 下列何種情形，不得發給執業執照；已領照者，廢止之？①經廢止驗光人員證書 ②經停止執業執照未滿 2 年 ③罹患癌症 ④經判刑 1 年以上　(A)①②③④　(B)僅①②④　(C)僅①　(D)僅②③④。　　　（106 專高）

（ ）45.媽媽帶 10 歲的小孩去驗光，經眼科醫師確診為假性近視，驗光人員應如何驗光？ (A)逕予驗光 (B)於醫院、診所與眼科醫師合作，或與眼科醫師訂定契約合作 (C)持醫師證明文件，由驗光人員逕為驗光 (D)無須參加訓練取得證明，逕行驗光。 （106 專高）

（ ）46.有關驗光人員停業或歇業，下列何者正確？ ①應自事實發生之日起四十五日內，報請原發執業執照機關備查 ②前項停業之期間，以一年為限；逾一年者，應辦理歇業 ③停業期間應指定規定資格者代理之。代理期間超過四十五日者，應由被代理者報請原發開業執照機關備查 (A)① (B)② (C)③ (D)①②③。 （106 專高補）

（ ）47.驗光人員有下列情事者，處新臺幣二萬元以上十萬元以下罰鍰，其情節重大者，並處一個月以上一年以下停業處分或廢止其執業執照？①違反驗光人員法第 12 條第 1 項第 1 款但書或第 2 項第 1 款但書規定，為未滿 6 歲之兒童驗光 ②違反驗光人員法第 12 條第 1 項第 1 款或第 2 項第 1 款規定，未在眼科醫師指導下，為 6 歲以上 15 歲以下之對象驗光 ③違反驗光人員法第 12 條第 3 項規定，未將當事人轉介至醫療機構 ④違反驗光人員法第 14 條規定，為虛偽之陳述或報告 (A)僅①③④ (B)僅②③④ (C)僅①②④ (D)①②③④。 （106 專高補）

（ ）48.驗光所依規定：①歇業不用註銷其開業登記，並無須收回開業執照 ②停業於其開業執照註明停業日期及理由後發還 ③驗光所歇業或受撤銷，廢止開業執照處分者應將其招牌拆除 ④眼鏡公司（商號）內不得設立驗光所 (A)僅①②正確 (B)僅②③正確 (C)僅③④正確 (D)①②③④均是。 （106 專高補）

（ ）49.依驗光人員法，下列敘述何者為正確？ ①臺北市和彰化市的驗光師公會理事人數最多不得超過 21 人 ②驗光師公會全國聯合會之理事名額不得超過 35 人 ③嘉義縣有驗光師 8 人，臺南有 12 人，兩地可共組並成立驗光師公會 ④若臺中市驗光師公會有 15 名理事，則其監事人數不得超過 5 人 (A)①② (B)②③ (C)②④ (D)①③。 （106 專高補）

（ ）50.驗光人員具有：①執業權 ②開業權 ③名稱專用權 ④護理權 (A)①③④ (B)①②④ (C)①②③ (D)②③④。 （106 專高補）

（　）51. 驗光師因案而遭到檢舉，受到下列那些人員詢問時不得為虛偽之陳述，否則即違反驗光人員法第 14 條之規定？①衛生福利部衛生人員　②內政部行政人員　③法務部檢察官　④地方法院法官　(A)①②③　(B)①④　(C)③④　(D)①③④。　（106 專高補）

（　）52. 下列行為何者為驗光人員法所禁止？①驗光所為拓展業務，以論件計酬方式請網軍上網撰寫推薦文　②驗光師，於驗光時和顧客聊天得知對方詐騙了銀行 1000 萬元，基於職業道德倫理和驗光人員法規第 24 條規定，應立即向公司主管報告　③某眼鏡零售業以免費驗光為廣告內容拓展銷售業績　④驗光所將驗光價目表掛於顧客易見之門上　(A)①④　(B)①②③　(C)①②④　(D)②③④。　（106 專高補）

（　）53. 驗光人員法對於不法行為之處罰何者錯誤？①驗光人員法所定之罰鍰於驗光所處罰其負責之驗光師　②受廢止開業執照處分之驗光所，仍繼續開業者，應廢止其負責驗光人員之驗光人員證書　③驗光所對執行業務之紀錄未妥為保管者可處二萬元罰鍰　④驗光人員未依規定在驗光報告簽名或蓋章，並加註執行年、月、日可處六萬元罰鍰　(A)①③　(B)②④　(C)①④　(D)③④。　（106 專高補）

（　）54. 下列何者非各級驗光師公會之章程應載明之事項？①會所所在地　②會員之入會或出會　③會員代表之責任　④公會設立之目的　(A)①②　(B)②④　(C)①④　(D)③④。　（106 專高補）

（　）55. 驗光師經廢止驗光人員執業執照已一年半，再申請執業執照　(A)仍不得發給執業執照　(B)已領照者廢止之　(C)可發給執業執照　(D)廢止驗光人員證書。　（106 專高補）

（　）56. 下列何者資格可申請驗光所之設立？　(A)在某大醫院服務滿一年半之驗光師　(B)在某眼鏡公司服務滿三年之驗光生　(C)在某鏡片製造公司服務滿四年之驗光生　(D)在某驗光所服務滿六年之驗光師。　（106 專高補）

（　）57. 下列有關驗光人員停、歇業規定敘述何者正確？　①驗光人員停業以二年為限，超過者應辦理歇業　②驗光師因故欲將執業地點由臺中市換至臺北市，其應向臺北市政府辦理執業登記　③驗光師因案入獄二年，今

假釋欲在臺北市復業，臺北市驗光師公會可以品格有瑕疵而拒絕入會 ④驗光師應加入當地驗光師公會　(A)①②③　(B)僅②③④　(C)僅② ④　(D)僅①③。 （106 專高補）

(　)58.驗光所與負責驗光人員之停業處分，下列何者正確？①驗光所之負責驗 光人員受停業處分時，該驗光所並不予以停業處分　②驗光所之負責驗 光人員受停業處分時，該驗光所予以停業處分　③驗光所受停業處分 時，其負責驗光人員不予以停業處分　④驗光所受停業處分時，其負責 驗光人員予以停業處分　(A)①③　(B)②④　(C)①④　(D)②③。 （106 專高補）

(　)59.有關驗光人員執業之敘述，下列何者正確？①非領有驗光人員證書，不 得使用驗光人員名稱　②驗光師因案被廢止執業執照，不得充驗光人員 ③驗光人員每三年應接受一定時數繼續教育　④臺南市的驗光師，其繼 續教育辦法由臺南市政府定之　(A)僅①　(B)僅③　(C)僅①④　(D)① ②④。 （106 專高補）

(　)60.驗光所為醫療保健服務業，依法得經勞資會議同意後變更工時，則下列 敘述何者錯誤？　(A)每月加班時數可達 54 小時　(B)每日正常工作時數 8 小時，每週 40 小時　(C)可將四週內正常工作時數分配到其他工作 日，但每日不得超過 2 小時　(D)每二週內至少有二日之例假，每四週 內之例假及休息日至少應有八日。 （106 專高補）

(　)61.有關驗光人員及驗光所之停業或歇業，下列何者錯誤？　(A)驗光所停 業或歇業時，應自事實發生之日起 30 日內，報請原發執業執照機關備 查　(B)驗光人員及驗光所之停業期間，兩者均以 1 年為限，逾 1 年者 均應辦理歇業　(C)驗光人員變更執業處所或復業者，準用驗光人員法 第 7 條關於執業之規定，應向執業所在地直轄市、縣（市）主管機關申 請執業登記　(D)驗光所遷移或復業者，準用關於設立之規定。 （106 專普）

(　)62.驗光人員法第 12 條第 1 項第 3 款所稱低視力者輔助器具，指的是下列 何者？　(A)針對視覺失能者所提供之各項協助器具　(B)協助視障者個 人行動及溝通之輔助器具　(C)幫助低視力者個人照顧及保護之輔助器 具　(D)以驗光輔助視覺功能之各式光學器具。 （106 專普）

（　）63. 有關驗光人員資格之廢止，下列何者錯誤？　(A)受廢止執業執照處分仍執行業務者，得廢止其驗光人員證書　(B)驗光所受廢止開業執照處分，仍繼續開業者，得廢止其負責驗光人員之驗光人員證書　(C)將其證照租借他人使用者，廢止其驗光人員證書　(D)驗光所容留未具驗光人員資格人員，擅自執行驗光人員業務者，廢止其負責驗光人員之驗光人員證書。　　　　　　　　　　　　　　　　　（106 專普）

（　）64. 下列何者為驗光人員法中，驗光所之負責驗光人員？　(A)出資的老闆　(B)驗光所之申請人　(C)驗光所內之所有驗光師（生）　(D)驗光所內之最資深驗光師（生）。　　　　　　　　　　　　（106 專普）

（　）65. 驗光人員法第 7 條第 2 項規定：「驗光人員執業，應每六年接受一定時數之繼續教育，始得辦理執業執照更新。」關於一定時數之繼續教育應有內容，下列何者正確？　(A)依驗光人員公會年度規劃　(B)由衛生福利部每年年初公布　(C)依驗光人員法施行細則規定　(D)依醫事人員執業登記及繼續教育辦法規定。　　　　　　　　　　　（106 專普）

（　）66. 下列那些為驗光生的業務範圍？①侵入性眼球屈光狀態測量　②治療型隱形眼鏡配鏡　③低視力者輔助器具之教導使用　④依眼科醫師開具之照會單或醫囑單進行驗光　⑤15 歲以上人士之一般性近視、遠視、散光及老花之驗光　(A)①②③④⑤　(B)僅②③④⑤　(C)僅③④⑤　(D)僅④⑤。　　　　　　　　　　　　　　　　　　　　　（106 專普）

（　）67. 下列關於驗光所的設立說明，何者錯誤？　(A)驗光所名稱不得單獨使用外文　(B)應向所在地直轄市、縣（市）主管機關申請核准登記　(C)驗光生不得單獨設立驗光所，需聘任驗光師　(D)眼鏡商號內可設立驗光所，並且與其共用招牌。　　　　　　　　　　　　　　（106 專普）

（　）68. 驗光人員法規定，驗光所應將下列那些文件揭示於明顯處？　①開業執照　②收費標準　③所屬驗光人員證書　④公會會員證　(A)①②③④　(B)僅①②③　(C)僅①②　(D)僅③④。　　　　　　　　　　　（106 專普）

（　）69. 關於驗光人員之執業倫理，下列何者正確？　(A)等同於法律　(B)係從道德發展而出　(C)有強制性　(D)由立法院通過後開始施行。　　　　　　　　　　　　　　　　　　　　　　　　　　（106 專普）

（　）70. 關於驗光師與驗光生之業務範圍，下列何者正確？　(A)二者相同　(B)驗光師可在眼科醫師指導下為 15 歲以下者驗光，驗光生不可　(C)驗光師可為低視力者輔助器具之教導使用，驗光生不可　(D)驗光師可依醫師開具之照會單或醫囑單所為之驗光，驗光生不可。　　　（106 專普）

（　）71. 倘若驗光所有符合勞動基準法第 9 條之 1 規定情形，可以與所屬驗光人員簽訂離職後競業禁止之約定，依法競業禁止最長可幾年？　(A)2 年　(B)3 年　(C)5 年　(D)6 年。　　　（106 專普）

（　）72. 驗光人員如有停業時，下列敘述何者正確？　(A)應自事實發生之日起 3 日內，報請原發開業執照機關備查　(B)停業期間，以 3 年為限　(C)逾 3 年者，應辦理歇業　(D)原發給執業執照機關登記其停業日期及理由後，發還其執業執照。　　　（106 專普）

（　）73. 依驗光人員法第 13 條規定，驗光人員執行業務，應製作紀錄，並應依當事人要求，提供驗光結果報告，關於紀錄與報告，下列敘述何者錯誤？　(A)必須加註驗光人員證書號碼　(B)必須加註執行年、月、日　(C)可以用簽名　(D)可以用蓋章。　　　（106 專普）

（　）74. 驗光人員執業有下列情形之一者，依法不得發給執業執照；已領照者，廢止之。但何項不包括在內？　(A)經廢止驗光人員執業執照未滿 2 年　(B)經廢止驗光人員證書　(C)罹患精神疾病或身心狀況違常，經主管機關認定不能執行業務　(D)主管機關應委請相關專科醫師鑑定精神或身心狀況之認定。　　　（106 專普）

（　）75. 驗光人員為未滿 6 歲之兒童驗光，將會受何項處罰？　①處新臺幣 1 萬元以上 5 萬元以下罰鍰　②處新臺幣 2 萬元以上 10 萬元以下罰鍰　③處新臺幣 3 萬元以上 15 萬元以下罰鍰　④其情節重大者，並廢止其開業執照　⑤其情節重大者，並廢止其驗光人員證書　⑥其情節重大者，並處 1 個月以上 1 年以下停業處分或廢止其執業執照　(A)①④　(B)②⑥　(C)③⑤　(D)③④。　　　（106 專普）

📖 解答及解析

1.(B)	2.(D)	3.(C)	4.(D)	5.(B)	6.(B)	7.(A)	8.(D)	9.(A)	10.(A)
11.(D)	12.(B)	13.(A)	14.(A)	15.(D)	16.(A)	17.(C)	18.(D)	19.(D)	20.(D)
21.(A)	22.(C)	23.(A)	24.(D)	25.(C)	26.(A)	27.(C)	28.(B)	29.(C)	30.(C)
31.(D)	32.(A)	33.(B)	34.(A)	35.(B)	36.(C)	37.(D)	38.(C)	39.(B)	40.(C)
41.(A)	42.(D)	43.(A)	44.(C)	45.(B)	46.(B)	47.(A)	48.(B)	49.(C)	50.(C)
51.(D)	52.(B)	53.(B)	54.(D)	55.(C)	56.(D)	57.(C)	58.(B)	59.(A)	60.(A)
61.(A)	62.(D)	63.(D)	64.(B)	65.(D)	66.(D)	67.(C)	68.(C)	69.(B)	70.(C)
71.(A)	72.(D)	73.(A)	74.(A)	75.(B)					

1. 驗§46。

2. 驗§44。

3. 繼§11。

4. (A)驗§10，停業或歇業，變更執業處所或復業。(B)《醫事人員執業登記及繼續教育辦法》§11。(C)驗§11。

5. 相關其他說法五原則、六原則。 正義、自主、行善、不傷害、保密、誠信。

6. 驗§31。

7. 驗§20。

8. 繼§13。

9. (A)驗§41。(D)必須是刑法、特別刑法。

10. (A)繼§13。

11. (D)驗§15。

13. (B)驗§46，2~10萬。(C)驗§47，1~5萬。(D)驗§45，2~10萬。

14. (A)驗細§6，驗光人員為6歲以上15歲以下者驗光，應於眼科醫師指導下，依下列方式之一為之：一、由驗光人員與眼科醫師訂定契約合作。二、由驗光人員參加中央主管機關委託專業法人、團體或機構辦理之特定課程訓練，取得完成訓練證明；發現有特定狀況時，應出具轉介單，至眼科醫師處檢查。(B)、(C)、(D)驗細§7、8、9。

15. 驗§12。

16. 驗§15。

17. ①驗§56，自本法公布施行起 10 年內免依第 43 條處罰。③驗§43，自取得
學位日起五年內之畢業生。

18. 驗§21。

19. 相關其他說法五原則、六原則。正義、自主、行善、不傷害、保密、誠信。

20. 驗所§3。

21. (A)驗§21。(B)驗§23。(C)驗§24。(D)驗§25。

22. (A)驗§56。(B)驗§56。(C)驗§2。(D)驗§6 曾受本法所定廢止驗光人員證
書處分者，不得充驗光人員。

23. ①驗所§2，不得小於 20 公尺。③驗所§5，驗光所應有驗光室。⑤驗所§
3，至少 5 公尺。

24. ③驗§12。④驗§20。

25. 驗§15。

26. 驗§12①②未滿 6 歲兒童之驗光不得為之。③15 歲以下兒童之驗光，驗光師
應於眼科醫師指導下為之。

27. 繼§6、13①驗光生 72 點；驗光師 120 點。②首次申請執業登記時，得以登
記前一年繼續教育課程總積分達六分之一以上。④醫事人員繼續教育之實施
方式及積分表。

28. 驗§12。

29. 驗§15(A)2 年。(B)5 年。(D)公布施行前已執行業務者，其實際服務年資得
併予採計。

30. 器管§13（原藥事法§27）。

31. 驗§21。

32. 驗所§3，②直線距離至少 2.5 公尺，④無此規定。

33. ①驗§9，執業以一處為限；支援、報備 ④醫療機構 vs.長照機構；驗§43
護理人員於醫師指示下為之。

34. ②驗§24；①醫學倫理四、五、六原則。正義、自主、行善、不傷害、保密、誠信。

35. 驗細§11 ①不得使用疾病之名稱②應標明驗光所③不得單獨使用外文之名稱。

36. ①驗§46，2~10 萬。②驗§46，2~10 萬。③驗§47，1~5 萬。④驗§48，1~5 萬。

37. ①、②驗§50。③驗§52。④驗§53。

38. ①驗§28。②驗§29，21 人以上。③驗§30，1/3 以上。④驗§31，不得超過 27 人。

39. ①驗§19。②驗§20，至少保存 3 年。③驗§21。

40. ①驗§13。②驗§14。③驗§24。④驗§15。

41. 驗§12①非侵入性。②未滿 6 歲，不得為之。④15 歲以下。

42. 驗§11，驗光師公會或驗光生公會不得拒絕具有入會資格者入會。

43. 驗§9，同 38 題。

44. 驗§8②未滿 1 年， ③、④沒有如此規定。

45. 驗§12，15 歲以下者應於眼科醫師指導下為之。

107.01.14 前 舊條文	107.01.25 新條文
本法第 12 條第 1 項第 1 款及第 2 項第 1 款所定驗光人員為 6 歲以上 15 歲以下者驗光，應於眼科醫師指導下為之。其實施方式如下： 一、經眼科醫師確診為非假性近視者，持醫師證明文件，由驗光人員逕為驗光。 二、經眼科醫師確診為假性近視或有其他眼睛病變引起視力不良者，應依下列規定之一驗光： （一）於醫院、診所與眼科醫師合作，或與眼科醫師訂定契約合作。	本法第 12 條第 1 項第 1 款及第 2 項第 1 款所定驗光人員為 6 歲以上 15 歲以下者驗光，應於眼科醫師指導下，依下列方式之一為之： 一、由驗光人員與眼科醫師訂定契約合作。 二、由驗光人員參加中央主管機關委託專業法人、團體或機構辦理之特定課程訓練，取得完成訓練證明；發現有特定狀況時，應出具轉介單，至眼科醫師處檢查。 驗光人員對於 6 歲以上 15 歲以下者第一次

107.01.14 前 舊條文	107.01.25 新條文
（二）參加由主管機關委託專業團體辦理之訓練取得證明後，逕行驗光。 驗光人員執行業務，發現視力不能矯正至正常者，依本法第 12 條第 3 項規定轉介至醫療機構診治時，應填具轉介單，並敘明不能矯正之特定狀況。	驗光及配鏡，應於醫師確診為非假性近視，始得為之。 驗光人員執行業務，發現視力不能矯正者，依本法第 12 條第 3 項規定轉介至醫療機構診治時，應填具轉介單。

46. 驗§10、17，①30 日內 ③限驗光所之負責驗光人員因故不能執行業務時指定代理。

47. ①③④驗§45。②驗光人員違反規定，但在驗光人員法罰則中未見處罰規定，只能依醫師法§28 處罰，有期徒刑 6 個月以上 5 年以下，得併科 30 萬元以上 150 萬元以下罰金。

48. ①②驗細§13，歇業註銷其開業登記，收回開業執照。③驗細§15。④驗細§4，眼鏡公司（商號）若要執行驗光業務應設立驗光所。

49 驗§31 ①直轄市驗光師公會之理事不得超過 27 人；縣（市）驗光師公會之理事不得超過 21 人③§29，未滿 21 人者，得加入鄰近區域之公會或共同組織之。8＋12，尚差 1 人。

50. ①驗§7，驗光人員應向執業所在地直轄市、縣（市）主管機關申請執業登記。②驗§15，驗光所之設立，應以驗光人員為申請人。③§5，非領有驗光人員證書者，不得使用驗光人員名稱。

51. 這一題原答案是(D) ①③④，但基本上答案僅有①，本題建議送分。

驗§14，驗光人員受衛生、司法或司法警察機關詢問時，不得為虛偽之陳述或報告。此處的司法應是檢察事務官，依據《刑事訴訟法》§158-2：檢察事務官、司法警察官或司法警察「詢問」受拘提、逮捕之被告或犯罪嫌疑人時，…)因為③④檢察官、法官俱是司法官，是訊問，非詢問。

52. ①驗§23，驗光所不得以不正當方法，招攬業務 ②驗§24，驗光人員及其執業機構之人員，對於因業務而知悉或持有他人秘密，不得無故洩漏。但要注意《刑事訴訟法》§240 不問何人知有犯罪嫌疑者，得為告發。告發，係謂犯罪之被害人或第三人向偵查機關申報犯罪事實 ③免費驗光的廣告行為，不在驗§22，驗光所廣告內容限定事項中。

53. ①驗§53 ③驗§49，1~5 萬。②驗§51，「得」廢止、④驗§49，1~5 萬。

54. 驗§36。

55. 驗§8，限制時間 1 年。

56. 驗§15。(B)驗光生，5 年以上。(D)驗光師，2 年以上。

57. ①驗§10，停業以 1 年為限 ③驗§11，公會不得拒絕具有入會資格者入會。

58. 驗§52。

59. ②驗§6，曾受廢止驗光人員證書處分者，不得充驗光人員 ③驗§7，每 6 年接受一定時數之繼續教育 ④驗§7，由中央主管機關定之。

60. (A)勞§32，延長之工作時間，一個月不得超過 46 小時。但 107.01.31 修正，延長之工作時間，一個月不得超過 46 小時。（3 個月的總量管制）一個月不得超過 54 小時，每三個月不得超過 138 小時。(B)勞§30。(C)勞§30-1。(D)勞§36。

61. (A)驗§18 原發「開業」執照機關備查。(B)驗§10、18。(C)驗§10。(D)驗§18。

62. (D)驗細§8。

63. (A)驗§50 (B)驗§51 (C)驗§41 (D)驗§42，廢止其開業執照。

64. (B)驗§16。

65. (D)繼§1，本辦法依《驗光人員法》第 7 條第 3 項規定訂定。

66. ①侵入，與②治療，具屬醫療業務。③乃驗光師業務。(D)驗§12。

67. (A)驗細§11，(B)、(C)驗§15，(D)驗細§15。

68. (C)驗§19。

69. 驗光人員倫理，簡單的說就是驗光人員的行規。不是《刑法》或《民法》等等的法律規範領域，而是自身願意受行業約定成俗的外來規範自身的行為舉止。

70. (C)驗§12。

71. 最長不得逾 2 年。逾 2 年者，縮短為 2 年。

72. 驗§10，(A)30 日內，(B)停業以 1 年為限，(C)逾 1 年，(D)驗細§5。

73. (A)沒有這項規定。

74. 驗§8 (A) 經廢止驗光人員執業執照未滿 1 年。本題(B)(C)答案已因條文在 2018.12.19 修正而有不同,請注意。修正如後,有客觀事實認定不能執行業務,經直轄市、縣(市)主管機關邀請相關專科醫師、驗光人員及學者專家組成小組認定。

75. 驗§45。

107 年歷屆考題

( ) 1. 驗光師（生）公會若拒絕具有入會資格者入會，可能被人民團體主管機關　(A)處新臺幣 1 萬元以上 5 萬元以下罰鍰　(B)處新臺幣 2 萬元以上 10 萬元以下罰鍰　(C)處新臺幣 3 萬元以上 15 萬元以下罰鍰　(D)處新臺幣 5 萬元以上 25 萬元以下罰鍰。　　　　　　（107 特生）

( ) 2. 有一位媽媽帶著小學 3 年級的兒子來驗光所，稱他在學校視力檢查只能看到 0.2，故要求配鏡矯正近視，下列驗光生作法何者正確？　(A)親自幫他做非侵入性之眼球屈光狀態測量及相關驗光　(B)於眼科醫師指導下幫他做低視力者輔助器具之教導使用　(C)轉介給身心障礙鑑定機構作低視力者視覺功能級別鑑定　(D)轉介給眼科醫師確診是否為假性近視或有其他眼睛病變。　　　　　　（107 特生）

( ) 3. 醫事人員辦理執業執照更新，其新發之執業執照應更新日期為自原發執業執照屆滿第 6 年之？　(A)第 3 日　(B)翌日　(C)當日　(D)前 1 日。　　　　　　（107 特生）

( ) 4. 甲沒有學歷證明但擁有超過 20 年驗光業務經驗，去年參加專門職業及技術人員特種考試驗光人員考試差幾分沒通過，因此沒有合法驗光人員證書，這對於甲的驗光業務職掌範疇，下列敘述何者正確？　(A)驗光人員法通過，所以甲無法繼續執行驗光業務　(B)甲必須通過驗光人員考試，才得以繼續執行驗光業務　(C)甲為執行驗光業務所需，於公會核准後得繼續執行驗光業務　(D)甲沒通過驗光人員考試，於驗光人員法施行 10 年後，將不可以繼續執行驗光業務。　　　　　　（107 特生）

( ) 5. 驗光所有下列何項情事者，處新臺幣 1 萬元以上 5 萬元以下罰鍰，並令其限期改善？　(A)非驗光所，使用驗光所或類似名稱　(B)非驗光所，為驗光廣告　(C)廣告內容違反規定　(D)未將開業執照或收費標準，揭示於明顯處。　　　　　　（107 特生）

( ) 6. 驗光所有如下情事之一者，處新臺幣 2 萬元以上 10 萬元以下罰鍰，下列何者錯誤？　(A)設立驗光所，未向主管機關申請開業　(B)容留未具驗光人員資格者，擅自執行驗光業務　(C)違反收費標準，超額或擅立項目收費　(D)以不正當方法招攬業務。　　　　　　（107 特生）

（ ）7. 設立驗光所，申請人向所在地直轄市、縣（市）主管機關申請，其核准登記前的申請設立應備要件，下列敘述何者錯誤？ (A)檢附驗光人員證書 (B)檢附開業執照字號 (C)繳納開業執照費 (D)檢附驗光人員執行業務證明文件。 （107 特生）

（ ）8. 驗光所的停業與歇業規定，下列敘述何者正確？ (A)停業與歇業的區別在於：1 個月以內是歇業，1 個月以上是停業 (B)歇業與停業的區別在於：1 年以內是停業，1 年以上是歇業 (C)驗光所停業，應自事實發生之日起 1 個月內，報請中央主管機關備查 (D)驗光所歇業，應自事實發生之日起 1 年內，報請原發開業執照機關備查。 （107 特生）

（ ）9. 驗光所或驗光人員有下列那些情況，會被處新臺幣 3 萬元以上 15 萬元以下罰鍰？ ①驗光人員受衛生、司法或司法警察機關詢問時，為虛偽之陳述或報告 ②驗光人員無故洩漏因業務知悉之他人秘密 ③驗光所之櫃台人員無故洩漏因業務而持有之他人秘密 ④驗光所於主管機關對其作業檢查時，未提出報告、拒絕檢查或資料蒐集 (A)①③ (B)①② (C)②④ (D)②③。 （107 特生）

（ ）10. 驗光生之驗光業務包括：①一般隱形眼鏡之配鏡 ②低視力者輔助器具之教導使用 ③其他依醫師開具之照會單所為之驗光 ④其他依醫師開具之醫囑單所為之驗光 (A)①②③ (B)②③④ (C)①③④ (D)①②④。 （107 特生）

（ ）11. 依職業安全衛生法規定，雇主對於在職驗光人員應安排一般健康檢查，此項健康檢查費用應由誰負擔？ (A)雇主負擔 100% (B)雇主與驗光人員各負擔 50% (C)驗光人員負擔 100% (D)全民健保負擔 100%。 （107 特生）

（ ）12. 驗光人員在醫療機構執行業務時，下列敘述何者錯誤？ (A)驗光人員未取得合法醫師資格卻執行醫療業務，處有期徒刑 (B)驗光人員於醫師指示下得執行驗光配鏡業務 (C)驗光人員得臨時施行急救 (D)醫療機構之驗光人員執業時，得不配戴身分識別證明。 （107 特生）

（ ）13. 取得師（二）級醫事人員任用資格，應具備下列學歷：①經教育部認可之國內外大學、獨立學院相關醫事之研究所博士學位後，實際從事相關

專業工作 1 年以上 ②經教育部認可之國內外大學、獨立學院相關醫事之研究所碩士學位後，實際從事相關專業工作 3 年以上 ③經教育部認可之國內外大學、獨立學院相關醫事系組畢業後，實際從事相關專業工作 5 年以上 ④經教育部認可之國內外專科學校相關醫事科畢業後，實際從事相關專業工作 7 年以上 (A)①②③ (B)①③④ (C)②③④ (D)①②④。 （107 特生）

( ) 14. 人對於倫理的實踐可分為三個層次，由最低層次到最高層次排列依序為何？①因自身研判而自動遵行②因社會期望要求而遵行 ③因擔心受罰或期望受獎而遵行 (A)①②③ (B)②①③ (C)③①② (D)③②①。 （107 特生）

( ) 15. 醫學倫理學的四項基本原則為下列何者？①守法 ②行善 ③專業 ④公平 ⑤自主 ⑥不傷害 (A)①②③④ (B)②④⑤⑥ (C)①③④⑥ (D)①②⑤⑥。 （107 特生）

( ) 16. 依據驗光人員法，有關直轄市、縣（市）驗光師公會，下列敘述何者正確？ (A)選派參加驗光師公會全國聯合會之會員代表，以其理事、監事為限 (B)選派參加驗光師公會全國聯合會之會員代表，可參加驗光師公會全國聯合會理事、監事之選舉 (C)由該轄區域內驗光師 12 人以上發起組織之 (D)驗光師公會每 2 年召開會員（會員代表）大會一次，必要時得召集臨時大會。 （107 特師）

( ) 17. 某廠牌之角膜塑型片經衛生福利部許可適用於 12 歲以上之患者使用，下列何者正確？ (A)此角膜塑型片可由驗光生為 12 歲以上 15 歲以下者進行配鏡 (B)此角膜塑型片可由驗光師為 12 歲以上 15 歲以下者進行配鏡 (C)此角膜塑型片可由驗光師為 15 歲以上者進行配鏡 (D)此角膜塑型片可由眼科醫師為 15 歲以上者進行配鏡。 （107 特師）

( ) 18. 驗光人員將其證照租借他人使用者，應受到下列何者處分？ (A)處新臺幣 1 萬元以上 5 萬元以下罰鍰 (B)處新臺幣 2 萬元以上 10 萬元以下罰鍰 (C)處新臺幣 3 萬元以上 1 萬元以下罰鍰 (D)廢止其驗光人員證書。 （107 特師）

（　）19. 對於 15 歲以上的隱形眼鏡之驗光配鏡對象，下列何者正確？①所有隱形眼鏡之驗光配鏡皆限由醫師為之　②驗光師可獨立執行近視、遠視的隱形眼鏡之驗光配鏡　③驗光師可依醫師開具之醫囑單執行角膜塑型鏡片配戴後之一般驗光　④驗光師可依醫師開具之照會單執行矯正圓錐角膜隱形眼鏡之配鏡　(A)僅①④　(B)②③④　(C)僅②③　(D)①②③。

（107 特師）

（　）20. 衛生福利部最新修訂發布醫事人員執業登記及繼續教育辦法規定，下列敘述何者錯誤？　(A)驗光師執業，應每 6 年接受相關繼續教育之課程積分達 120 點以上　(B)驗光師辦理執業執照更新，應於其執業執照應更新日期屆滿 6 個月內辦理　(C)驗光師執業執照更新檢具之繼續教育，在專業倫理與專業相關法規合計至少應達 15 點　(D)驗光師執業執照更新檢具之繼續教育，應包括感染管制及性別議題之課程。

（107 特師）

（　）21. 驗光人員法規定，符合第 56 條第 1、2、4 項，曾在醫療機構或眼鏡行從事驗光業務，且曾應驗光師、驗光生特種考試者，於該法公布施行之日前已登記經營驗光業務之公司（商號）或醫療機構從事驗光業務，自該法公布施行起最多幾年內免依第 43 條處罰？　(A)10 年　(B)5 年　(C)15 年　(D)3 年。

（107 特師）

（　）22. 驗光師特種考試應考人有下列何種情事者，不得應此一考試？　(A)曾受廢止驗光人員證書處分者　(B)曾受驗光人員停業處分者　(C)曾受廢止驗光人員執業執照者　(D)曾受驗光人員停業處分仍執行業務者。

（107 特師）

（　）23. 驗光所違反收費標準超額收費，下列敘述何者錯誤？　(A)將超收部分於法定期限內退還當事人，主管機關得免予處罰　(B)將超收部分退還當事人後，罰鍰上限是 10 萬元　(C)超收部分限期未退還，處 1 年以下停業處分　(D)驗光所受停業處分時，應同時對其負責驗光人員予以停業處分。

（107 特師）

（　）24. 有關驗光所其驗光室之空間要求，下列何者正確？①明顯區隔之獨立空間　②不得小於 5 坪　③空間之直線距離至少 5 尺　④有電腦驗光機或檢

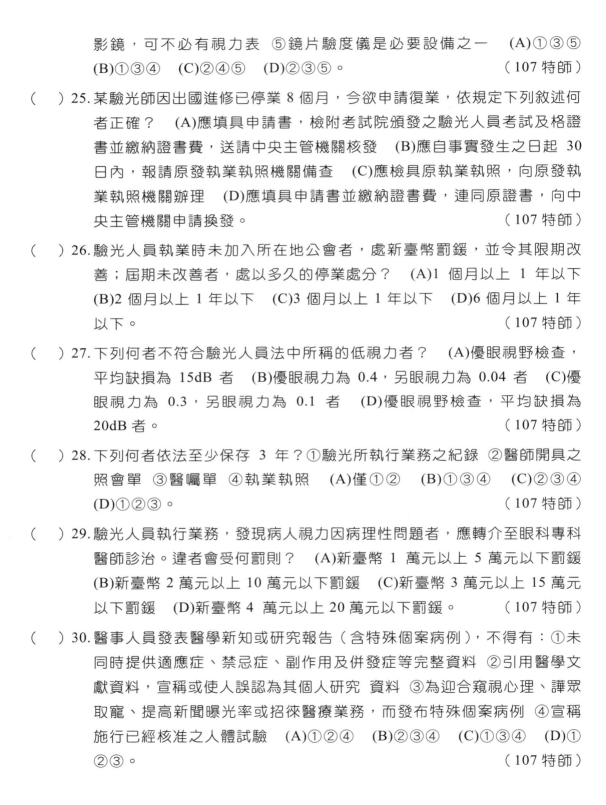

影鏡，可不必有視力表　⑤鏡片驗度儀是必要設備之一　(A)①③⑤
(B)①③④　(C)②④⑤　(D)②③⑤。　　　　　　　　　　（107 特師）

(　　) 25. 某驗光師因出國進修已停業 8 個月，今欲申請復業，依規定下列敘述何
者正確？　(A)應填具申請書，檢附考試院頒發之驗光人員考試及格證
書並繳納證書費，送請中央主管機關核發　(B)應自事實發生之日起 30
日內，報請原發執業執照機關備查　(C)應檢具原執業執照，向原發執
業執照機關辦理　(D)應填具申請書並繳納證書費，連同原證書，向中
央主管機關申請換發。　　　　　　　　　　　　　　　　（107 特師）

(　　) 26. 驗光人員執業時未加入所在地公會者，處新臺幣罰鍰，並令其限期改
善；屆期未改善者，處以多久的停業處分？　(A)1 個月以上 1 年以下
(B)2 個月以上 1 年以下　(C)3 個月以上 1 年以下　(D)6 個月以上 1 年
以下。　　　　　　　　　　　　　　　　　　　　　　　（107 特師）

(　　) 27. 下列何者不符合驗光人員法中所稱的低視力者？　(A)優眼視野檢查，
平均缺損為 15dB 者　(B)優眼視力為 0.4，另眼視力為 0.04 者　(C)優
眼視力為 0.3，另眼視力為 0.1 者　(D)優眼視野檢查，平均缺損為
20dB 者。　　　　　　　　　　　　　　　　　　　　　（107 特師）

(　　) 28. 下列何者依法至少保存 3 年？①驗光所執行業務之紀錄　②醫師開具之
照會單　③醫囑單　④執業執照　(A)僅①②　(B)①③④　(C)②③④
(D)①②③。　　　　　　　　　　　　　　　　　　　　　（107 特師）

(　　) 29. 驗光人員執行業務，發現病人視力因病理性問題者，應轉介至眼科專科
醫師診治。違者會受何罰則？　(A)新臺幣 1 萬元以上 5 萬元以下罰鍰
(B)新臺幣 2 萬元以上 10 萬元以下罰鍰　(C)新臺幣 3 萬元以上 15 萬元
以下罰鍰　(D)新臺幣 4 萬元以上 20 萬元以下罰鍰。　　　（107 特師）

(　　) 30. 醫事人員發表醫學新知或研究報告（含特殊個案病例），不得有：①未
同時提供適應症、禁忌症、副作用及併發症等完整資料　②引用醫學文
獻資料，宣稱或使人誤認為其個人研究 資料　③為迎合窺視心理、譁眾
取寵、提高新聞曝光率或招徠醫療業務，而發布特殊個案病例　④宣稱
施行已經核准之人體試驗　(A)①②④　(B)②③④　(C)①③④　(D)①
②③。　　　　　　　　　　　　　　　　　　　　　　　（107 特師）

（　）31. 下列敘述，何者錯誤？　(A)華僑得依我國法律，應驗光人員考試　(B)直轄市驗光師公會對全國聯合會之決議，有遵守義務　(C)驗光師公會應訂立章程，送請所在地人民團體主管機關立案　(D)驗光師執業，必須加入所在地驗光師職業工會。　　　　　　　　　　　　　　（107 專高）

（　）32. 驗光人員的業務範圍，可以為下列那些未成年人執行驗光？　① 5 歲的兒童，持眼科醫師證明非假性近視確診文件　② 7 歲的國小學生，尚未給眼科醫師確診，第一次配鏡　③ 13 歲的國中學生，尚未給眼科醫師檢查，第一次驗光　④ 17 歲的高中學生，尚未給眼科醫師檢查，第一次配鏡　(A)僅④　(B)②③　(C)③④　(D)①④。　　　　（107 專高）

（　）33. 各項驗光人員證書及執照相關業務，其負責之機關，下列何者錯誤？　(A)驗光人員證書，由中央主管機關核發之　(B)執業執照，向各公會申請　(C)開業執照，向所在地直轄市、縣（市）主管機關申請　(D)廢止驗光師證書，由中央主管機關為之。　　　　　　　　　　（107 專高）

（　）34. 有關在網路上販售隱形眼鏡及其清潔保存溶液的行為，下列何者正確？　①隱形眼鏡屬於醫療器材，禁止在網路上販售　②隱形眼鏡清潔保存溶液屬於醫療器材，禁止在 網路上販售　③藥商得於辦理登記後，於網路上販售隱形眼鏡　④藥商得於辦理登記後，於網路上販售隱形眼鏡清潔保存溶液　(A)①②　(B)③④　(C)①④　(D)②③。　　　　（107 專高）

（　）35. 驗光師每六年應完成繼續教育課程之積分數應至少　(A)達一百五十點　(B)達一百二十點　(C)達七十二點　(D)達六十點。　　　　　（107 專高）

（　）36. 依驗光人員法第 56 條規定曾參與驗光人員特種考試但未及格者，於驗光人員法施行幾年內繼續執行驗光業務免受罰？　(A)5 年　(B)6 年　(C)8 年　(D)10 年。　　　　　　　　　　　　　　　　　　（107 專高）

（　）37. 某驗光所由王先生出資，成員有甲驗光師、乙驗光生、丙驗光生及丁驗光生，並由乙驗光生申請設立該驗光所，應由誰對該驗光所負督導責任？　(A)王先生　(B)甲驗光師　(C)乙驗光生　(D)甲、乙、丙及丁四人共同。　　　　　　　　　　　　　　　　　　　　　（107 專高）

（　）38. 驗光所收取驗光費用之標準，由下列何機關核定？　(A)內政部　(B)經濟部　(C)勞動部　(D)直轄市、縣（市）主管機關。　　　　　（107 專高）

（　）39. 驗光人員如有停業時，應自事實發生之日起幾日內，報請原發開業執照機關備查？　(A)二十日　(B)三十日　(C)四十日　(D)五十日。

（107 專高）

（　）40. 驗光人員法中所稱的低視力者，是指依身心障礙者鑑定作業辦法判定其視覺功能之障礙程度達 1 以上者，此障礙程度 1 包括下列基準，下列何者錯誤？　(A)兩眼視野各為 20 度以內者　(B)兩眼視力均看不到 0.3 者　(C)優眼視力為 0.4，另眼視力小於 0.05（不含）者　(D)優眼自動視野計中心 30 度程式檢查，平均缺損大於 5 dB（不含）者。

（107 專高）

（　）41. 驗光人員執行業務應製作紀錄並：①簽名或蓋章　②不需要加註執行年、月、日　③應依當事人要求提供驗光結果報告　④機構可不用保存紀錄由當事人自行保管　(A)僅①②　(B)僅①③　(C)僅③④　(D)①②③。

（107 專高）

（　）42. 下列何者屬於驗光師之業務？①20 歲之低視力者輔助器具之教導使用　②16 歲之一般隱形眼鏡配鏡驗光　③5 歲之眼科醫師指導下所為之非侵入性驗光　④16 歲之依醫師開具之照會單或醫囑單所為之驗光　(A)②③④　(B)①③④　(C)①②④　(D)①②③。

（107 專高）

（　）43. 醫療法和驗光人員法均有規範之事項為：①機構人員因業務而知悉或持有他人秘密，不得無故洩漏　②機構開業執照揭示於明顯處　③機構負責人代理期間最長不得逾一年　④機構不得以不正當方法招攬業務　(A)①②③④　(B)僅①②　(C)僅②③④　(D)僅①③④。

（107 專高）

（　）44. 依醫事人員人事條例之規定醫事人員分為幾級？　(A)三級　(B)四級　(C)五級　(D)六級。

（107 專高）

（　）45. 未成年人至驗光所驗光時，應由其法定代理人代為表達意思，未成年人不能自己決定，主要是源自下列何種醫學倫理原則？　(A)公平正義　(B)不傷害　(C)知情同意　(D)行善。

（107 專高）

（　）46. 有關驗光生公會設置之理事、監事及候補理事、候補監事，下列何者正確？　(A)直轄市驗光生公會之理事 21 人，監事 7 人，候補理事 6 人，候補監事 2 人　(B)縣（市）驗光生公會之理事 27 人，監事 9 人，候補

理事 8 人，候補監事 2 人　(C)驗光生公會全國聯合會之理事 35 人，監事 11 人，候補理事 11 人，候補監事 4 人　(D)直轄市、縣（市）驗光生公會選派參加驗光生公會全國聯合會之會員代表，以其理事、監事為限。　　　　　　　　　　　　　　　　　　　　　　　（107 專普）

（　）47. 某天張媽媽帶著 5 歲的女兒來驗光所，稱已經給眼科醫師確診她是遠視，且持有醫師眼鏡處方，此時下列驗光生作法何者最恰當？　(A)填寫轉介單轉診給眼科醫師並不得為之驗光　(B)參加由主管機關委託專業團體辦理之訓練取得證明後再幫她驗光　(C)於醫院、診所與眼科醫師合作，或訂定契約合作後再幫她驗光　(D)依其持有之醫師眼鏡處方為之配鏡。　　　　　　　　　　　　　　　　　　　　　（107 專普）

（　）48. 醫學研究常見的告知後同意，主要係落實何種倫理基本守則？　(A)自主原則　(B)不傷害原則　(C)行善原則　(D)公平正義原則。
　　　　　　　　　　　　　　　　　　　　　　　　　　　（107 專普）

（　）49. 有關醫事人員申請執業登記，下列敘述何者正確？①繳納執業執照費②向衛生福利部申請　③檢具執業所在地醫事人員公會會員證明文件　④檢具擬執業機構出具之證明文件　(A)①②④　(B)①②③　(C)②③④　(D)①③④。　　　　　　　　　　　　　　　　　　　（107 專普）

（　）50. 依驗光人員相關職業管理法規及考試法規規定，得應驗光生考試之資格為何？　①公立或立案之私立高級醫事職業以上學校或符合教育部採認規定之國外高級醫事職業以上學校醫用光學技術、驗光、或視光系、科畢業　②經實習期滿成績及格　③無被廢止驗光人員證書　④領有畢業證書　(A)僅①②③　(B)僅③④　(C)僅①②④　(D)①②③④。
　　　　　　　　　　　　　　　　　　　　　　　　　　　（107 專普）

（　）51. 申請驗光所設立之驗光生，必須於規定之機構執行業務多少年以上？
(A)2 年　(B)3 年　(C)4 年　(D)5 年。　　　　　　　　　（107 專普）

（　）52. 驗光人員法公布施行前已登記經營驗光業務之公司（商號），於施行後持續未有依法取得驗光人員資格者從事驗光業務，其公司（商號）何時起不得繼續經營驗光業務？　(A)民國 110 年 1 月 8 日起　(B)民國 110

年 10 月 14 日起　(C)民國 115 年 1 月 8 日起　(D)民國 120 年 10 月 14 日起。　　　　　　　　　　　　　　　　　　　　　　　　（107 專普）

（　）53. 有關驗光生的執業或停業規定，下列何者錯誤？　(A)驗光生執業以 1 處為限，但機構間之支援則例外　(B)驗光生停業或歇業時，應自事實發生之日起 30 日內報請備查　(C)驗光生停業期間，以 1 年為限，逾期應重新申請　(D)驗光生為驗光所負責人於停業時，驗光所也要辦理停業。　　　　　　　　　　　　　　　　　　　　　　　　（107 專普）

（　）54. 婉君在臺中某眼科擔任執業驗光師已滿 5 年，因未婚夫為南投人，想結婚後回南投創業，設立驗光所，依勞動基準法規定，她至少應於離職前幾日告知？　(A) 10 日　(B) 15 日　(C) 20 日　(D)30 日。（107 專普）

（　）55. 驗光所於民國 107 年執行業務之紀錄應保存至少至民國幾年？　(A) 109 年　(B)110 年　(C)112 年　(D)114 年。　　　　　　（107 專普）

（　）56. 依驗光人員法規，驗光人員之驗光業務，下列何者正確？① 12 歲以下者應於眼科醫師指導下為之　②未滿 7 歲兒童之驗光不得為之　③非侵入性之眼球屈光狀態測量　④非侵入性之相關驗光　(A)僅①②　(B)僅②③④　(C)僅①③④　(D)僅③④。　　　　　　　　　　　　（107 專普）

（　）57. 雇主與勞工為離職後競業禁止之約定，對勞工因不從事競業行為所受損失須有合理補償，下列何者敘述錯誤？　(A)合理補償，不包括勞工於工作期間所受領之給付　(B)每月補償金額不低於勞工離職時一個月平均工資百分之五十　(C)合理補償，應約定離職後按月給付，不得一次預為給付，違反者，其約定無效　(D)其補償金額應足以維持勞工離職後競業禁止期間之生活所需。

（　）58. 醫療機構的病歷與驗光所的紀錄規定，下列敘述何者正確？　(A)醫療機構之病歷至少保存 3 年　(B)驗光所之業務紀錄至少保存 7 年　(C)醫療機構與驗光所未依法保存病歷、紀錄，均處罰保管人員　(D)醫療機構與驗光所未依法保存規定年限以上，處新臺幣 1 萬元以上 5 萬元以下罰鍰。　　　　　　　　　　　　　　　　　　　　　　　　（107 專普）

( ) 59.各機關醫事人員除聘用何種醫事人員外，經依規定先派代理後，送請銓敘部銓敘審定，經銓敘審定不合格者，應即停止其代理？ (A)驗光人員 (B)護理人員 (C)住院醫師 (D)主治醫師。 （107 專普）

( ) 60.有關醫學倫理，下列敘述何者正確？①宗旨在於解除醫學科技與人性需求的衝突 ②不傷害原則是醫療人員應保護無決定能力之人，所有醫療行為應以病人的利益為前提 ③病人有權自由決定自身所受健康照護方式，且醫療人員不得對病人進行其不想接受的醫療措施是尊重自主原則 ④行善原則乃意指不讓病人的身體與心靈受到任何不當的傷害 ⑤公平正義原則意指基於正義與公道，以公平合理的處事態度來對待病人 ⑥是利用道德哲學的理論與研究架構，以探討倫理問題領域中的醫學問題 (A)①③⑤ (B)②⑤⑥ (C)①④⑥ (D)②③④。 （107 專普）

📖 解答及解析

1.(A)	2.(D)	3.(B)	4.(D)	5.(D)	6.(B)	7.(B)	8.(B)	9.(D)	10.(C)
11.(A)	12.(D)	13.(A)	14.(D)	15.(B)	16.(B)	17.(D)	18.(D)	19.(C)	20.(C)
21.(A)	22.(A)	23.(A)	24.(A)	25.(C)	26.(A)	27.(C)	28.(D)	29.(B)	30.(D)
31.(D)	32.(A)	33.(B)	34.(C)	35.(B)	36.(D)	37.(C)	38.(D)	39.(B)	40.(D)
41.(B)	42.(C)	43.(A)	44.(B)	45.(C)	46.(A)	47.(D)	48.(A)	49.(D)	50.(D)
51.(D)	52.(C)	53.(C)	54.(D)	55.(B)	56.(D)	57.(C)	58.(D)	59.(C)	60.(A)

1. 驗§40，驗光生公會，其組織準用本章驗光師公會之規定。(A)驗§47。

2. 驗§12，驗光人員執行業務，發現視力不能矯正至正常者，「應」轉介至醫療機構診治。驗§45，未將當事人轉介至醫療機構。處新臺幣 2 萬元以上 10 萬元以下罰鍰；其情節重大者，並處 1 個月以上 1 年以下停業處分或廢止其執業執照。

3. 繼§8。

4. 驗§56。

5. (A)、(B)驗§44，3~15 萬。(C)驗§46，2~10 萬。(D)驗§48。

6. (A)、(C)、(D)驗§46 (B)驗§42，廢止其開業執照。

7. 驗細§9，(B)沒有該項規定。

8. 驗§18，(A)停業期間，以 1 年為限；逾 1 年者，應辦理歇業。(C) 、(D)停業或歇業時，應自事實發生之日起 30 日內，報請原發「開業」執照機關備查。

9. ②、③驗§24、44。①驗§45，2~10 萬④驗§48，1~5 萬。

10. 驗§12，②低視力者輔助器具之教導使用屬驗光師業務。

11. 《職業安全衛生法》§20，對在職勞工應施行下列健康檢查：一、一般健康檢查。…前項檢查應由中央主管機關會商中央衛生主管機關認可之醫療機構之醫師為之；檢查紀錄雇主應予保存，並負擔健康檢查費用。

12. (A)《醫師法》§28，未取得合法醫師資格，執行醫療業務者，處 6 個月以上 5 年以下有期徒刑。(C)《醫師法》§28。(D)療細§47，醫療機構之醫事人員執業時，「應」配戴身分識別證明。

13. 醫事人員人事條例施行細則§3，④6 年以上。

14. 本題論述有可能類比馬斯洛 Abraham Harold Maslow 的需求理論，依次由較低層次到較高層次，生理需求、安全需求、社會需求、尊重需求和自我實現需求五類。

15. 相關其他說法五原則、六原則。正義、自主、行善、不傷害、保密、誠信。當問到四原則，即前面 4 項。五原則，前面 5 項。六原則，上述 6 項。

16. (A)驗§33，不以其理事、監事為限。(B)驗光師公會全國聯合會理事、監事之當選，不以直轄市、縣（市）驗光師公會選派參加之會員代表為限。(C)驗§29，21 人以上。(D)驗§34，每年召開會員（會員代表）大會 1 次。

17. 驗§12，衛生福利部函 衛授食字第 1051610341 號，非一般用隱形眼鏡:角膜塑型鏡片、角膜病變及錐狀角膜鏡片、角膜或眼內術後矯正鏡片，屬於醫療臨床上之治療、診斷。

18. 驗§41。

19. 驗§12，衛生福利部函 衛授食字第 1051610341 號。①一般隱形眼鏡之驗光、配鏡，可。④配戴後之一般驗光，可。執行矯正圓錐角膜隱形眼鏡之配鏡，不可以。

20. (C)繼§13，專業品質、專業倫理與專業相關法規合計至少應達 12 點。(B)繼
    §7，本答案設計最好加註屆滿「前」6個月內。

21. 驗§56。

22. 驗§6。

23. (A)、(B)、(C)驗§46，(D)驗§52。

24. 驗所§3，②不得小於 5 平方公尺④視力表是必要設備之一。

25. (A)驗細§2，請領驗光人員證書。(B)驗§10，指驗光人員停業或歇業程序。
    (D)驗細§3，應是指驗光人員證書毀損申請換發。

26. (A)驗§47。《驗光人員法》罰則中停業處分規定是 1 個月以上 1 年以下，參
    見驗§45、46、47、48。

27. 驗§12 與《身心障礙者鑑定作業辦法》第 5 條附表二：矯正後優眼視力為
    0.3，另眼視力小於 0.1（不含）時為輕度障礙。本題(C)另眼視力為 0.1
    （含）故不符。

28. 驗§20。

29. 驗§45。

30. 醫事人員發布醫學新知或研究報告倫理守則，90.11.22 衛署醫字第
    0900072518 號④不得有宣稱施行未經核准之人體試驗。

31. (A)驗§55。(B)驗§37。(C)驗§35。(D)驗§11，應加入所在地驗光師「公」
    會。

32. 驗§12，15 歲以下者應於眼科醫師指導下為之。相關法規，驗細§6，驗光
    人員對於 6 歲以上 15 歲以下者第一次驗光及配鏡，應於醫師確診為非假性近
    視，始得為之。

33. (B)驗§7，驗光人員應向執業所在地直轄市、縣（市）主管機關申請執業登
    記。(A)驗§4。(C)驗§15。(D)驗§54。

34. 見「通訊交易通路販售醫療器材之品項及應遵行事項」，衛授食字第
    1101601942 號，自中華民國 110 年 5 月 1 日生效。附件醫療器材商及藥局得
    於通訊交易通路販售之第二等級醫療器材品項。硬式（軟式）隱形眼鏡清潔

液、保養液、保存液、護理液、濕潤液、雙氧系統、去蛋白錠、隱形眼鏡用緩衝生理食鹽水。（原衛授食字第 1051610341 號）。

35. 繼§13。

36. 驗§56。

37. 驗§16。

38. 驗§21。

39. 驗§10。本題出題有誤，驗光人員停業→報請原發執業執照機關備查。

40. 《身心障礙者鑑定作業辦法》第 5 條附表二：身心障礙類別、鑑定向度、程度分級與基準。

   1. 矯正後兩眼視力均看不到 0.3，或矯正後優眼視力為 0.3，另眼視力小於 0.1（不含）時，或矯正後優眼視力 0.4，另眼視力小於 0.05（不含）者。

   2. 兩眼視野各為 20 度以內者。

   3. 優眼自動視野計中心 30 度程式檢查，平均缺損大於 10dB（不含）者。

41. 驗§13。　②要加註　④驗光所保管 3 年。

42. 驗§12。　③未滿 6 歲兒童之驗光，不得為之　④其他依醫師開具之照會單或醫囑單所為之驗光，16 歲符合規定。15 歲以下者應於眼科醫師指導下為之。

43. ①療§72，醫療機構及其人員因業務而知悉或持有病人病情或健康資訊，不得無故洩漏。驗§24，驗光人員及其執業機構之人員，對於因業務而知悉或持有他人秘密，不得無故洩漏。②療§20，醫療機構應將其開業執照、診療時間及其他有關診療事項揭示於明顯處所。驗§19，驗光所應將其開業執照及收費標準，揭示於明顯處。　③療§19、驗§17。　④療§61、驗§23。

44. 《醫事人員人事條例》§3，分為師級及士（生）級，師級人員並再分為師（一）級、師（二）級與師（三）級。

45. 相關其他說法五原則、六原則。正義、自主、行善、不傷害、保密、誠信。醫學的知情同意倫理是用在診療與試驗領域，溢出這個範圍的消費行為是否會連結知情同意原則仍有討論空間。另外，本題題旨應是較符自主原則。

46. 驗§40 驗光生公會，其組織準用本章驗光師公會之規定。驗§31 各級驗光師公會之監事名額不得超過各該公會理事名額 1/3。各級驗光師公會得置候補理事、候補監事，其名額不得超過各該公會理事、監事名額 1/3。

    做這一道題要分三階檢驗（按理要先檢驗理事人數不可超過全體會員（會員代表）人數 1/2）第 1 階，該公會理事名額須低於各級公會規定最高數額 21 人、27 人、35 人。第 2 階，監事名額只要低於該公會理事名額 1/3 就可以（不是該級公會最高數額）。第 3 階，候補理事、候補監事名額只要低於該公會理事、監事 1/3 的名額就可以。(A)理事不得超過 27 人。(B)理事不得超過 21 人。(C)候補監事 3 人。(D)不以其理事、監事為限。

47. 驗§12。(A)轉介條件，驗光人員發現視力不能矯正至正常時。(B)、(C)未滿 6 歲兒童之驗光，不得為之。

48. 相關其他說法五原則、六原則。 正義、自主、行善、不傷害、保密、誠信。

49. ②繼§4，向所在地直轄市、縣（市）主管機關申請。

50. 專門職業及技術人員高等暨普通考試驗光人員考試規則§7。

51. 驗§15。

52. 105.01.06 自公布日施行，驗§56，自本法公布施行起 10 年內免依第 43 條處罰。《中央法規標準法》§13：法規明定自公布或發布日施行者，自公布或發布之日起算至第 3 日起發生效力。是故 115 年 1 月 7 日落日條款 10 年期滿。

53. (C)驗§10，逾 1 年者，應辦理歇業 (A)驗§9 (B)驗§10 (D)驗§52。

54. 勞§15、16。勞§15，不定期契約，勞工終止契約時，應準用第 16 條第 1 項規定期間預告雇主。勞§16，雇主依第 11 條或第 13 條但書規定終止勞動契約者，其預告期間依左列各款之規定：

    一、繼續工作三個月以上一年未滿者，於 10 前預告之。

    二、繼續工作一年以上三年未滿者，於 20 日前預告之。

    三、繼續工作三年以上者，於 30 日前預告之。

55. 驗§20，至少保存 3 年。

56. 驗§12。按理出題宜嚴謹，如果「③非侵入性之眼球屈光狀態測量」都能算是符合題旨，則「① 12 歲以下者應於眼科醫師指導下為之」也應該是正確。正確答案就應該是(C)，非(D)。

57. (A)勞§9-1 (B)勞細§7-3 (C)勞細§7-3，可一次預為給付或按月給付 (D)勞細§7-3。

58. (A)療§70，7 年 (B)驗§20，3 年 (C)療§70、驗§20，罰醫療機構、驗光所 (D)療§102、驗§49。

59. 醫事人員人事條例§8。

60. 相關其他說法五原則、六原則。 正義、自主、行善、不傷害、保密、誠信。②避免讓病人受到不當的傷害，不限定保護無決定能力之人。④行善原則是不讓病人受到不當的傷害之外，再強化為病人提高服務品質的努力。⑥醫學倫理是利用道德哲學的理論及研究架構，以探討醫學領域中所有倫理問題的研究。本題似乎出題來自「病人安全與醫學倫理」，楊鳳凰。

108 年歷屆考題

( ) 1. 有關驗光生公會理事、監事之產生，下列敘述何者正確？①縣（市）公會之理事不得超過 21 人 ②直轄市公會之理事不得超過 27 人 ③全國聯合會之理事不得超過 30 人 ④各級驗光生公會之理事名額不得超過全體會員（會員代表）人數三分之一 (A)①④ (B)②④ (C)①② (D)③④。 （108 特生）

( ) 2. 驗光人員為 6 歲以上 15 歲以下者驗光，依驗光人員法施行細則之規定，下列實施方式何者錯誤？ (A)經眼科醫師確診有眼睛病變引起視力不良者，與眼科醫師訂定契約合作為之驗光 (B)經眼科醫師確診為假性近視者，持醫師證明文件由驗光人員逕為驗光 (C)經眼科醫師確診有眼睛病變且經治療，其視力不良者，參加由主管機關委託專業團體辦理之訓練取得證明後逕行驗光 (D)發現視力不能矯正至正常者應填具轉介單轉介至醫療機構診治，並敘明不能矯正之特定狀況。 （108 特生）

( ) 3. 驗光所內成員有甲驗光師、乙驗光生，並由乙驗光生申請設立驗光所，今驗光所因違反驗光人員法而受有罰鍰之處分，試問受處罰者為誰？ (A)甲驗光師 (B)乙驗光生 (C)甲驗光師及乙驗光生 (D)驗光所。 （108 特生）

( ) 4. 眼鏡公司（商號）內設置之驗光所，其總樓地板面積，不得小於多少平方公尺，其中驗光室空間，不得小於多少平方公尺？ (A)總樓地板面積，不得小於 7 平方公尺，其中驗光室空間，不得小於 6 平方公尺 (B)總樓地板面積，不得小於 8 平方公尺，其中驗光室空間，不得小於 6 平方公尺 (C)總樓地板面積，不得小於 5 平方公尺，其中驗光室空間，不得小於 5 平方公尺 (D)總樓地板面積，不得小於 9 平方公尺，其中驗光室空間，不得小於 5 平方公尺。 （108 特生）

( ) 5. 依驗光人員法之規定，驗光生執業，應在多少期間內接受達多少積分數之繼續教育，始得辦理執業執照更新？ (A)3 年，72 點 (B)3 年，120 點 (C)6 年，72 點 (D)6 年，120 點。 （108 特生）

（　）6. 有關驗光所停業、歇業應辦理事項的敘述，下列何者錯誤？　(A)辦理停業之驗光所應註銷其開業登記及開業執照　(B)驗光所停業或歇業後，其所屬驗光人員應同時辦理停業、歇業或變更執業處所　(C)驗光所歇業應將招牌拆除　(D)驗光所辦理停業或歇業，應自事實發生之日起 30 日內辦理。　　　　　　　　　　　　　　　　（108 特生）

（　）7. 驗光人員證書之核發單位為　(A)考選部　(B)衛生福利部　(C)直轄市政府或縣（市）政府　(D)驗光師（生）公會。　　　　　（108 特生）

（　）8. 依驗光所設置標準，眼鏡公司內設置之驗光所，下列敘述何者錯誤？(A)驗光所應有明顯區隔之獨立出入口　(B)手部衛生設備可以沒有獨立出入口　(C)驗光室要有明顯區隔之獨立空間　(D)驗光所等候空間於法規定不得與眼鏡公司共用。　　　　　　　　　　　　（108 特生）

（　）9. 依驗光人員法第 10 條，某驗光人員於 107 年 1 月 10 日辦理停業，其停業期限最多至何時為限？　(A)107 年 4 月 10 日　(B)107 年 7 月 10 日(C)107 年 10 月 10 日　(D)108 年 1 月 10 日。　　　　　　（108 特生）

（　）10. 醫療機構所屬驗光人員於執行業務，須親自製作紀錄，下列何者正確？①必須要簽名並　且蓋章　②簽名或蓋章皆可　③必須註明執行年、月、日與時、分　④紀錄可以增刪，必須於增刪處簽名且蓋章及註明年、月、日與時、分　(A)僅①③　(B)僅②③④　(C)僅①③④　(D)僅②。　　　　　　　　　　　　　　　　　　　　　　　　　　　　　（108 特生）

（　）11. 依驗光人員法的規定，有關驗光生的執業規定，下列何者正確？　(A)驗光生執業，須向中央主管機關申請核准　(B)驗光生執業，須加入驗光生公會全國聯合會　(C)驗光生若要開業，須雇用驗光師方得申請開業　(D)驗光生的執業範圍不包含低視力者輔具的教導使用。

（108 特生）

（　）12. 某驗光所因業務擴展，聘請之驗光人員與行政人數至少達幾人以上，依勞動基準法相關法規之規定，應訂立工作規則，向主管機關報請核備？(A)10 人　(B)20 人　(C)30 人　(D)40 人。（108 特生）

（　）13. 現行關於驗光生醫療糾紛的鑑定，是由那一個單位主辦？　(A)驗光生全國聯合會　(B)衛生福利部醫事司　(C)衛生福利部醫事審議委員會(D)當地衛生主管機關醫政科。　　　　　　　　　　　　（108 特生）

（　）14. 有關醫事人員人事條例內容之敘述，下列何者錯誤？　(A)各類醫事人員依各該醫事法規規定分為師級及士（生）級　(B)師級人員並再分為師（一）級、師（二）級與師（三）級，以師（三）級為最高級　(C)醫事人員初任各級職務，先予試用 6 個月　(D)驗光人員得適用醫事人員人事條例。　　　　　　　　　　　　　　　　　　　　（108 特生）

（　）15. 驗光人員之業務倫理，下列何者錯誤？　(A)受衛生、司法或司法警察機關詢問時，不得為虛偽之陳述或報告　(B)驗光人員之姓名及證書字號，不得為驗光廣告　(C)不得利用業務上之機會，獲取不正當利益(D)對於因業務而知悉或持有他人秘密，不得無故洩漏。　（108 特生）

（　）16. 參加驗光師考試應考人有下列各款情事之一者，依法將受到取消應考資格、扣考、不予錄取或撤銷其考試及格資格等處分，並自發現之日起 5 年內不得應考試院舉辦或委託舉辦之各種考試，但何者不包括在內？(A)以詐術或其他不正當方法，使考試發生不正確之結果　(B)自始不具備應考資格　(C)偽造或變造應考證件　(D)冒名頂替。　（108 特師）

（　）17. 有關驗光師公會受管轄的敘述，下列何者錯誤？　(A)縣市政府是公會所在地的人民團體主管機關　(B)縣市政府是公會的目的事業主管機關(C)公會要成立社團法人除由社政機關核准外，仍必須向地方法院辦理登記　(D)公會屬衛政機關主管，驗光人員業務屬社政機關主管。
　　　　　　　　　　　　　　　　　　　　　　　　　　　（108 特師）

（　）18. 驗光人員為 6 歲以上 15 歲以下者驗光，可以進行下列那些行為？①給予散瞳劑，以確定是否為假性近視 ②對於視力不能矯正至正常者，進行詐盲測驗 ③對於懷疑有眼睛病變者，進行眼底檢查 ④依醫師開具之照會單或醫囑單進行驗光　(A)①④　(B)②③　(C)僅④　(D)③④。
　　　　　　　　　　　　　　　　　　　　　　　　　　　（108 特師）

（　）19. 驗光所核准登記事項，包含下列何項？①名稱、地址及開業執照字號
②負責驗光人員之學經歷　③執行業務之項目　④其他依規定應行登記事
項　(A)僅①④　(B)①③④　(C)①②③　(D)②③④。　　（108 特師）

（　）20. 民眾選購合法隱形眼鏡，應注意產品包裝明確標示醫療器材許可證字
號，民眾可至下列那個主管單位網站查詢該產品的許可證？　(A)經濟
部標準檢驗局　(B)衛生福利部食品藥物管理署　(C)衛生福利部疾病管
制署　(D)縣市衛生局。　　（108 特師）

（　）21. 有關醫事人員執業登記及繼續教育辦法之規定，下列敘述何者正確？
(A)繼續教育課程及積分，應由經所在地直轄市、縣（市）主管機關認
可之醫事人員團體辦理審查認定及採認　(B)未依計畫書收費項目及金
額收費，致生超收費用或擅立項目收費，其採認之醫事人員繼續教育課
程及積分，不生採認之效果　(C)有規避、妨礙或拒絕中央主管機關查
核之情事，經中央主管機關依規定廢止認可之醫事人員團體，1 年內不
得重新申請認可　(D)醫事人員受懲戒處分應接受一定時數繼續教育
者，得以醫事人員執業登記及繼續教育辦法所定應接受之繼續教育抵
充。　　（108 特師）

（　）22. 申請設立驗光所之驗光師，必須在驗光人員法第 9 條所定的機構執行業
務達幾年以上？　(A)1 年　(B)2 年　(C)3 年　(D)5 年。　　（108 特師）

（　）23. 依據驗光所設置標準第 3 條規定，驗光所應有下列那些設施？①驗光室
②眼壓計　③等候空間　④保存執行業務紀錄之設施　(A)①②④　(B)①
③④　(C)②③④　(D)①②③。　　（108 特師）

（　）24. 驗光所因故須歇業或停業時，下列敘述何者正確？　(A)應自事實發生
之日起 30 日前，報請原發開業執照機關備查　(B)歇業期間，以 1 年為
限；逾 1 年者，應辦理停業　(C)登記事項如有變更，代理期間超過 45
日者，應由被代理者報請原發開業執照機關備查　(D)驗光所遷移或復
業者，應以驗光人員為申請人，向所在地直轄市、縣（市）主管機關申
請核准登記，發給開業執照，始得為之。　　（108 特師）

（　）25. 下列有關低視力者輔助器具之敘述何者正確？　①只能由驗光師教導使
用　②驗光生亦能教導使用　③教導低視力者使用輔助器具時應配置相關

必要設備 ④教導低視力者使用輔助器具時不需要配置相關必要設備
(A)①③　(B)①④　(C)②③　(D)②④。　　　　　　　　　（108 特師）

（　）26. 驗光所負責驗光師參加環球旅行 88 天，由同所其他驗光師代理驗光所
之業務，但未報備原發開業執照之機關備查，下列處分何者正確？
(A)處新臺幣 1 萬元以上 5 萬元以下罰鍰　　(B)處新臺幣 2 萬元以上 10
萬元以下罰鍰　(C)處新臺幣 3 萬元以上 10 萬元以下罰鍰　(D)處新臺
幣 3 萬元以上 15 萬元以下罰鍰。　　　　　　　　　　（108 特師）

（　）27. 雇主與勞工簽訂離職後競業禁止的勞動契約，其期間、區域、職業活動
之範圍及就業對象依法不得逾越合理範疇，下列何者即所謂的未逾越合
理範疇規定？　(A)其期間，不得逾越勞工欲保護之技術資訊之生命週
期，且最長不得逾 2 年　(B)其區域，應以原勞工實際營業活動之範圍
為限　(C)其職業活動範圍應具體明確，且與勞工原職業活動範圍相同
或類似　(D)其就業對象應具體明確，並以與原勞工營業活動相同或類
似，且有競爭關係者。　　　　　　　　　　　　　　　（108 特師）

（　）28. 醫療法規定不視為醫療廣告者包括：①醫學新知或研究報告之發表　②
病人衛生教育　③學術性刊物未涉及招徠醫療業務者　④藉採訪或報導為
宣傳　(A)①②④　(B)②③④　(C)①②③　(D)①③④。　（108 特師）

（　）29. 依醫事人員人事條例，領有師級醫事專門職業證書後，實際從事幾年以
上相關專業工作，並符合相關之學歷、經歷及專業訓練規定者，可取得
各該類別醫事職務師（二）級醫事人員之任用資格？　(A) 3 年　(B) 4
年　(C) 5 年　(D)6 年。　　　　　　　　　　　　　　（108 特師）

（　）30. 下列有關驗光所業務倫理之敘述，何者錯誤？　(A)應將其開業執照及
收費標準揭示於明顯處，不得超額或擅立項目收費　(B)執行業務之紀
錄及醫師開具之照會單或醫囑單，應妥為保管並至少保存 5 年　(C)不
得以不正當方法招攬業務，其人員不得利用業務上之機會獲取不正當利
益　(D)不得違反收費標準，收取費用應開給載明收費項目及金額之收
據。　　　　　　　　　　　　　　　　　　　　　　　（108 特師）

（　）31. 驗光人員執業時未加入所在地公會者，由下列何者處罰？　(A)縣市政
府　(B)公會　(C)工會　(D)地方法院。　　　　　　　　（108 專高）

（　）32. 驗光人員執業時未加入所在地公會者，處罰鍰新臺幣多少元？　(A)1 萬元以上 5 萬元以下　(B)2 萬元以上 10 萬元以下　(C)3 萬元以上 15 萬元以下　(D)4 萬元以上 20 萬元以下。　　　　　　　　（108 專高）

（　）33. 驗光人員為六歲以上十五歲以下者驗光，應於眼科醫師指導下為之，下列何者正確？　①經眼科醫師確診為假性近視者，驗光人員與眼科醫師訂定契約合作者，可以驗光　②經眼科醫師確診為非假性近視者，驗光人員在眼科醫師當場指導下，可以驗光　③經眼科醫師確診為眼睛病變引起視力不良者，驗光人員於醫院與眼科醫師合作，可以驗光　④經眼科醫師確診為視網膜退化引起視力不良者，驗光人員於參加由主管機關委託專業團體辦理之訓練取得證明後，可以驗光　(A)僅①④　(B)僅①②③　(C)僅②③④　(D)①②③④。　　　　　　　　（108 專高）

（　）34. 有關隱形眼鏡販售業者刊播廣告時須符合之規定，下列敘述何者錯誤？　(A)隱形眼鏡屬於醫療器材，非藥商不得為藥物廣告，且不得藉採訪、報導或以其他不正當方式為宣傳　(B)應於刊播前將廣告所有文字、圖畫或言詞，申請中央或直轄市衛生主管機關核准，並向傳播業者送驗核准文件　(C)廣告經中央或直轄市衛生主管機關核准者，其有效期間為六個月，自核發證明文件之日起算　(D)廣告期滿仍需繼續者，得申請原核准之衛生主管機關核定展延之；每次展延之期間，不得超過一年。　　　　　　　　（108 專高）

（　）35. 有關醫事人員申請執業登記所需之繼續教育證明文件，下列敘述何者正確？　(A)醫事人員領得醫事人員證書逾五年首次申請執業登記，得免檢具繼續教育之證明文件　(B)醫事人員歇業後重新申請執業登記之日期，未逾原執業處所執業執照所載應更新日期，得免檢具繼續教育之證明　(C)領得醫事人員證書五年內申請執業登記，得以前一年內接受繼續教育課程總積分達六分之一以上之證明文件代之　(D)醫事人員連續歇業期間逾二年，得以申請執業登記前二年內接受繼續教育課程總積分達六分之一以上之證明文件代之。　　　　　　　　（108 專高）

（　）36. 有關證書的及格與廢止，下列敘述何者錯誤？　(A)考試院頒發驗光人員考試及格證書　(B)中央主管機關核發驗光人員證書　(C)縣（市）主

管機關核發驗光人員執業執照 (D)縣（市）主管機關廢止驗光師證
書。 （108 專高）

（ ）37. 下列那些符合驗光所申請與設立的條件？ ①驗光生可以為申請人 ②限
曾在核准登記的醫療機構或驗光所執行業務五年以上的驗光師提出申請
③須向衛生福利部申請核准登記 ④須領到所在地主管機關發給的開業
執照後始得為之 (A)①② (B)③④ (C)①④ (D)②③。（108 專高）

（ ）38. 某驗光所因故預計七月一日起暫停營業二年，依驗光人員法之規定應該
如何辦理？ (A)應在七月三十日前依規定辦理備查，於其開業執照註
明停業日期及理由後發還 (B)應在七月三十日前依規定辦理備查，註
銷其開業登記，並收回執照 (C)應在六月一日前依規定辦理備查，註
銷其開業登記，並收回執照 (D)應在六月一日前依規定辦理備查，於
其開業執照註明停業日期及理由後發還。 （108 專高）

（ ）39. 驗光人員業務配鏡所稱一般隱形眼鏡 ①指用於治療之隱形眼鏡 ②指用
於診斷之隱形眼鏡 ③指非用於治療之隱形眼鏡 ④指非用於診斷之隱形
眼鏡 (A)僅②③正確 (B)僅①③正確 (C)僅③④正確 (D)僅②④正
確。 （108 專高）

（ ）40. 驗光所之負責驗光師，因故更改驗光所名稱，負責驗光師應在更改名稱
幾日內向原發開業執照機關辦理驗光所登記事項變更？ (A)十日內
(B)二十日內 (C)三十日內 (D)六十日內。 （108 專高）

（ ）41. 驗光人員執行業務，若發現有視力不能矯正至正常者，則應如何？
(A)應於眼科醫師指導下為之 (B)應教導其使用低視力者輔助器具
(C)應轉介至醫療機構診治 (D)應開照會單或醫囑單給醫師。
（108 專高）

（ ）42. 非有下列情事之一者，雇主不得預告勞工終止勞動契約？ ①歇業或轉
讓時 ②虧損或業務緊縮時 ③不可抗力暫停工作在十天以上時 ④勞工
對於所擔任之工作確不能勝任時 (A)①②③④均正確 (B)僅②③④正
確 (C)僅①③④正確 (D)僅①②④正確。 （108 專高）

（ ）43. 依醫事人員人事條例，領有師級醫事專門職業證書後，實際從事幾年以
上相關專業工作，並符合相關之學歷、經歷及專業訓練規定者，可取得

各該類別醫事職務師（一）級醫事人員之任用資格？　(A)十　(B)十一　(C)十二　(D)十三。　（108 專高）

(　　)44. 醫學倫理中的自主原則，在臨床上的具體實踐之一就是「知情同意」。對於一位十八歲的患者而言，其同意權的行使，下列何者正確？　(A)該患者尚未成年，屬於無行為能力者，僅能由法定代理人行使同意權　(B)該患者屬於限制行為能力者，須由本人或法定代理人行使同意權　(C)該患者屬於限制行為能力者，須由本人及法定代理人行使同意權　(D)該患者已經成年，可以完全自主行使同意權。　（108 專高）

(　　)45. 依據勞動基準法第 9 條之 1 規定，雇主與驗光人員約定「離職後競業禁止」，應符合下列要件才可定之，下列敘述何者錯誤？　(A)雇主有應受保護之正當營業利益　(B)勞工擔任之職位或職務，能接觸或使用雇主之營業秘密　(C)離職後競業禁止之期間，最長不得逾二年　(D)雇主對勞工因不從事競業行為所受損失有合理補償。此項補償包括勞工於工作期間所受領之給付。　（108 專高）

(　　)46. 有關驗光生公會之章程，下列何者正確？　(A)應載明會員之入會或出會，應納之會費及繳納期限，代表之產生及其任期　(B)應造具會員名冊送請所在地衛生主管機關立案，並分送中央及所在地主管機關備查　(C)應載明會員代表、理事、監事之名額、權限及任期，並接受主管機關核查　(D)應載明宗旨、組織及任務，名稱、區域及會所所在地地址、電話及交通路線。　（108 專普）

(　　)47. 驗光人員執行業務，發現視力不能矯正至正常者，應如何處置？　①轉介至醫療機構診治　②應填具轉介單　③並敘明不能矯正之特定狀況　④不需要敘明狀況　(A)僅①②③　(B)僅②④　(C)僅①④　(D)僅①③。　（108 專普）

(　　)48. 驗光人員如將其證照租借他人使用者，將遭受下列何種處分？　(A)沒收其租借所得　(B)受罰鍰處分　(C)受停業處分　(D)廢止其驗光人員證書。　（108 專普）

(　　)49. 申請認可辦理繼續教育課程與積分審查認定及採認之各該類醫事人員團體，應符合　①為全國性之醫事人員學會、各該類醫事人員相關學會或

公會　②設立滿一年　③驗光人員團體全國執業人數應達百分之二十以上
④驗光人員團體全國執業人數應達百分之十以上　(A)②④　(B)①③
(C)②③　(D)①④。　　　　　　　　　　　　　　　　　　　（108 專普）

（　）50.某生前年考取驗光生證書後出國進修，今年回國首次申請執業登記，應
檢具下列何種條件之繼續教育證明文件，主管機關始可發給執業執照？
(A)得免檢具該類醫事人員繼續教育課程之證明文件　(B)得以前一年內
接受所定繼續教育課程積分達三點以上之證明文件代之　(C)得以該類
醫事人員前一年內接受各款繼續教育課程總積分達六分之一以上之證明
文件代之　(D)達七十二點之繼續教育課程證明文件，專業品質、專業
倫理、專業相關法規合計至少七點，其中應包括感染管制及性別議題之
課程；超過十四點者，以十四點計。　　　　　　　　　　　（108 專普）

（　）51.依驗光人員法要成為一位執業之驗光人員，須具備下列那些要件，其過
程先後順序應為？　①國內正規驗光或視光科系學校畢業　②通過考試院
國家考試　③向衛生福利部申請驗光師或生醫事人員證書　④加入地方之
驗光人員公會　⑤向地方驗光人員法主管機關申請執業執照　(A)①②③
④⑤　(B)①②③⑤④　(C)①③②⑤④　(D)①③②④⑤。　（108 專普）

（　）52.依照驗光人員法，下列那些人可以在驗光所、醫療機構從事驗光業務？
①某君剛從立案之私立高級醫事職業學校畢業，去年通過驗光生考試，
領有考試及格證書　②某外國人曾應驗光師特種考試，於本法公布施行
之日前在未經登記經營驗光業務的眼鏡店從事驗光工作　③未具驗光人
員資格，在醫師指導下實習之視光系學生　④未具驗光人員資格，於醫
師指示下的護理師　⑤某君未曾應驗光師特種考試，於本法公布施行之
日前在已登記經營驗光業務的眼鏡店從事驗光工作　(A)①②　(B)①⑤
(C)③④　(D)③⑤。　　　　　　　　　　　　　　　　　　（108 專普）

（　）53.就矯正視力為基準，下列何者符合低視力者之定義　①矯正後兩眼視力
均看不到 0.5　②矯正後優眼視力 0.4，另眼視力小於 0.05　③矯正後優
眼視力為 0.3，另眼視力小於 0.1　④矯正後兩眼視力均看不到 0.3　(A)
僅①②　(B)僅②③④　(C)①②③④　(D)僅③④。　　　（108 專普）

（ ）54.驗光人員執行業務時，有關驗光紀錄規範之敘述，下列何者正確？ ①應製作紀錄 ②紀錄應簽名或蓋章及加註執行年、月、日 ③並應依當事人要求，提供驗光結果報告及簽名或蓋章 ④違反處新臺幣二萬元以上十萬元以下罰鍰 (A)僅①②③ (B)僅①②④ (C)僅③④ (D)①②③④。 （108 專普）

（ ）55.驗光人員執行業務，發現視力不能矯正至正常者，應轉介至醫療機構診療，違反者處 ①新臺幣二至十萬罰鍰 ②新臺幣三至十五萬罰鍰 ③新臺幣五至十五萬罰鍰 ④其情節重大者，並處一個月以上一年以下停業處分或廢止其執業執照 (A)①④ (B)②④ (C)③④ (D)僅①。 （108 專普）

（ ）56.勞工有特別休假規定，在同一事業單位，繼續工作滿 5 年以上 10 年未滿者，每年 15 日，若 10 年以上者， 每 1 年加給多少日？加至 30 日為止 (A)1 日 (B)3 日 (C)5 日 (D)7 日。 （108 專普）

（ ）57.醫療機構所屬驗光人員因業務而知悉或持有病人病情或健康資訊而無故洩漏者 ①依驗光人員法處罰該驗光人員 ②依醫療法處罰該醫療機構 ③依醫療法處罰該行為之驗光人員 ④其觸犯刑事法律者，並移送司法機關辦理 (A)僅①③④ (B)僅②④ (C)僅①③ (D)①②③④。 （108 專普）

（ ）58.驗光生認為行政機關之行政處分不當時，首先應採下列那一種方式救濟？ (A)向上一級行政機關訴願 (B)向高等法院提行政訴訟 (C)向行政院提行政訴願 (D)向衛生福利部主管機關訴願。 （108 專普）

（ ）59.依驗光人員法，驗光人員於機構間之支援或經事先報准者可以在他處執業之規定，下列敘述何者正確？ (A)凡機構間之支援都必須事先報准 (B)連鎖事業機構間之支援，不須經事先報准 (C)須經事先報准者，只限定到他縣市執業者才需要 (D)須經事先報准者，限定在本縣市不同執業處所間之執業才需要提出。 （108 專普）

（ ）60.依勞動基準法第 9 條之 1 之規定，雇主合法的與勞工簽訂「離職後競業禁止之約」，此離職後競業禁止之期間，最長不得超過多少年？ (A)1 年 (B)2 年 (C)3 年 (D)5 年。 （108 專普）

📖 解答及解析

1.(C)	2.(B)	3.(B)	4.(C)	5.(C)	6.(A)	7.(B)	8.(AD)	9.(D)	10.(D)
11.(D)	12.(C)	13.(C)	14.(B)	15.(B)	16.(B)	17.(D)	18.(C)	19.(B)	20.(B)
21.(C)	22.(B)	23.(B)	24.(D)	25.(A)	26.(A)	27.(C)	28.(C)	29.(B)	30.(B)
31.(A)	32.(A)	33.(D)	34.(C)	35.(B)	36.(D)	37.(C)	38.(B)	39.(C)	40.(C)
41.(C)	42.(D)	43.(C)	44.(C)	45.(B)	46.(A)	47.(A)	48.(D)	49.(B)	50.(A)
51.(A)	52.(C)	53.(B)	54.(A)	55.(A)	56.(A)	57.(D)	58.(A)	59.(A)	60.(B)

1. 驗§40 驗光生公會，其組織準用本章驗光師公會之規定。 ①、②驗§31；③驗§31，驗光師公會全國聯合會之理事不得超過 35 人。 ④驗§31，各級驗光師公會之理事名額不得超過全體會員（會員代表）人數 1/2。

2. 驗細§6，(B)經眼科醫師確診為「非」假性近視者，持醫師證明文件，由驗光人員逕為驗光。（本題於 107.01.25 修法，讀者請看新法規定。）

3. 驗§53，本法所定之罰鍰，於驗光所，處罰其負責驗光人員。驗§15Ⅱ後段，驗光生可以申請設立驗光所。

4. 驗所§3、§5Ⅰ。

5. 繼§13Ⅱ。

6. (A)驗細§13Ⅰ，驗光所辦理停業，於其開業執照註明停業日期及理由後發還。(B)驗細§14 (C)驗細§15Ⅱ (D)驗§18Ⅰ。

7. 驗§4，請領驗光人員證書，應檢具申請書及資格證明文件，送請中央主管機關核發之。驗細§2，依本法第 4 條規定請領驗光人員證書者，應填具申請書，檢附考試院頒發之驗光人員考試及格證書，並繳納證書費，送請中央主管機關核發。

8. 本題答 A 或 D 或 AD 者均給分。

　　(A)驗所§5Ⅱ（眼鏡公司）前項驗光所，不以獨立出入口為限 vs. 驗所§2 驗光所應有明顯區隔之獨立作業場所及出入口。 (D)驗所§5，驗光所等候空間得與眼鏡公司（商號）共用。

9. 驗§10，停業之期間，以 1 年為限。

10. 療§68，醫療機構應督導其所屬醫事人員於執行業務時，親自記載病歷或製作紀錄，並簽名或蓋章及加註執行年、月、日。前項病歷或紀錄如有增刪，應於增刪處簽名或蓋章及註明年、月、日；刪改部分，應以畫線去除，不得塗燬。

11. (A)驗§7，驗光人員應向執業所在地直轄市、縣（市）主管機關申請執業登記，領有執業執照始得執業 (B)驗§11，驗光師或驗光生執業，應加入所在地驗光師公會或驗光生公會 (C)本法未作如此規定 (D)驗§12。

12. 勞§70。

13. 療§83，司法院應指定法院設立醫事專業法庭，由具有醫事相關專業知識或審判經驗之法官，辦理醫事糾紛訴訟案件。

14. (A)《醫事人員人事條例》§3 (B)《醫事人員人事條例》§3，以師（一）級為最高級 (C)《醫事人員人事條例》§6 (D)《醫事人員人事條例》§2。

15. (A)驗§14 (B)驗§22，驗光所之廣告，其內容以下列事項為限：…二、驗光人員之姓名及證書字號。(C)驗§23 (D)驗§24。

16. 專門職業及技術人員特種考試驗光人員考試規則§5：應考人有……專門職業及技術人員考試法第 19 條第 2 項……者，不得應本考試。一、有第七條但書規定情事。二、冒名頂替。三、偽造或變造應考證件。四、以詐術或其他不正當方法，使考試發生不正確之結果。五、自始不具備應考資格。應考人有前項第 2 款至第 4 款情事之一者，自發現之日起 5 年內不得應考試院舉辦或委託舉辦之各種考試。

17. (A)驗§26，驗光師公會由人民團體主管機關主管。但其目的事業，應受主管機關之指導、監督。《人民團體法》§3：本法所稱主管機關：在中央及省為內政部；在直轄市為直轄市政府；在縣（市）為縣（市）政府。但其目的事業應受各該事業主管機關之指導、監督。 (B)驗§26 的「目的事業」指的是驗光人員法，「目的事業主管機關」，亦即本法第 3 條的主管機關：在中央為衛生福利部；在直轄市為直轄市政府；在縣（市）為縣（市）政府。 (C)社會團體解釋令彙編，內政部社會司，民國 95.5.。人民團體除特別法有規定外，非經依法向法院登記，不能認係社團法人。各級社政主管機關核准人民團體成立時，應轉知該團體依法逕向地方法院辦理法人登記。 (D)公會歸社政機關主管，驗光人員業務歸衛政機關主管。

18. 驗§12，驗光人員的業務範圍。

19. 驗細§10，本法第 15 條第 1 項所定驗光所核准登記事項如下：
    一、名稱、地址及開業執照字號。二、負責驗光人員之姓名、出生年月日、
    國民身分證統一編號、住址及證書字號。三、執行業務之項目。四、其他依
    規定應行登記事項。

20. 衛生福利部食品藥物管理署－西藥、醫療器材、含藥化粧品許可證查詢
    https://www.fda.gov.tw/mlms/H0001.aspx。

21. (A)繼§14，繼續教育課程及積分，應由經中央主管機關認可之醫事人員團體
    辦理審查認定及採認。未依計畫書收費項目及金額收費，致生超收費用或擅
    立項目收費，中央主管機關得廢止對該醫事人員團體之認可。(D)繼§20，醫
    事人員受懲戒處分⋯，不得以本辦法所定應接受之繼續教育抵充。(B)、(C)
    繼§18，經認可之醫事人員團體有下列情事之一者，中央主管機關得廢止其
    認可：一、未依規定或計畫書審查醫事人員繼續教育課程及積分，情節重
    大。二、未依計畫書收費項目及金額收費，致生超收費用或擅立項目收費。
    三、規避、妨礙或拒絕中央主管機關之查核。四、不符合第 15 條第 1 項第 3
    款規定。違反前項第一款規定，未依規定採認之醫事人員繼續教育課程及積
    分，不生採認之效果。經中央主管機關依第一項規定廢止認可之醫事人員團
    體，1 年內不得重新申請認可。

22. 驗§15Ⅱ。

23. 驗所§3。

24. (A)驗§18Ⅰ，應自事實發生之日起 30 日「內」。(B)驗§18Ⅱ，驗光所停業
    期間，以 1 年為限；逾 1 年者，應辦理歇業。(C)驗§17，驗光所之負責驗光
    人員因故不能執行業務時，應指定合於資格者代理之。代理期間超過 45 日
    者，應由被代理者報請原發開業執照機關備查。本選項的代理期間不會發生
    登記事項有變更。驗§18Ⅲ驗光所登記事項如有變更，應於事實發生之日起
    30 日內，報請原發開業執照機關核准變更登記。(D)驗§18Ⅳ，驗光所遷移
    或復業者，準用關於設立之規定。

25. ①驗§12Ⅰ　③驗所§4。

26. 驗§48。

27. 勞細§7-2，(A)不得逾越「雇主」欲保護之技術資訊之生命週期 (B)其區域，應以原「雇主」實際營業活動之範圍為限 (D)並以與原「雇主」之營業活動相同或類似。

28. 《醫療法》§87Ⅱ，醫學新知或研究報告之發表、病人衛生教育、學術性刊物，未涉及招徠醫療業務者，不視為醫療廣告。

29. 《醫事人員人事條例》§7。

30. (A)驗§19、21 (B)驗§20，至少保存 3 年 (C)驗§23 (D)驗§21。

31. (A)驗§47Ⅰ⑥。

32. (A)驗§47Ⅰ。

33. 本題出自施行細則第 6 條舊法條，本條細則已在 107.01.25 修正，請讀者看新條文。

《驗光人員法施行細則》第 6 條

107.01.24 前 舊條文	107.01.25 新條文
本法第 12 條第 1 項第 1 款及第 2 項第 1 款所定驗光人員為 6 歲以上 15 歲以下者驗光，應於眼科醫師指導下為之。其實施方式如下：	本法第 12 條第 1 項第 1 款及第 2 項第 1 款所定驗光人員為 6 歲以上 15 歲以下者驗光，應於眼科醫師指導下，依下列方式之一為之：
一、 經眼科醫師確診為非假性近視者，持醫師證明文件，由驗光人員逕為驗光。	一、 由驗光人員與眼科醫師訂定契約合作。
二、 經眼科醫師確診為假性近視或有其他眼睛病變引起視力不良者，應依下列規定之一驗光：	二、 由驗光人員參加中央主管機關委託專業法人、團體或機構辦理之特定課程訓練，取得完成訓練證明；發現有特定狀況時，應出具轉介單，至眼科醫師處檢查。
（一） 於醫院、診所與眼科醫師合作，或與眼科醫師訂定契約合作。	驗光人員對於 6 歲以上 15 歲以下者第一次驗光及配鏡，應於醫師確診為非假性近視，始得為之。
（二） 參加由主管機關委託專業團體辦理之訓練取得證明後，逕行驗光。	驗光人員執行業務，發現視力不能矯正者，依本法第 12 條第 3 項規定轉介至醫療機構診治時，應填具轉介單。
驗光人員執行業務，發現視力不能矯正至正常者，依本法第 12 條第 3 項規定轉介至醫療機構診治時，應填具轉介單，並敘明不能矯正之特定狀況。	

34. (A)《藥事法》§65、68。(B)《藥事法》§66。(C)《藥事法》法§66-1，藥物廣告，其有效期間為 1 年。(D)《藥事法》§66-1。（參見新法規《醫療器材管理法》，以下簡稱器管。(A)器管§40、45。(B)器管§41。(C)器管§43，醫療器材廣告，其有效期間為 3 年。(D)器管§43，每次展延期間，不得超過 3 年。）

35. 醫事人員執業登記及繼續教育辦法，以下簡稱繼。(A)繼§5①，領得醫事人員證書 5 年「內」申請執業登記，得免檢具繼續教育之證明文件。(B)繼§5③。(C)繼§6Ⅰ①，領得醫事人員證書「逾」5 年得以該類醫事人員申請執業登記前 1 年內接受第 13 條第 1 項各款繼續教育課程總積分達 1/6 以上之證明文件代之。(D)繼§6Ⅰ③，連續歇業期間逾二年，得以申請執業登記前 1 年內接受繼續教育課程總積分達 1/6 以上之證明文件代之。

	資格	辦理執業登記	執業執照有效日期
首次 執業登記 （甫領證書） （甫領得醫事人員證書）	領得證書 5 年內	免檢具積分	執照始日至 證書核發日屆滿第 6 年前
	繼§5Ⅰ①：領得醫事人員證書 5 年內申請執業登記（甫領證書） 繼§8Ⅰ：領得醫事人員證書未逾 5 年而申請執業登記者，其執業執照之更新日期為自各該證書發證屆滿第 6 年之翌日。		
	領得證書 逾 5 年	申請日前 1 年內 20 點以上	執照始日至 6 年屆滿前
	繼§6Ⅰ①：領得醫事人員證書逾 5 年，首次申請執業登記（甫領證書） 繼§8Ⅳ：醫事人員歇業後重新申請執業登記，……。但依第 6 條規定辦理執業登記者（1.甫領證書逾 5 年，2.醫事人員連續歇業期間逾 2 年），其執業執照之更新日期為自執業登記屆滿第 6 年之翌日。		
執業執照 更新	執業執照到期	120 點	自原發執業執照屆滿第 6 年之日
	繼§8Ⅴ：醫事人員辦理執業執照更新，其新發之執業執照應更新日期為自原發執業執照屆滿第 6 年之翌日。		
非首次 執業登記	歇業未逾原執業處所執業執照所載應更新日期	免檢具積分	原執業處所執業執照所載應更新日期前

	資格	辦理執業登記	執業執照有效日期
	繼§5Ⅰ③：醫事人員歇業後重新申請執業登記之日期，未逾原執業處所執業執照所載應更新日期，得免檢具前條第 6 款規定之文件（即完成第 13 條第 1 項各款繼續教育之證明文件）。 繼§8Ⅳ：醫事人員歇業後重新申請執業登記，執業登記日期未逾原發執業執照所載應更新日期者，以該日期為新發執業執照應更新日期……。 （該日期：原發執業執照所載應更新日）		
	歇業逾原發照執業執照有效日期	120 點	執業登記至 6 年屆滿前
	繼§8Ⅳ：醫事人員歇業後重新申請執業登記，…… 執業登記日期逾原發執業執照所載應更新日期者，其執業執照應更新日期自執業登記日期起算 6 年。		
	連續歇業逾 2 年	申請日前 1 年內 20 點以上	執業登記至 6 年屆滿前
	繼§6Ⅰ③：醫事人員連續歇業期間逾 2 年。 繼§8Ⅳ：醫事人員歇業後重新申請執業登記，……但依第 6 條規定辦理執業登記者（1.甫領證書逾 5 年，2.醫事人員連續歇業期間逾 2 年），其執業執照之更新日期為自執業登記屆滿第 6 年之翌日。		

簡表：

	資格	辦理執業登記	執業執照有效日期
首次 執業登記	領得證書 5 年內	免檢具積分	執照始日至 證書核發日屆滿第 6 年前
	領得證書 逾 5 年	申請日前 1 年內 20 點以上	執照始日至 6 年屆滿前
執業執照 更新	執業執照到期	120 點	自原發執業執照屆滿第 6 年之日
非首次 執業登記	歇業未逾原執業處所執業執照所載應更新日期	免檢具積分	原執業處所執業執照所載應更新日期前

資格	辦理執業登記	執業執照有效日期
歇業逾原發照執業執照有效日期	120 點	執業登記至 6 年屆滿前
連續歇業逾 2 年	申請日前 1 年內 20 點以上	執業登記至 6 年屆滿前

36. (A)驗細§2 (B)驗§3、4 (C)驗§7、57 (D)驗§54，廢止驗光師證書，由中央主管機關為之。

37. ①、④驗§15I，驗光所之設立，應以驗光人員為申請人 ②驗§15Ⅱ，驗光師 2 年以上；驗光生 5 年以上 ③驗§15I，向所在地直轄市、縣（市）主管機關申請核准登記。

38. 驗§18Ⅰ，驗光所停業或歇業時，應自事實發生之日起 30 日內，報請原發開業執照機關備查；驗§18Ⅱ，驗光所停業期間，以 1 年為限；逾 1 年者，應辦理歇業。驗細§13，驗光所停業：於其開業執照註明停業日期及理由後發還；歇業：註銷其開業登記，並收回開業執照。

39. 衛生福利部函衛授食字第 1051610341 號，隱形眼鏡分為一般用及非一般用，非用於治療或診斷之一般隱形眼鏡，得由驗光師（生）配鏡、驗光。

40. 驗§18Ⅲ驗光所登記事項如有變更，應於事實發生之日起 30 日內，報請原發開業執照機關核准變更登記。

41. 驗§12Ⅲ。

42. ①、②、④勞§11， ③勞§11，不可抗力暫停工作在 1 個月以上時。

43. 《醫事人員人事條例》§7Ⅱ。

44. （2023.1.1 起民法成年是 18 歲）《民法》§13，滿 7 歲以上之未成年人，有限制行為能力。《民法》§77，限制行為能力人為意思表示及受意思表示，應得法定代理人之允許。但純獲法律上利益，或依其年齡及身份、日常生活所必需者，不在此限。本題給的答案是(C)，但題旨是 18 歲，依其年齡及身份，作者認為(B)也可以。

45. (A)、(B)、(C)、(D)勞§9-1。(D)所定合理補償，不包括勞工於工作期間所受領之給付。

46. (A)驗§36 (B)驗§35，送請所在地人民團體主管機關立案，非送衛生主管機關立案。(C)驗§36，並無要求載明會員代表名額。(D)驗§36，驗光生公會之章程並無要求記載會所所在地「地址、電話及交通路線」。

47. (A)本題出自驗§12Ⅲ，暨驗細§6，本考題 107.01.25 已修正，請參見新條文。

《驗光人員法施行細則》§6 新舊條文

107.01.14 前 舊條文	107.01.25 新條文
本法第 12 條第 1 項第 1 款及第 2 項第 1 款所定驗光人員為 6 歲以上 15 歲以下者驗光，應於眼科醫師指導下為之。其實施方式如下： 一、經眼科醫師確診為非假性近視者，持醫師證明文件，由驗光人員逕為驗光。 二、經眼科醫師確診為假性近視或有其他眼睛病變引起視力不良者，應依下列規定之一驗光： （一）於醫院、診所與眼科醫師合作，或與眼科醫師訂定契約合作。 （二）參加由主管機關委託專業團體辦理之訓練取得證明後，逕行驗光。 驗光人員執行業務，發現視力不能矯正至正常者，依本法第 12 條第 3 項規定轉介至醫療機構診治時，應填具轉介單，並敘明不能矯正之特定狀況。	本法第 12 條第 1 項第 1 款及第 2 項第 1 款所定驗光人員為 6 歲以上 15 歲以下者驗光，應於眼科醫師指導下，依下列方式之一為之： 一、由驗光人員與眼科醫師訂定契約合作。 二、由驗光人員參加中央主管機關委託專業法人、團體或機構辦理之特定課程訓練，取得完成訓練證明；發現有特定狀況時，應出具轉介單，至眼科醫師處檢查。 驗光人員對於 6 歲以上 15 歲以下者第一次驗光及配鏡，應於醫師確診為非假性近視，始得為之。 驗光人員執行業務，發現視力不能矯正者，依本法第 12 條第 3 項規定轉介至醫療機構診治時，應填具轉介單。

48. (D)驗§41。

49. ②、④繼§15，設立滿 3 年，應達 20%以上。

50. (A)繼§5，領得醫事人員證書 5 年內申請執業登記得免檢具繼§13Ⅰ各款繼續教育之證明文件。(B)無此法條規定。C)繼§6Ⅰ，領得醫事人員證書逾 5 年，首次申請執業登記；醫事人員連續歇業期間逾 2 年。(D)繼§13，驗光生更新執業執照繼續教育積分的規定。

51. ①驗§2。②驗細§2。③驗§4。④驗§11、繼§4。⑤驗§7。

52. ①驗§42 I 第 1 款，雖有考試及格證書仍必須申請執業執照，或自取得學位 5 年內，在醫師、驗光師指導下執行驗光。②驗§56 IV，須在「已」登記經營驗光業務之公司從事驗光工作。③、④驗§43。 ⑤驗§56 IV，須「曾」應驗光師、驗光生特種考試。

53. 身心障礙者鑑定作業辦法第 5 條附表二：①均看不到 0.3。

54. ①②③驗§13。 ④驗§49 I，1 萬元至 5 萬元罰鍰。

55. 驗§45。

56. 勞§38。

57. 本題限醫療機構所屬驗光人員①驗§44、療§107 II 罰則 ②療§72；療§103 I。 ③④療§107 I 罰則。《刑法》§316，洩漏業務上知悉他人秘密罪：「醫師、藥師、藥商、助產士、心理師、宗教師、律師、辯護人、公證人、會計師或其業務上佐理人，或曾任此等職務之人，無故洩漏因業務知悉或持有之他人秘密者，處一年以下有期徒刑、拘役或五萬元以下罰金。」

58. 一般而言，對於衛生局的行政處分書如有不服，原則上可以直接提起訴願。依《訴願法》§4②不服縣（市）政府「所屬」各級機關之行政處分者，向縣（市）政府提起訴願。但題旨的行政機關若是縣（市）政府，依《訴願法》§4③向中央主管部、會、行、處、局、署提起訴願，選(D)也對。

59. 驗§9，驗光人員執業以一處為限，並應在所在地直轄市、縣（市）主管機關核准登記之醫療機構、驗光所、眼鏡公司（商號）或其他經中央主管機關認可之機構為之。但機構間之支援或經事先報准者，不在此限。本題中央與地方主管機關的醫政單位規定凡機構間之支援都必須事先報准。

60. 勞§9-1。

109 年歷屆考題

( ) 1. 驗光生公會有違反法令、章程者，得為下列何種處分？ ①由主管機關警告 ②由主管機關撤銷其決議 ③由主管機關撤免其理事、監事 ④由人民團體主管機關要求限期整理 ⑤由人民團體主管機關要求章程之修改 ⑥依理事會、監事會或會員（會員代表）大會之決議處分 (A)①②③ (B)②④⑤ (C)①②④ (D)①⑤⑥。 （109 特生Ⅰ）

( ) 2. 某直轄市目前考過驗光生證照者共 462 人，依法至少應由該轄區域內驗光生多少人以上發起組織驗光生公會？ (A)21 人 (B)47 人 (C)94 人 (D)116 人。 （109 特生Ⅰ）

( ) 3. 依法規定，驗光人員為未滿 6 歲之兒童驗光，將會受到多少罰鍰？ (A)處新臺幣 4 萬元以上 20 萬元以下 (B)處新臺幣 3 萬元以上 15 萬元以下 (C)處新臺幣 2 萬元以上 10 萬元以下 (D)處新臺幣 1 萬元以上 5 萬元以下。 （109 特生Ⅰ）

( ) 4. 驗光人員受停業處分仍執行業務者，將被廢止的是下列何項？ (A)畢業證書 (B)驗光人員證書 (C)開業執照 (D)執業執照。（109 特生Ⅰ）

( ) 5. 驗光所受廢止開業執照處分，仍繼續開業者 (A)予以停業處分 (B)得廢止其負責驗光人員之驗光人員證書 (C)罰鍰 30 萬元 (D)罰鍰 100 萬元。 （109 特生Ⅰ）

( ) 6. 驗光生執業，應接受專業課程、專業品質、專業倫理、專業相關法規之繼續教育。有關應完成之繼續教育課程之積分數，下列何者正確？ (A)專業品質、專業倫理、專業相關法規課程之積分數合計至少 7 點 (B)每 6 年應達 120 點 (C)每 3 年應達 72 點 (D)感染管制及性別議題再另外計算。 （109 特生Ⅰ）

( ) 7. 勞動基準法對勞工權益的保障，下列敘述何者正確？ (A)勞資關係不睦，於勞動契約終止時，勞工請求發給服務證明書，雇主可以拒絕 (B)雇主違反勞動契約，不論有無損害勞工權益，勞工得不經預告終止契約 (C)所稱基本工資，不包括延長工作時間之工資、休息日及例假工作加給之工資 (D)事業單位於營業年度終了結算，不論有無盈餘，對於全年工作並無過失之勞工，應給與獎金或紅利。 （109 特生Ⅰ）

（　）8. 依據驗光人員法，下列何者不屬於驗光生之業務範圍？　(A)非侵入性之眼球屈光狀態測量及相關驗光　(B)一般隱形眼鏡之配鏡　(C)依醫師開具之照會單或醫囑單所為之驗光　(D)一般性老花眼之驗光。

（109 特生Ⅰ）

（　）9. 驗光所執行業務，應妥為保管下列那些資料，至少保存 3 年？ ①醫師開具之照會單 ②驗光結果報告 ③一般隱形眼鏡之配鏡紀錄 ④轉介至醫療機構診治時，所填具之轉介單　(A)①②③④　(B)僅①②③　(C)僅②③　(D)僅①④。　（109 特生Ⅰ）

（　）10. 驗光人員在同一雇主或事業單位連續工作滿幾個月即取得勞動基準法規定之特別休假之權利？　(A)6 個月　(B)3 個月　(C)2 個月　(D)1 個月。

（109 特生Ⅰ）

（　）11. 驗光人員於執行業務中造成損害的規定，下列敘述何者錯誤？　(A)於醫療機構因故意致生損害於病人，負損害賠償責任　(B)於醫療機構因過失致生損害於病人，負損害賠償責任　(C)於醫療機構因業務致生損害於病人，即使無過失仍須負損害賠償責任　(D)於非醫療機構因業務致生損害於消費者，即使無故意仍須負損害賠償責任。　（109 特生Ⅰ）

（　）12. 有關驗光人員法，下列敘述何者錯誤？　(A)由衛生福利部通過　(B)由總統公布　(C)民國 105 年 1 月 6 日公布　(D)驗光人員包含驗光師及驗光生。

（109 特生Ⅰ）

（　）13. 驗光所的事務，由中央主管機關規定的事項有那些？①驗光所停業規定 ②驗光所設置標準 ③驗光所申請條件之制定 ④驗光人員申請設立驗光所之執行業務年資之採計　(A)①②　(B)③④　(C)①④　(D)②③。

（109 特生Ⅰ）

（　）14. 為調和雇主與離職勞工利益，競業禁止的效力應予充分實踐，下列敘述何者錯誤？　(A)原雇主所在區域是競業禁止區域　(B)若有實質競爭行為，損害原雇主商業利益，縱在境外亦應包含在競業禁止內　(C)離職後競業禁止之期間，最長不得逾 2 年　(D)離職後競業禁止之約定，得以書面或言詞為之。　（109 特生Ⅰ）

（　）15. 醫事人員倫理內涵四原則不包含下列何者？　(A)行善原則　(B)最佳效率原則　(C)不傷害原則　(D)自主原則。　（109 特生Ⅰ）

（　）16. 有關驗光生公會之敘述，下列何者正確？　①驗光生公會由人民團體主管機關主管　②分直轄市、縣（市）及省公會　③得設驗光生公會全國聯合會　④在同一區域內，同級之公會以二個為限　(A)①③　(B)②④　(C)①④　(D)③④。　（109 特生Ⅱ）

（　）17. 依驗光人員法規定，直轄市、縣（市）驗光生公會，由該轄區域內驗光生幾人以上發起組織之？　(A)十五人　(B)二十一人　(C)二十五人　(D)五十人。　（109 特生Ⅱ）

（　）18. 依據驗光人員法之規定，驗光人員為六歲以上十五歲以下者驗光，下列方式何者錯誤？　(A)由驗光人員與眼科醫師訂定契約合作　(B)可以先驗光，若發現有特定狀況時，再轉至眼科醫師處檢查　(C)第一次驗光及配鏡，應於醫師確診為非假性近視，始得為之　(D)驗光人員執行業務，發現視力不能矯正者，轉介至醫療機構診治時，應填具轉介單。　（109 特生Ⅱ）

（　）19. 某驗光師打算在新北市執業，他應該向以下那一單位申請執業登記？　(A)內政部　(B)衛生福利部　(C)新北市政府衛生局　(D)新北市驗光師公會。　（109 特生Ⅱ）

（　）20. 驗光所驗光負責人出國半年，驗光所業務由其他驗光人員代理，未報請原發開業執照之機關備查，被檢舉查獲者，下列處罰何者正確？　(A)處一個月以上停業處分　(B)處新臺幣一萬元以上五萬元以下罰鍰　(C)處新臺幣二萬元以上十萬元以下罰鍰　(D)處新臺幣三萬元以上十五萬元以下罰鍰。　（109 特生Ⅱ）

（　）21. 下列何者為驗光師（生）隱形配鏡業務之範圍？　①角膜塑型鏡片　②角膜病變及錐狀角膜鏡片　③角膜或眼內術後矯正鏡片　④非用於治療或診斷之一般隱形眼鏡　(A)①③④　(B)②③④　(C)僅①③　(D)僅④。　（109 特生Ⅱ）

（　）22. 驗光人員執業，應每幾年接受一定時數之繼續教育，始得辦理執業執照更新？　(A)三年　(B)四年　(C)五年　(D)六年。　（109 特生Ⅱ）

（ ）23. 依驗光人員法規，驗光所的營業敘述，下列何者錯誤？ (A)停業期間不用拆除招牌 (B)驗光所命名得與受停業處分的驗光所相同 (C)歇業乃長期停止執業與停業的暫停不同 (D)驗光所開業執照滅失應申請補發。 （109 特生 II）

（ ）24. 依照驗光所設置標準第 3 條，驗光室如採鏡子反射法，直線距離至少應有多少公尺？ (A)六公尺 (B)五公尺 (C)三公尺 (D)二點五公尺。 （109 特生 II）

（ ）25. 依驗光人員法規定，驗光所停業或歇業時，應自事實發生之日起幾日內報請原發開業執照機關備查？ (A)七日 (B)十五日 (C)三十日 (D)六十日。 （109 特生 II）

（ ）26. 驗光所如有停業時，以多久為限？ (A)三個月 (B)六個月 (C)九個月 (D)一年。 （109 特生 II）

（ ）27. 依驗光人員法之規定，有關驗光業務紀錄，下列敘述何者正確？ ①至少保存七年 ②驗光人員執行業務得製作紀錄 ③未製作紀錄最高可處五萬元罰鍰 ④不得無故洩漏 (A)僅①③ (B)僅②④ (C)僅③④ (D)②③④。 （109 特生 II）

（ ）28. 下列何者不屬驗光生之業務？ (A)十八歲者之一般隱形眼鏡配鏡驗光 (B)十歲者之眼科醫師指導下所為之一般性近視驗光 (C)五歲者之眼科醫師指導下所為之一般性近視驗光 (D)十六歲者之依醫師開具之照會單或醫囑單所為之驗光。 （109 特生 II）

（ ）29. 雇主依勞動基準法第 11 條預告終止勞工勞動契約；或是不定期契約，勞工預告雇主終止勞動契約，其預告期間規定，繼續工作 3 年以上者，必須於幾日前預告？ (A)90 日前 (B)60 日前 (C)120 日前 (D)30 日前。 （109 特生 II）

（ ）30. 不具驗光人員資格執行驗光行為例外不罰者為 (A)檢驗師為之 (B)放射師為之 (C)職能治療師為之 (D)護理人員於醫師指示下為之。 （109 特生 II）

（ ）31. 驗光師公會拒絕具有入會資格者入會，下列何者不是處罰機關？ (A)衛生福利部 (B)內政部 (C)縣（市）政府 (D)直轄市政府。

（109 特師Ⅰ）

（ ）32. 驗光師公會成立理事會、監事會的人數規定，下列何者正確？ (A)縣（市）驗光師公會之理事不得超過 17 人 (B)直轄市驗光師公會之理事不得超過 25 人 (C)驗光師公會全國聯合會之理事不得超過 35 人 (D)理事名額不得超過全體會員（會員代表）人數三分之一。 （109 特師Ⅰ）

（ ）33. 驗光人員違反規定，執行業務，未製作紀錄者處罰 ①1 萬元以上 ②2 萬元以上 ③5 萬元以下 ④10 萬元以下罰鍰 (A)②④ (B) ①③ (C)②③ (D) ①④。 （109 特師Ⅰ）

（ ）34. 有關隱形眼鏡所屬醫療器材之敘述，下列何者錯誤？ (A)醫療器材係用於診斷、治療、減輕、直接預防人類疾病、調節生育，或足以影響人類身體結構及機能之器材及其相關物品 (B)醫療器材販賣業者，係指經營醫療器材之批發、零售、輸入及輸出之業者。其經營租賃業者，準用藥事法關於販賣業者之規定 (C)醫療器材是以藥理、免疫或代謝方法作用於人體，以達成其主要功能之儀器、器械、用具、物質、軟體、體外試劑及其相關物品 (D)中央衛生主管機關對醫療器材應視實際需要，就其範圍、種類、管理及其他應管理事項，訂定醫療器材管理辦法規範之。 （109 特師Ⅰ）

（ ）35. 某生於民國 106 年 9 月 23 日取得驗光師證書後隨即出國進修，於 108 年 2 月 27 日回國申請執業登記，有關其執業登記所需繼續教育課程積分及執照之更新日期，下列敘述何者正確？ (A)得免檢具該類醫事人員繼續教育課程之證明文件，其執業執照之更新日期不得逾 112 年 9 月 22 日 (B)得以該類醫事人員前 1 年內接受各款繼續教育課程總積分達六分之一以上之證明文件代之，其執業執照之更新日期不得逾 112 年 9 月 22 日 (C)得免檢具該類醫事人員繼續教育課程之證明文件，其執業執照之更新日期不得逾 114 年 2 月 26 日 (D)得以該類醫事人員前 1 年內接受各款繼續教育課程總積分達六分之一以上之證明文件代之，其執業執照之更新日期不得逾 114 年 2 月 26 日。 （109 特師Ⅰ）

（　）36.驗光人員法規定，在本法公布施行前曾在醫療機構或眼鏡行從事驗光業務滿 3 年，經中央主管機關審查合格者，可以參加驗光師特種考試，但需具備一定學歷以上畢業資格，下列何者為其最低學歷限制？　(A)研究所　(B)大學　(C)專科　(D)高中、高職。　　　　（109 特師Ⅰ）

（　）37.甲眼科醫師與乙驗光師、丙驗光生及出資之丁老闆計畫設立驗光所，應由何人申請驗光所　之設立？　(A)甲醫師、乙驗光師、丙驗光生、丁老闆均可　(B)僅甲醫師、乙驗光師、丙驗光生可以　(C)僅乙驗光師、丙驗光生可以　(D)僅乙驗光師可以。　　　　（109 特師Ⅰ）

（　）38.依據 Tom L. Beauchamp 著的 The Principles of Biomedical Ethics 一書中提到的醫學倫理原則有四，今有驗光人員為顧客配鏡與介紹商品過程中，考量顧客的經濟能力，避免承受不必要且不合理損害，這樣的考量是基於下列那一項原則？　(A)自主原則　(B)不傷害原則　(C)行善原則　(D)正義原則。　　　　（109 特師Ⅰ）

（　）39.驗光所因故須停業或歇業時，下列何者正確？　(A)辦理歇業時，於其開業執照註明歇業日期及理由後發還　(B)辦理停業時，於其開業執照註明停業日期及理由後收回　(C)辦理停業時，註銷其開業登記，並發還開業執照　(D)辦理歇業時，註銷其開業登記，並收回開業執照。　　　　（109 特師Ⅰ）

（　）40.某驗光所之負責驗光師因病住院不能執行業務時，下列敘述何者錯誤？(A)依規定辦理驗光所停業或歇業，並自事實發生之日起 30 日內，報請原發開業執照機關備查　(B)指定合於中央主管機關認可之機構中，執行業務滿 2 年以上之驗光師代理　(C)指定合於縣（市）主管機關核准登記之醫療機構中，執行業務滿 5 年以上之驗光生代理　(D)指定合於代理規定之資格者，其代理期間若超過 45 日，應由代理者報請原發開業執照機關備查。　　　　（109 特師Ⅰ）

（　）41.驗光人員業務配鏡所稱一般隱形眼鏡包括　①角膜病變及錐狀角膜鏡片　②角膜或眼內術後矯正鏡片　③診斷用角膜塑型鏡片　④近視之隱形眼鏡　(A)①②③④　(B)僅②③④　(C)僅①②③　(D)僅④。　　　　（109 特師Ⅰ）

（　）42. 下列何者不屬於驗光師之業務範圍？　(A)65 歲者之非侵入性之眼球屈光狀態測量及相關驗光　(B)18 歲者之一般隱形眼鏡配鏡所為之驗光　(C)15 歲者之低視力者輔助器具之教導使用　(D)5 歲者之依醫師開具之照會單或醫囑單所為之驗光。　　　　　　　　　　　　　（109 特師Ⅰ）

（　）43. 醫療法所稱病歷，應包括下列各款之資料？　①醫師依醫師法執行業務所製作之病歷　②各項檢查、檢驗報告資料　③在醫院內驗光人員執行驗光業務之紀錄　④應製作各項索引及統計分析　(A)①②③④　(B)僅①②③　(C)僅②③④　(D)僅①④。　　　　　　　　　　（109 特師Ⅰ）

（　）44. 有關醫療法之主管機關，下列敘述何者錯誤？　(A)在中央為內政部　(B)在直轄市為直轄市政府　(C)在縣（市）為縣（市）政府　(D)在鄉鎮沒有設立主管機關。　　　　　　　　　　　　　　　　（109 特師Ⅰ）

（　）45. 依醫事人員人事條例，各類醫事人員之分級，下列敘述何者錯誤？　(A)依各該醫事法規規定分為師級及士（生）級　(B)師級人員並再分為師（一）級、師（二）級與師（三）級　(C)以師（一）級為最高級　(D)士（生）級人員再分為生（一）級、生（二）級與生（三）級。　　　　　　　　　　　　　　　　　　　　　　　　　（109 特師Ⅰ）

（　）46. 有關驗光師公會的規定，下列敘述何者錯誤？　(A)驗光師公會或驗光生公會得於審查後拒絕具有入會資格者入會　(B)各級驗光師公會之監事名額不得超過各該公會理事名額三分之一　(C)驗光師或驗光生執業，應加入所在地驗光師公會或驗光生公會　(D)直轄市驗光師公會之理事不得超過二十七人。　　　　　　　　　　　　　　　　（109 特師Ⅱ）

（　）47. 某驗光所因故受停業處分 14 個月，其所屬驗光師應如何因應？　(A)申請驗光所遷移或復業，或依規定辦理停業，於其開業執照註明停業日期及理由後發還　(B)辦理變更職業處所，或依規定辦理停業，登記其停業日期及理由後，發還其執業執照　(C)申請驗光所遷移或復業，或依規定辦理歇業，註銷其開業登記，並收回開業執照　(D)辦理變更職業處所，或依規定辦理歇業，註銷其執業登記，並收回執業執照。　　　　　　　　　　　　　　　　　　　（109 特師Ⅱ）

（　）48.申請驗光所開業執照，下列何者正確？　①向中央主管機關申請核准登記　②名稱不得使用國內他人已登記使用之名稱　③須檢附驗光所平面配置圖及建築物合法使用證明文件　④須檢附畢業證書正本及其影本一份；正本驗畢後發還　(A)①③　(B)①②④　(C)②③　(D)僅③。

（109 特師 II）

（　）49.依驗光人員法第 46 條規定，若有違反收費標準，超額或擅立項目收費，應處　(A)新臺幣一萬元以上五萬元以下罰鍰，並令其限期改善。屆期未改善，處三個月以上一年以下停業處分或廢止其開業執照　(B)新臺幣二萬元以上十萬元以下罰鍰，並令其限期改善。屆期未改善，處一個月以上一年以下停業處分或廢止其開業執照　(C)新臺幣三萬元以上十五萬元以下罰鍰，並令其限期改善。屆期未改善，處一個月以上半年以下停業處分或廢止其開業執照　(D)新臺幣三萬元以上十五萬元以下罰鍰，並令其限期改善。屆期未改善，處三個月以上一年以下停業處分或廢止其開業執照。

（109 特師 II）

（　）50.依驗光人員法施行細則第 7 條，下列何者屬於驗光人員可以驗光配鏡的一般隱形眼鏡？　(A)治療近視用的角膜塑型鏡片　(B)圓錐角膜的治療鏡片　(C)成年人的近視、遠視鏡片　(D)角膜或眼內術後的矯正鏡片。

（109 特師 II）

（　）51.有關醫事人員團體申請認可辦理繼續教育課程與積分審查之認定及採認，下列敘述何者錯誤？　(A)須設立滿 3 年，且為全國性之醫事人員學會、各該類醫事人員相關學會或公會　(B)中央主管機關受理申請辦理繼續教育課程與積分之審查，得至該醫事人員團體實地訪查　(C)應向主管機關提出報告，並接受主管機關對其人員、設備、衛生、安全、收費情形、作業等之檢查　(D)應檢具申請函及各項所須文件、資料之計畫書，向中央主管機關提出，經核定後，始得為之。　（109 特師 II）

（　）52.有關驗光人員考試之規定，下列敘述何者正確？　①驗光人員法公布施行前曾在醫療機構或眼鏡行從事驗光業務滿 3 年，並具專科以上學校畢業資格，經中央主管機關審查合格者，得應驗光師高等考試及特種考試　②驗光師考試及格人員，由考選部報請考試院發給考試及格證書，並函

內政部查照 ③應考人曾有褫奪公權尚未復權情事者，依法不得應本考試 ④應考人有冒名頂替情事者，依法不得應本考試 ⑤應考人以詐術或其他不正當方法，使考試發生不正確之結果者，依法將受到取消應考資格、扣考、不予錄取或撤銷其考試及格資格等處分 ⑥應考人有偽造或變造應考證件情事者，依法須滿 5 年以上，方得再應本考試 (A)④⑤⑥ (B)①②③ (C)③⑤⑥ (D)①②④。 （109 特師 II）

( ) 53. 依據驗光人員執業處所的眼鏡公司（商號）法令，下列敘述何者錯誤？(A)眼鏡公司（商號）內設立驗光所者，該驗光所不得與眼鏡公司（商號）共用招牌 (B)須是登記為眼鏡批發、零售業 (C)須於機構內設立驗光所 (D)驗光人員法公布施行起 10 年期滿，眼鏡公司未有驗光人員，停止驗光業務。 （109 特師 II）

( ) 54. 負責驗光人員因故不能執行業務時，有關代理的敘述，下列何者正確？(A)代理者限定資深驗光師 (B)代理期間，最長不得超過 45 日 (C)代理的驗光師其條件限制，須在依法所定之機構執行業務 2 年以上 (D)代理期間超過 45 日者，應由被代理者報請中央主管機關備查。

（109 特師 II）

( ) 55. 有關驗光所業務倫理之規定，下列敘述何者正確？①收取費用應開給收費明細表及收據，違反者處新臺幣一萬元以上五萬元以下罰鍰 ②不得違反收費標準，超額或擅立項目收費，違反者處新臺幣二萬元以上十萬元以下罰鍰 ③應將其開業執照及收費標準揭示於明顯處，違反者處新臺幣一萬元以上五萬元以下罰鍰，並令其限期改善；屆期未改善者，處一個月以上一年以下停業處分 ④應以其申請人為負責驗光人員，對該機構業務負督導責任，違反者處新臺幣三萬元以上十五萬元以下罰鍰 ⑤執行業務之紀錄及醫師開具之照會單或醫囑單，應妥為保管，並至少保存三年，違反者處新臺幣二萬元以上十萬元以下罰鍰 (A)②③⑤ (B)①③⑤ (C)僅②④ (D)僅②③。 （109 特師 II）

( ) 56. 下列何者不屬於驗光人員法中所稱的低視力者輔助器具？①特製加稜鏡眼鏡 ②手持式放大鏡 ③視障用白手杖 ④桌上型擴視機 ⑤攜帶式望遠鏡 ⑥輔助照明燈 (A)①③⑥ (B)③④⑥ (C)②④⑤ (D)僅③⑥。 （109 特師 II）

（　）57. 驗光所及驗光人員之執行業務紀錄，下列敘述何者正確？①驗光人員應依當事人要求提供驗光結果報告及簽名或蓋章，違反者處新臺幣二萬元以上十萬元以下罰鍰　②驗光人員執行業務應製作紀錄，簽名或蓋章及加註執行年、月、日，違反者處新臺幣二萬元以上十萬元以下罰鍰　③對醫師開具之照會單或醫囑單應妥為保管，並至少保存三年　④驗光人員法第 20 條規定驗光所執行業務之紀錄應妥為保管，違反者處新臺幣一萬元以上五萬元以下罰鍰　(A)①③④　(B)僅①③　(C)僅③④　(D)僅④。 （109 特師Ⅱ）

（　）58. 關於具有多重醫事人員資格者，下列敘述何者正確？①得依其多重身分同時辦理執業登記　②執業場所得登記於不同處所　③應依法律規定分別加入各該醫事人員公會　④應分別完成繼續教育積分　(A)②③④　(B)①②④　(C)①②③　(D)①③④。 （109 特師Ⅱ）

（　）59. 勞工在同一雇主或事業單位，繼續工作滿一定期間者，應依規定給予特別休假。下列敘述何者錯誤？　(A)6 個月以上 1 年未滿者，給予 3 日　(B)2 年以上 3 年未滿者，給予 10 日　(C)3 年以上 5 年未滿者，給予每年 14 日　(D)5 年以上 10 年未滿者，給予每年 20 日。 （109 特師Ⅱ）

（　）60. 醫療法所稱醫療廣告，必須包括下列那些行為？①利用傳播媒體或其他方法　②宣傳醫療業務　③為達招徠患者醫療為目的　(A)①②③　(B)僅①②　(C)僅②③　(D)僅①③。 （109 特師Ⅱ）

（　）61. 有關驗光所的規定，下列何者罰的最重？　(A)非驗光所，使用類似驗光所名稱　(B)驗光人員設立驗光所，未向主管機關申請開業　(C)違反驗光所設置標準　(D)驗光所對執行業務之紀錄未妥為保管。 （109 專高）

（　）62. 依專門職業及技術人員特種考試驗光人員考試規則之規定，應考人有下列何種情事者，不得應本考試？　(A)公務人員考試法第 19 條之褫奪公權尚未復權　(B)專門職業及技術人員考試法第 22 條之偽造或變造應考證件　(C)曾受驗光人員法所定之廢止驗光人員證書處分　(D)違反驗光人員法之規定為未滿六歲之兒童驗光。 （109 專高）

（　）63.驗光所之設立，下列何者正確？①驗光師以在法定可驗光機構執行業務二年以上者為限　②驗光生以在法定可驗光機構執行業務六年以上者為限　③驗光人員法公布施行前已執行業務者，其實際服務年資得併予採計　④向衛生福利部申請核准登記　(A)僅①③　(B)①③④　(C)僅②④　(D)①②③。　（109 專高）

（　）64.有關驗光師執行隱形眼鏡驗光配鏡，下列敘述何者正確？　(A)驗光師可為一般隱形眼鏡驗配所為之驗光，但六歲以下者應於眼科醫師指導下為之　(B)驗光人員對於六歲以上十五歲以下者第一次驗光及配鏡，應於醫師確診為假性近視，始得為之　(C)角膜或眼內術後矯正鏡片、角膜病變及錐狀角膜鏡片得經病患同意後驗配　(D)驗光人員法所稱一般隱形眼鏡，指非用於治療或診斷之隱形眼鏡。　（109 專高）

（　）65.醫事人員申請執業登記，下列何者得免檢具繼續教育之證明文件？①領得醫事人員證書逾五年，首次申請執業登記　②於其執業執照應更新日期屆滿前六個月內辦理執業執照更新　③連續歇業期間逾二年　④歇業後重新申請執業登記之日期，未逾原執業處所執業執照所載應更新日期　⑤具有多重醫事人員或兼具有師級及生（士）級之同一類醫事人員資格者，連續歇業期間分別均逾二年　⑥領得醫事人員證書五年內申請執業登記　(A)①③④　(B)①②④⑤　(C)②③⑤⑥　(D)④⑥。　（109 專高）

（　）66.驗光師特種考試於民國 105 年 01 月 08 日起，以下敘述何者正確？　(A)十年內舉辦十次為限　(B)十年內舉辦五次為限　(C)五年內舉辦十次為限　(D)五年內舉辦五次為限。　（109 專高）

（　）67.驗光所的事務，由所在地主管機關規定的事項有那些？①規定驗光室之設施　②發給驗光人員證書　③核定驗光收費標準　④核准變更驗光所登記事項　(A)①②　(B)③④　(C)①④　(D)②③。　（109 專高）

（　）68.某驗光師預計五月一日起出國進修半年，依驗光人員法之規定應該如何辦理？　(A)應於四月一日以前依規定辦理備查，登記其停業日期及理由後，發還其執業執照　(B)應於四月一日以前依規定辦理備查，註銷其執業登記，並收回執業執照　(C)應於五月三十日以前依規定辦理備

查，登記其停業日期及理由後，發還其執業執照　(D)應於五月三十日以前依規定辦理備查，註銷其執業登記，並收回執業執照。（109 專高）

（　）69. 驗光人員因故須停業或歇業時，應報請有關機關備查，報請備查時，下列敘述何者正確？　(A)辦理歇業時，註銷其執業登記，並收回執業執照　(B)辦理停業時，登記其停業日期及理由後，並收回執業執照　(C)辦理歇業時，登記其歇業日期及理由後，發還其執業執照　(D)辦理停業時，註銷其執業登記，發還其執業執照。　（109 專高）

（　）70. 有關驗光師公會設立之規定，下列何者錯誤？　(A)理事、監事任期均為三年，其連選連任者不得超過二分之一　(B)理事長之連任，以一次為限　(C)驗光師公會全國聯合會理事、監事之當選，以直轄市、縣（市）驗光師公會選派參加之會員代表為限　(D)驗光師公會會員人數超過三百人以上時，得依章程之規定，按其會員人數比率選出代表，召開會員代表大會。　（109 專高）

（　）71. 所稱低視力者：①指依身心障礙者鑑定作業辦法身心障礙類別其視覺功能之障礙程度達以上者　②指依身心障礙者鑑定作業辦法鑑定向度其視覺功能之障礙程度達以上者　③指依身心障礙者鑑定作業辦法程度分級其視覺功能之障礙程度達以上者　④指依身心障礙者鑑定作業辦法身心障礙基準其視覺功能之障礙程度達以上者　(A)①②③④均正確　(B)僅①②③正確　(C)僅②③④正確　(D)僅①③④正確。　（109 專高）

（　）72. 雇主延長勞工工作時間者，其延長工作時間之工資，依下列標準加給①延長工作時間在二小時以內者，按平日每小時工資額加給三分之一以上　②再延長工作時間在二小時以內者，按平日每小時工資額加給三分之二以上　③因天災、事變或突發事件，雇主有使勞工在正常工作時間以外工作之必要者，得將 工作時間延長之，延長工作時間者，按平日每小時工資額加倍發給　④雇主使勞工於休息日工作，工作時間在二小時以內者，其工資按平日每小時工資額另再加給一又三分之一以上(A)①②③④均正確　(B)僅②③④正確　(C)僅①③④正確　(D)僅①②正確。　（109 專高）

（　）73. 勞動基準法所指之童工為　(A)十五歲以上未滿十六歲之受僱從事工作者　(B)十四歲以上未滿十五歲之受僱從事工作者　(C)十三歲以上未滿十四歲之受僱從事工作者　(D)十二歲以上未滿十三歲之受僱從事工作者。　　　　　　　　　　　　　　　　　　　　　　　　（109 專高）

（　）74. 下列敘述何者錯誤？　(A)驗光所屬於醫療法中之醫療機構　(B)驗光師屬於醫療法中之醫事人員　(C)驗光生屬於醫療法中之醫事人員　(D)眼科醫師屬於醫療法中之醫事人員。　　　　　　　　　　　　　　（109 專高）

（　）75. 依醫事人員人事條例，下列何者可以為各機關遴用新進醫事人員來源？①依公務人員陞遷法之外補程序規定，就具有任用資格人員以公開競爭方式甄選之②考試及格分發任用者③政府機關培育之醫事公費生經分發履行服務義務者　④依本條例任用之各機關首長、副首長及一級單位主管　(A)僅①③　(B)僅②③④　(C)僅①②④　(D)①②③④。　　　　　　　　　　　　　　　　　　　　　　　　　　　　　（109 專高）

（　）76. 國內的行政區域，包括金門縣和連江縣，目前共劃分為 6 個直轄市和 16 個縣（市），驗光生公會全國聯合會之設立依法應由幾個以上的驗光生公會完成組織後，始得發起組織？　(A)5 個　(B)6 個　(C)8 個　(D)11 個。　　　　　　　　　　　　　　　　　　　　　　　　　　（109 專普）

（　）77. 某天張媽媽帶著小學四年級的兒子來驗光所，稱已經給眼科醫師確診他為角膜潰瘍留下的疤痕影響視力，此時驗光生的作法下列何者正確？①幫他做非侵入性之眼球屈光狀態測量及相關驗光　②於醫院、診所與眼科醫師合作，或訂定契約合作後再幫他驗光　③幫他做低視力者輔助器具之教導使用　④參加由主管機關委託專業團體辦理之訓練取得證明後再幫他驗光　⑤依其持有之醫師證明文件或醫囑單為之驗光　⑥幫他做一般隱形眼鏡配鏡之驗光　⑦幫他做一般性近視、遠視及散光之驗光　(A)僅②④⑤　(B)僅①③⑤⑥　(C)僅①④⑥⑦　(D)僅②③⑦。　　　　　　　　　　　　　　　　　　　　　　　　　　　　　（109 專普）

（　）78. 驗光人員執業執照到期，但未依規定辦理執照更新，依驗光人員法規定，會受何種處罰？　(A)廢止執業執照　(B)處一萬元以上，五萬元以下罰鍰，並令其限期改善　(C)處二萬元以上，十萬元以下罰鍰，並令

其限期改善 (D)處三萬元以上，十五萬元以下罰鍰，並令其限期改善。 （109 專普）

（ ）79. 有關隱形眼鏡，下列何者錯誤？ (A)驗光師可以為一般隱形眼鏡配鏡所為之驗光與配鏡 (B)驗光生可以為一般隱形眼鏡配鏡所為之驗光但不能配鏡 (C)非用於治療之隱形眼鏡，是一般隱形眼鏡 (D)一般隱形眼鏡之定義，須依照驗光人員法施行細則第 7 條之規定。 （109 專普）

（ ）80. 依醫事人員執業登記及繼續教育辦法，有關驗光生執業其應接受之繼續教育課程積分，下列敘述何者錯誤？ (A)課程之繼續教育內容包括：專業課程、專業品質、專業倫理、專業相關法規 (B)課程應包括感染管制及性別議題之課程 (C)有規定一定年限內至少應完成之積分數 (D)可以抵充醫事人員受懲戒處分時所應接受之一定時數繼續教育。 （109 專普）

（ ）81. 有關驗光所停業或歇業時之規定，下列敘述何者錯誤？ (A)應自事實發生之日起十日內，報請原發開業執照機關備查 (B)停業期間，以一年為限 (C)若停業逾一年以上者，應辦理歇業 (D)原發開業執照機關於其開業執照註明停業日期及理由後發還。 （109 專普）

（ ）82. 驗光所停業、歇業或其登記事項變更依規定應 (A)歇業不用註銷其開業登記，並無須收回開業執照 (B)登記事項變更無須辦理變更登記 (C)其所屬驗光人員無須辦理停業、歇業或變更執業處所 (D)停業於其開業執照註明停業日期及理由後發還。 （109 專普）

（ ）83. 依法規定，某負責驗光人員因故不能執行業務，導致其所屬驗光所須連續停業逾二年，下列敘述何者錯誤？ (A)應填具申請書並檢附開業執照及有關文件，送由原發給開業執照機關辦理，註銷其開業登記，並收回開業執照 (B)應辦理歇業 (C)其驗光所連續停業期間應指定合於驗光人員法規定資格者代理之，代理期間應由被代理者報請原發開業執照機關備查 (D)歇業後重新申請執業登記，得以申請執業登記前一年內接受各款繼續教育課程總積分達六分之一以上之證明文件代之。 （109 專普）

（ 　）84. 下列何者為驗光人員法中所稱低視力者輔助工具？①視障用白手杖 ②手持望遠鏡 ③手持放大鏡 ④語音手機 　(A)①②③④ 　(B)僅①②③ 　(C)僅①④ 　(D)僅②③。 （109 專普）

（ 　）85. 醫療機構所屬驗光人員於執行業務所製作的紀錄，下列何者正確？①驗光人員不屬於醫療法範圍，執行業務所製作的紀錄不屬於病歷 ②依醫療法第 67 條，屬於病歷一部分 ③須至少保存七年 ④未成年者之紀錄，至少應保存至其成年後七年 　(A)僅①③ 　(B)僅②④ 　(C)僅②③ 　(D)僅②③④。 （109 專普）

（ 　）86. 有關驗光人員之執行，下列敘述何者錯誤？ 　(A)執業不以一處為限 　(B)可在經中央主管機關認可之機構為之 　(C)可在所在地直轄市、縣（市）主管機關核准登記之醫療機構為之 　(D)可在所在地直轄市、縣（市）主管機關核准登記之眼鏡公司（商號）為之。 （109 專普）

（ 　）87. 不具驗光人員資格，執行驗光業務需罰者為 　(A)進行視力表量測者 　(B)護理人員於醫師指示下為之 　(C)於中央主管機關認可下之機構，在醫師、驗光師指導下實習之相關醫學、驗光或視光系、科學生 　(D)相關醫學、驗光或視光系、科自取得學位日起三年內之畢業生。 （109 專普）

（ 　）88. 勞工發現事業單位違反勞動法令時得提出申訴的規定，下列敘述何者錯誤？ 　(A)前述所指法令限勞動基準法，不包含其他勞工法令 　(B)勞工申訴的對象除主管機關、檢查機構，也包含雇主 　(C)雇主不得因勞工為前述申訴，而損害其依契約或習慣上所應享有之權益 　(D)雇主對申訴員工作出不利之處分，應受罰鍰處罰。 （109 專普）

（ 　）89. 比較醫療機構、眼鏡行驗光人員的保密規定，下列敘述何者錯誤？ 　(A)醫療機構的驗光人員不得洩漏病人病情，眼鏡行的驗光人員不得洩漏他人秘密 　(B)因無故洩漏，醫療機構的驗光人員罰鍰罰得比眼鏡行的驗光人員重 　(C)醫療機構的驗光人員無故洩漏病情除依醫療法罰鍰外，尚須依驗光人員法加處罰鍰 　(D)醫療機構與病人，眼鏡行與消費者之間的糾紛俱屬醫療糾紛。 （109 專普）

（　）90.下列何者不是驗光人員須具備之倫理內涵？　(A)公平原則　(B)正確原則　(C)不傷害原則　(D)自主原則。　　　　　　　　　　（109 專普）

📖 解答及解析

1.(C)	2.(A)	3.(C)	4.(D)	5.(B)	6.(A)	7.(C)	8.(A)	9.(A)	10.(A)
11.(C)	12.(A)	13.(D)	14.(D)	15.(B)	16.(A)	17.(B)	18.(B)	19.(C)	20.(B)
21.(D)	22.(D)	23.(B)	24.(D)	25.(C)	26.(D)	27.(C)	28.(C)	29.(D)	30.(D)
31.(A)	32.(C)	33.(B)	34.(C)	35.(A)	36.(C)	37.(C)	38.(B)	39.(D)	40.(D)
41.(D)	42.(D)	43.(B)	44.(A)	45.(D)	46.(A)	47.(D)	48.(D)	49.(B)	50.(C)
51.(C)	52.(A)	53.(A)	54.(C)	55.(D)	56.(D)	57.(C)	58.(A)	59.(D)	60.(A)
61.(A)	62.(C)	63.(A)	64.(D)	65.(D)	66.(D)	67.(B)	68.(C)	69.(A)	70.(C)
71.(A)	72.(A)	73.(A)	74.(A)	75.(D)	76.(C)	77.(A)	78.(B)	79.(B)	80.(D)
81.(A)	82.(D)	83.(C)	84.(D)	85.(D)	86.(A)	87.(#)	88.(A)	89.(D)	90.(B)

1. 驗§40，驗光生公會，其組織準用本章驗光師公會之規定。驗§26，驗光師公會由人民團體主管機關主管。但其目的事業，應受主管機關之指導、監督。驗§38，驗光師公會有違反法令、章程者，「人民團體主管機關」得為下列處分：一、警告。二、撤銷其決議。三、撤免其理事、監事。四、限期整理。前項第一款、第二款處分，亦得由「主管機關」為之。③由「主管機關」撤免其理事、監事，改成人民團體主管機關。

2. 驗§40，驗光生公會，其組織準用本章驗光師公會之規定。驗§29，直轄市、縣（市）驗光師公會，由該轄區域內驗光師 21 人以上發起組織之；其未滿 21 人者，得加入鄰近區域之公會或共同組織之。

3. 驗§45。

4. 驗§50，驗光人員受停業處分仍執行業務者，廢止其執業執照；受廢止執業執照處分仍執行業務者，「得」廢止其驗光人員證書。

5. 驗§51 驗光所受停業處分而未停業者，廢止其開業執照；受廢止開業執照處分，仍繼續開業者，「得」廢止其負責驗光人員之驗光人員證書。

6. 繼§13 Ⅰ，醫事人員執業，應接受下列課程之繼續教育：一、專業課程。二、專業品質。三、專業倫理。四、專業相關法規。繼§13 Ⅱ 一，醫事人員

每 6 年應完成前項繼續教育課程之積分數如下：一、物理治療生、職能治療生、醫事檢驗生、醫事放射士、牙體技術生及「驗光生」：（一）達 72 點……（二）前項第 2 款至第 4 款繼續教育課程之積分數，合計至少 7 點，其中應包括感染管制及性別議題之課程；超過 14 點者，以 14 點計。二、前款以外之醫事人員：（一）達 120 點。

7. (C)勞細§11，本法第 21 條所稱基本工資，指勞工在正常工作時間內所得之報酬。不包括延長工作時間之工資與休息日、休假日及例假工作加給之工資。(A)勞§19，勞動契約終止時，勞工如請求發給服務證明書，雇主或其代理人不得拒絕。(B)勞§14，勞工得不經預告終止契約，雇主違反勞動契約或勞工法令，致有損害勞工權益之虞者。(D)勞§29，事業單位於營業年度終了結算，如有盈餘，除繳納稅捐、彌補虧損及提列股息、公積金外，對於全年工作並無過失之勞工，應給與獎金或分配紅利。（台灣高等法院台中分院 97 年度勞上易字第 42 號判例：雇主縱未分配紅利，或就分配紅利部分，另規定領取之條件，尚難認違反上開《勞動基準法》第 29 條規定。因紅利、獎金均係雇主單方之給付，具有勉勵、恩惠性質之給與，並非為勞工之工作給付之對價（勞動基準法施行細則第 10 條第 1 款、第 2 款規定參照）

8. 驗§12Ⅰ、Ⅱ

驗光師	驗光生
非侵入性之眼球屈光狀態測量及相關驗光	一般性近視、遠視、散光及老花之驗光
低視力者輔助器具之教導使用	
包含為一般隱形眼鏡配鏡所為之驗光；15 歲以下者應於眼科醫師指導下為之。但未滿 6 歲兒童之驗光，不得為之	
一般隱形眼鏡之配鏡	
其他依醫師開具之照會單或醫囑單所為之驗光	

9. 驗§20，驗光所執行業務之紀錄及醫師開具之照會單或醫囑單，應妥為保管，並至少保存 3 年。

10. 勞§38，勞工在同一雇主或事業單位，繼續工作滿一定期間者，應依下列規定給予特別休假：一、6 個月以上 1 年未滿者，3 日。二、1 年以上 2 年未滿者，7 日。三、2 年以上 3 年未滿者，10 日。四、3 年以上 5 年未滿者，每年

14 日。五、5 年以上 10 年未滿者，每年 15 日。六、10 年以上者，每 1 年加給 1 日，加至 30 日為止。

11. 療§82 V，醫療機構因執行醫療業務致生損害於病人，以故意或過失為限，負損害賠償責任。

12. 中央法規標準法§3，法律得定名為法、律、條例或通則。中央法規標準法§4，法律應經立法院通過，總統公布。

13. 驗§15 VI，驗光所之名稱使用與變更、申請條件、程序及設置標準，由中央主管機關定之。（驗細§13，有驗光所停業規定。施行細則由衛福部制定。正確答案建議①②③）。

14. 勞細§7-1，離職後競業禁止之約定，「應」以書面為之。

   (A)、(B)勞細§7-2②，競業禁止之區域，應以原雇主實際營業活動之範圍為限。 (C)勞§9-1 III。

15. 醫學倫理（四、五）六原則。行善、正義、不傷害、自主、保密、誠信。

16. 驗§40，驗光生公會，其組織準用本章驗光師公會之規定。①、③驗§26、27。②驗§27，驗光師公會分直轄市及縣（市）公會，並得設驗光師公會全國聯合會 ④驗§28，在同一區域內，同級之公會以 1 個為限。

17. 驗§29。

18. (A) (C) (D)驗細§6。(B)驗§12 I ①，15 歲以下者應於眼科醫師指導下為之，驗光人員不可先行驗光。

19. 驗§7，驗光人員應向執業所在地直轄市、縣（市）主管機關申請執業登記。

20. 驗§48。

21. 衛生福利部函 衛授食字第 1051610341 號……非用於治療或診斷之一般隱形眼鏡，得由驗光師（生）配鏡、驗光。非一般用隱形眼鏡:角膜塑型鏡片、角膜病變及錐狀角膜鏡片、角膜或眼內術後矯正鏡片，屬於醫療臨床上之治療、診斷。

22. 驗§7 II。

23. 驗細§11，不得使用在同一直轄市、縣（市）區域內，與被撤銷或廢止開業執照未滿 1 年或受停業處分驗光所相同或類似之名稱。 驗細§15，驗光所歇

業或受撤銷、廢止開業執照處分者，應將其招牌拆除。驗§18，驗光所停業期間，以 1 年為限；逾 1 年者，應辦理歇業。(D)驗細§12。

24. 驗所§3①第 2 目。

25. 驗§18 I。

26. 驗§18 II。

27. 驗§20，驗光所執行業務之紀錄及醫師開具之照會單或醫囑單，應妥為保管，並至少保存 3 年。驗§13，驗光人員執行業務，「應」製作紀錄。③驗§49；④驗§24。

28. 驗§12 II，驗光生之業務範圍如下：一、一般性近視、遠視、散光及老花之驗光，包含為一般隱形眼鏡配鏡所為之驗光；15 歲以下者應於眼科醫師指導下為之。但未滿 6 歲兒童之驗光，不得為之。二、一般隱形眼鏡之配鏡。三、其他依醫師開具之照會單或醫囑單所為之驗光。

29. 勞§16 I，雇主終止勞動契約，其預告期間：一、繼續工作 3 個月以上 1 年未滿者，於 10 日前預告之。二、繼續工作 1 年以上 3 年未滿者，於 20 日前預告之。三、繼續工作 3 年以上者，於 30 日前預告之。勞§15，不定期契約，勞工終止契約時，應準用第 16 條第 1 項規定期間預告雇主。

30. 驗§43，不具驗光人員資格執行驗光業務，不罰情形：一、於中央主管機關認可之機構，在醫師、驗光師指導下實習之相關醫學、驗光或視光系、科學生或自取得學位日起 5 年內之畢業生。二、視力表量測或護理人員於醫師指示下為之。

31. 驗§11 II，驗光師公會或驗光生公會不得拒絕具有入會資格者入會。

驗§47 II，驗光師公會或驗光生公會違反第 11 條第 2 項規定者，由人民團體主管機關處新臺幣 1 萬元以上 5 萬元以下罰鍰。（《人民團體法》§3，本法所稱主管機關，在中央為內政部，在直轄市為直轄市政府，在縣市為縣市政府。）

32. 驗§31 I，(A)縣（市）驗光師公會之理事不得超過 21 人。(B)直轄市驗光師公會之理事不得超過 27 人。 (C)驗光師公會全國聯合會之理事不得超過 35 人。(D)理事名額不得超過全體會員（會員代表）人數 1/2。

33. 驗§49①，驗光人員違反第 13 條規定，執行業務，未製作紀錄、未依當事人要求提供驗光結果報告、或未依規定於紀錄、驗光結果報告簽名或蓋章，並加註執行年、月、日。處新臺幣 1 萬元以上 5 萬元以下罰鍰。

34. (A)、(C)《藥事法》§13Ⅰ，本法所稱醫療器材，係用於診斷、治療、減輕、直接預防人類疾病、調節生育，或足以影響人類身體結構及機能，且「非」以藥理、免疫或代謝方法作用於人體，以達成其主要功能之儀器、器械、用具、物質、軟體、體外試劑及其相關物品。(D)《藥事法》§13Ⅱ，前項醫療器材，中央衛生主管機關應視實際需要，就其範圍、種類、管理及其他應管理事項，訂定醫療器材管理辦法規範之。(B)《藥事法》§17，本法所稱醫療器材販賣業者，係指經營醫療器材之批發、零售、輸入及輸出之業者。經營醫療器材租賃業者，準用本法關於醫療器材販賣業者之規定。（醫療器材的管理已從《藥事法》中抽離獨立立法，《醫療器材管理法》於 109 年 1 月 15 日公布，自 110 年 5 月 1 日起施行。）(A)、(C) 參見新法規，《醫療器材管理法》§3。(B)《醫療器材管理法》§11。

35. (A)繼§5①，醫事人員申請執業登記，有下列情形之一者，得免檢具前條第 6 款規定之文件：一、領得醫事人員證書 5 年「內」申請執業登記。繼§8Ⅰ，領得醫事人員證書「未逾」5 年而申請執業登記者，其執業執照之更新日期為自各該證書發證屆滿第 6 年之翌日。(B)領得醫事人員證書「逾」5 年，首次申請執業登記。繼§6Ⅰ①，醫事人員申請執業登記，得以該類醫事人員申請執業登記前 1 年內接受第 13 條第 1 項各款繼續教育課程總積分達 1/6 以上之證明文件代之。

36. 專門職業及技術人員特種考試驗光人員考試規則§6，中華民國國民於驗光人員法公布施行前，曾在醫療機構或眼鏡行從事驗光業務滿 3 年，並具專科以上學校畢業資格，經中央主管機關審查合格者，得應驗光師特種考試。

37. 驗§15Ⅰ，驗光所之設立，應以驗光人員為申請人，向所在地直轄市、縣（市）主管機關申請…。

38. 醫學倫理（四、五）六原則。行善、正義、不傷害、自主、保密、誠信。

39. 驗細§13，停業：於其開業執照註明停業日期及理由後發還；歇業：註銷其開業登記，並收回開業執照。

40. 驗§18Ⅰ，驗光所辦理停業或歇業規定。或驗§17，驗光所之負責驗光人員因故不能執行業務時，指定合於第 15 條第 2 項規定資格者代理之。 (C)驗§15Ⅱ，驗光所開設規定。 (D)驗§17，代理期間超過 45 日者，應由「被」代理者報請原發開業執照機關備查。另外，(B)驗§9，指定合於中央主管機關認可之機構，最好寫成，指定合於「其他經」中央主管機關認可之機構，較為嚴謹。

41. 衛生福利部函衛授食字第 1051610341 號……隱形眼鏡分為一般用及非一般用，非用於治療或診斷之一般隱形眼鏡，得由驗光師（生）配鏡、驗光。非一般用隱形眼鏡：角膜塑型鏡片、角膜病變及錐狀角膜鏡片、角膜或眼內術後矯正鏡片，屬於醫療臨床上之治療、診斷。

42. 驗§12Ⅰ，驗光師之業務範圍

驗光師	驗光生
非侵入性之眼球屈光狀態測量及相關驗光	一般性近視、遠視、散光及老花之驗光
低視力者輔助器具之教導使用	
包含為一般隱形眼鏡配鏡所為之驗光；15 歲以下者應於眼科醫師指導下為之。但未滿 6 歲兒童之驗光，不得為之	
一般隱形眼鏡之配鏡	
其他依醫師開具之照會單或醫囑單所為之驗光	

43. 療§67，醫療機構應建立清晰、詳實、完整之病歷。前項所稱「病歷」，應包括下列各款之資料：一、醫師依醫師法執行業務所製作之病歷。二、各項檢查、檢驗報告資料。三、其他各類醫事人員執行業務所製作之紀錄。

44. 療§11，本法所稱主管機關：在中央為「衛生福利部」；在直轄市為直轄市政府；在縣（市）為縣（市）政府。

45. 醫事人員人事條例§3，前條各類醫事人員依各該醫事法規規定分為師級及士（生）級，「師級」人員並再分為師（一）級、師（二）級與師（三）級，以師（一）級為最高級。

46. 驗§11Ⅱ，公會不得拒絕具有入會資格者入會。(B)驗§31Ⅰ⑤。 (C)驗§11Ⅰ (D)驗§31Ⅰ②。

47. 1.注意，驗光所受停業處分，以一年為限。驗§45，處一個月以上一年以下停業處分；驗§46，處一個月以上一年以下停業處分；驗§47，處一個月以上一年以下停業處分；驗§48，處一個月以上一年以下停業處分。所以不可能產生受停業處分 14 個月，題旨有誤。2.從本題給的答案(D)來觀察，是要考歇業的規定，但從驗細§14 條文看，沒有受歇業的處分規定。3.本題題旨有誤，造成無正確答案，建議送分。4.本題若是考受停業，問所屬驗光人員的因應，驗§10，驗光人員變更執業處所，準用驗§7 關於執業之規定。或辦理停業，依驗細§5①停業：登記其停業日期及理由後，發還其執業執照。但負責驗光人員依驗§52Ⅰ，驗光所受停業處分者，應同時對其予以停業處分，故不能適用驗§10。

48. 驗細§9，向所在地直轄市、縣（市）主管機關申請核准登記。 驗細§11，在同一直轄市、縣（市）區域內，不得使用他人已登記使用之名稱。 驗細§9，國民身分證正本及其影本一份；正本驗畢後發還。

49. 驗§46。

50. 衛生福利部函衛授食字第 1051610341 號，…非一般用隱形眼鏡:角膜塑型鏡片、角膜病變及錐狀角膜鏡片、角膜或眼內術後矯正鏡片，屬於醫療臨床上之治療、診斷…。

51. 醫事人員執業登記及繼續教育辦法中沒有(C)的規定。(A)繼§15Ⅰ。(B)繼§16。(D)繼§15Ⅱ。

52. 本題建議送分。本題給的答案(A)，但①的選項也是正確。分析如後，①驗§56Ⅰ，本法公布施行前曾在醫療機構或眼鏡行從事驗光業務滿 3 年，並具專科以上學校畢業資格，經中央主管機關審查合格者，得應驗光師特種考試。此外，驗§2，公立或立案之私立專科以上學校……驗光或視光系、科畢業，……，領有畢業證書者，得應驗光師考試。故得應驗光師高等考試及特種考試。②專門職業及技術人員高等暨普通考試驗光人員考試規則§14，並函衛生福利部查照。③專門職業及技術人員高等暨普通考試驗光人員考試規則§5：應考人有公務人員考試法第 22 條第 2 項、專門職業及技術人員考試法第 19 條第 2 項或驗光人員法第 6 條情事者，不得應本考試。專門職業及技術人員特種考試驗光人員考試規則§5：條文同上。曾有褫奪公權尚未復權情

事者，係《公務人員考試法》第 22 條第 1 項規定，非第 22 條第 2 項，故不在驗光人員禁考範圍。

《公務人員考試法》第 22 條：

應考人有下列各款情事之一，考試前發現者，撤銷其應考資格。考試時發現者，予以扣考。考試後榜示前發現者，不予錄取。考試訓練階段發現者，撤銷其錄取資格。考試及格後發現者，撤銷其考試及格資格，並註銷其考試及格證書。其涉及刑事責任者，移送檢察機關辦理：一、有第 12 條第 1 項但書各款情事之一。1.動員戡亂時期終止後，曾犯內亂罪、外患罪，經有罪判決確定或通緝有案尚未結案。2.曾服公務有貪污行為，經有罪判決確定或通緝有案尚未結案。3.褫奪公權尚未復權。4.受監護或輔助宣告，尚未撤銷。二、冒名頂替。三、偽造或變造應考證件。四、以詐術或其他不正當方法，使考試發生不正確之結果。五、不具備應考資格。應考人有前項第 2 款至第 4 款情事之一者，自發現之日起 5 年內不得應考試院舉辦或委託舉辦之各種考試。

《專門職業及技術人員考試法》第 19 條：

應考人有下列各款情事之一，考試前發現者，取消其應考資格。考試時發現者，予以扣考。考試後榜示前發現者，不予錄取。考試訓練或學習階段發現者，撤銷其錄取資格。考試及格榜示後發現者，由考試院撤銷其考試及格資格，並註銷其考試及格證書。其涉及刑事責任者，移送檢察機關辦理：一、有第七條但書規定情事。（應考人如有各種職業管理法規規定不得充任各該專門職業及技術人員之情事者，不得應考。）二、冒名頂替。三、偽造或變造應考證件。四、以詐術或其他不正當方法，使考試發生不正確之結果。五、自始不具備應考資格。應考人有前項第 2 款至第 4 款情事之一者，自發現之日起 5 年內不得應考試院舉辦或委託舉辦之各種考試。驗光人員法第 6 條：曾受本法所定廢止驗光人員證書處分者，不得充驗光人員。

53. 驗細§15，眼鏡公司（商號）內設立驗光所者，該驗光所「得」與眼鏡公司（商號）共用招牌。驗細§§4 I，本法驗§9 所稱眼鏡公司（商號），指公司（商號）登記為眼鏡批發業或眼鏡零售業者。(C)驗細§§4 II，前項眼鏡公司（商號），應於機構內設立驗光所，始得執行驗光業務。(D)驗§56 第 4

項：符合第一項、第二項規定且曾應驗光師、驗光生特種考試者，於本法公布施行之日前已登記經營驗光業務之公司(商號)或醫療機構從事驗光業務，自本法公布施行起 10 年內免依第 43 條處罰。驗§56 第 5 項:公司（商號），於十年期滿之翌日起，（眼鏡公司未有驗光人員）由登記機關廢止其公司（商業）登記之全部或部分登記事項，不得繼續經營驗光業務。

54. 驗§17 I，驗光所之負責驗光人員因故不能執行業務時，應指定合於第 15 條第 2 項規定資格者代理之。 驗§15 II，前項申請設立驗光所之驗光師，以在第 9 條所定之機構執行業務 2 年以上者為限；（……驗光生，以在第 9 條所定之機構執行業務 5 年以上者為限。）驗§17 II，前項代理期間，最長不得逾 1 年。 (D)驗§17 I，代理期間超過 45 日者，應由被代理者報請「原發開業執照機關」備查。

55.

條號	3 萬→15 萬
5	未領有驗光人員證書，使用驗光人員名稱。
15 V	非驗光所，使用驗光所或類似名稱。
22 II	非驗光所，為驗光廣告。
24	驗光人員或其執業機構之人員無故洩漏因業務知悉或持有之他人秘密。
43	不具驗光人員資格，擅自執行驗光業務者

條號	2 萬→10 萬
驗光人員	
12 I ① 但書	為未滿 6 歲之兒童驗光。
12 II ① 但書	為未滿 6 歲之兒童驗光。
12 III	未將當事人轉介至醫療機構。
14	為虛偽之陳述或報告
驗光所	
15 I	驗光人員設立驗光所，未向主管機關申請開業
18 IV	遷移或復業，未辦理開業登記
21 II	收取驗光費用，未開給收費明細表及收據。

條號	2 萬→10 萬
21 III	違反收費標準，超額或擅立項目收費。
22 I	廣告內容違反第 22 條第 1 項規定。
23	以不正當方法招攬業務，或驗光所人員利用業務上之機會獲取不正當利益。

條號	1 萬→5 萬
驗光人員	
7 I	未辦理執業登記而執行業務
7 II	執業執照到期未辦理更新仍繼續執行業務罰
9 但書	在登記執業地點以外之其他地點執行業務
10 I	未於停業或歇業事實發生之日起 30 日內，報請原發執業執照機關備查
10 III	變更執業處所或復業，未辦理執業登記
11 I	執業時未加入所在地公會。
11 II	驗光師公會或驗光生公會拒絕具有入會資格者入會
13	執行業務，未製作紀錄、未依當事人要求提供驗光結果報告、或未依規定於紀錄、驗光結果報告簽名或蓋章，並加註執行年、月、日。
驗光所	
15 IV	使用或變更驗光所名稱未經所在地直轄市、縣（市）主管機關核准
15 VI	違反驗光所設置標準
16	負責驗光人員對驗光所業務未負督導責任
17 I	負責驗光人員因故不能執行業務，未指定符合資格者代理或代理期間超過 45 日未報請主管機關備查
18 I、III	未於停業、歇業或登記事項變更事實發生之日起 30 內，報請原發開業執照機關備查或核准
19	未將開業執照、收費標準，揭示於明顯處
25	未提出報告、拒絕檢查或資料蒐集
20	驗光所對執行業務之紀錄、醫師開具之照會單或醫囑單，未妥為保管或保存未滿 3 年

56. 全國特殊教育資訊網(https://special.moe.gov.tw/)，輔助科技－輔具資源介紹－視覺輔具-低視力輔具。例如：特製眼鏡、包覆式濾光眼鏡、手持望遠鏡、放大鏡、可攜式擴視機、桌上型擴視機和視訊放大軟體等。

57. ①②驗§49，驗光人員違反第 13 條規定，執行業務，未製作紀錄、未依當事人要求提供驗光結果報告、或未依規定於紀錄、驗光結果報告簽名或蓋章，並加註執行年、月、日，違反者處新臺幣 1 萬元以上 5 萬元以下罰鍰。

58. 繼§11，執業登記場所，以同一處所為限。 ①③④同出處，繼§11。

59. 勞§38，一、6 個月以上 1 年未滿者，3 日。二、1 年以上 2 年未滿者，7 日。三、2 年以上 3 年未滿者，10 日。四、3 年以上 5 年未滿者，每年 14 日。 五、5 年以上 10 年未滿者，每年 15 日。六、10 年以上者，每 1 年加給 1 日，加至 30 日為止。（第 24 年，30 日）。

60. 療§9。本法所稱醫療廣告，係指利用傳播媒體或其他方法，宣傳醫療業務，以達招徠患者醫療為目的之行為。

61. (A)驗§44，3 萬-15 萬。(B)驗§46，2 萬~10 萬。(C)驗§48，1 萬-5 萬。(D)驗§49，1 萬~5 萬。

62. (D)驗§45，罰 2 萬~10 萬。

依據「專門職業及技術人員特種考試驗光人員考試規則」§5，不得應本考試有三：1.應考人有《公務人員考試法》第 22 條第 2 項、2.《專門職業及技術人員考試法》第 19 條第 2 項或 3.《驗光人員法》第 6 條情事者。曾有褫奪公權尚未復權情事者，係《公務人員考試法》第 22 條第 1 項規定，非第 22 條第 2 項，故不在驗光人員禁考範圍。

應考人有《公務人員考試法》第 22 條：

應考人有下列各款情事之一，考試前發現者，撤銷其應考資格。……其涉及刑事責任者，移送檢察機關辦理：一、有第 12 條第 1 項但書各款情事之一。1.動員戡亂時期終止後，曾犯內亂罪、外患罪，經有罪判決確定或通緝有案尚未結案。2.曾服公務有貪污行為，經有罪判決確定或通緝有案尚未結案。3.褫奪公權尚未復權。4.受監護或輔助宣告，尚未撤銷。二、冒名頂替。三、偽造或變造應考證件。四、以詐術或其他不正當方法，使考試發生不正確之

結果。五、不具備應考資格。應考人有前項第 2 款至第 4 款情事之一者，自發現之日起 5 年內不得應考試院舉辦或委託舉辦之各種考試。是故(B)選項宜再嚴謹如下，偽造或變造應考證件自發現之日起 5 年內不得應考，6 年後不再禁考。

63. ②驗§15，執行業務 5 年以上　④驗§15，向所在地直轄市、縣（市）主管機關申請核准登記。

64. (A)驗§12 I ①但書，未滿 6 歲兒童之驗光，不得為之　(B)驗細§6，應於醫師確診為非假性近視，始得為之　(C)衛生福利部函 衛授食字第 1051610341 號，非一般用隱形眼鏡:角膜塑型鏡片、角膜病變及錐狀角膜鏡片、角膜或眼內術後矯正鏡片，屬於醫療臨床上之治療、診斷用。

65. 繼§5：醫事人員申請執業登記，有下列情形之一者，得免檢具前條第六款規定之文件：一、領得醫事人員證書 5 年「內」申請執業登記。……三、醫事人員歇業後重新申請執業登記之日期，未逾原執業處所執業執照所載應更新日期。

66. 驗§56Ⅲ，前二項特種考試，以本法公布施行後 5 年內舉辦 5 次為限。

67. 驗§21，收取驗光費用之標準，由直轄市、縣（市）主管機關核定之　④驗§18Ⅲ，驗光所登記事項如有變更，應於事實發生之日起 30 日內，報請原開業執照機關核准變更登記　①驗§15Ⅵ，驗光所設置標準，由中央主管機關定之　②驗§4，驗光人員證書，由中央主管機關核發之。

68. 驗§10 I，驗光人員停業或歇業時，應自事實發生之日起 30 日內，報請原發執業執照機關備查。驗細§5，驗光人員停業、歇業……停業：登記其停業日期及理由後，發還其執業執照。歇業：註銷其執業登記，並收回執業執照。

69. 驗細§5，驗光人員停業、歇業，依本法第 10 條第 1 項規定報請備查時，應填具申請書，並檢附執業執照及有關文件，送由原發給執業執照機關依下列規定辦理：一、停業：登記其停業日期及理由後，發還其執業執照。二、歇業：註銷其執業登記，並收回執業執照。

70. 驗§32 I 驗光師公會全國聯合會理事、監事之當選，不以直轄市、縣（市）驗光師公會選派參加之會員代表為限。(A)(B)驗§32。(D)驗§34Ⅱ，驗光師公會會員人數超過 300 人以上時，得依章程之規定就會員分布狀況劃定區

域，按其會員人數比率選出代表，召開會員代表大會，行使會員大會之職權。

71. （本題出題不完整，建議應予送分。）驗細§8，本法第 12 條第 1 項第 3 款所稱低視力者，指依「身心障礙者鑑定作業辦法」第 5 條附表 2 身心障礙類別、鑑定向度、程度分級與基準，其視覺功能之障礙程度達 1 以上者。

72. 勞§24，雇主延長勞工工作時間者，其延長工作時間之工資，依下列標準加給：一、延長工作時間在 2 小時以內者，按平日每小時工資額加給 1/3 以上。二、再延長工作時間在 2 小時以內者，按平日每小時工資額加給 2/3 以上。三、依第 32 條第 4 項（因天災、事變或突發事件）規定，延長工作時間者，按平日每小時工資額加倍發給。雇主使勞工於第 36 條所定休息日工作，工作時間在 2 小時以內者，其工資按平日每小時工資額另再加給 1 又 1/3 以上；工作 2 小時後再繼續工作者，按平日每小時工資額另再加給 1 又 2/3 以上。

73. 勞§44。

74. 離島開業醫事機構與長期照顧服務機構獎勵及輔導辦法§2，本辦法所稱醫事機構……，指依各類醫事法規……規定，經核准開業或許可設立之機構。

療§10，本法所稱醫事人員，係指領有中央主管機關核發之醫師、藥師、護理師、物理治療師、職能治療師、醫事檢驗師、醫事放射師、營養師、助產師、臨床心理師、諮商心理師、呼吸治療師、語言治療師、聽力師、牙體技術師、驗光師、藥劑生、護士、助產士、物理治療生、職能治療生、醫事檢驗生、醫事放射士、牙體技術生、驗光生及其他醫事專門職業證書之人員。

75. 《醫事人員人事條例》§5，各機關遴用新進醫事人員，除下列人員外，應依公務人員陞遷法之外補程序規定，就具有任用資格人員以公開競爭方式甄選之：一、考試及格分發任用者。二、政府機關培育之醫事公費生經分發履行服務義務者。三、依本條例任用之各機關首長、副首長及一級單位主管。

76. 驗§30，驗光師公會全國聯合會之設立，應由 1/3 以上之直轄市、縣（市）驗光師公會完成組織後，始得發起組織。

77. 依據《國民教育法施行細則》§8，國民小學學生滿 6 歲入學。是故國小 4 年級應是 9~10 歲。本題試題主旨在考驗§12 I ①、II ①，驗光人員對 15 歲以

下者驗光應於眼科醫師指導下為之。驗細§6，本法第 12 條第 1 項第 1 款及第 2 項第 1 款所定驗光人員為 6 歲以上 15 歲以下者驗光，應於眼科醫師指導下，依下列方式之一為之：一、由驗光人員與眼科醫師訂定契約合作。二、由驗光人員參加中央主管機關委託專業法人、團體或機構辦理之特定課程訓練，取得完成訓練證明；發現有特定狀況時，應出具轉介單，至眼科醫師處檢查。驗光人員對於 6 歲以上 15 歲以下者第一次驗光及配鏡，應於醫師確診為非假性近視，始得為之。驗光人員執行業務，發現視力不能矯正者，依本法第 12 條第 3 項規定轉介至醫療機構診治時，應填具轉介單。①③是驗光師的業務。⑥⑦應於眼科醫師指導下為之。

驗§12 驗光人員之業務範圍

驗光師	驗光生
非侵入性之眼球屈光狀態測量及相關驗光	一般性近視、遠視、散光及老花之驗光
低視力者輔助器具之教導使用	
包含為一般隱形眼鏡配鏡所為之驗光；15 歲以下者應於眼科醫師指導下為之。但未滿 6 歲兒童之驗光，不得為之。	
一般隱形眼鏡之配鏡其他依醫師開具之照會單或醫囑單所為之驗光	

78. 驗§47。

條號	1 萬→5 萬
§47　驗光人員	
7 I	未辦理執業登記而執行業務
7 II	執業執照到期未辦理更新仍繼續執行業務罰
9 但書	在登記執業地點以外之其他地點執行業務
10 I	未於停業或歇業事實發生之日起 30 日內，報請原發執業執照機關備查
10 III	變更執業處所或復業，未辦理執業登記
11 I	執業時未加入所在地公會。
§49/13	執行業務，未製作紀錄、未依當事人要求提供驗光結果報告、或未依規定於紀錄、驗光結果報告簽名或蓋章，並加註執行年、月、日。

條號	1 萬→5 萬
§47 驗光師（生）公會	
§47 II /11 II	驗光師公會或驗光生公會拒絕具有入會資格者入會
§48 驗光所	
15 IV	使用或變更驗光所名稱未經所在地直轄市、縣（市）主管機關核准
15 VI	違反驗光所設置標準
16	負責驗光人員對驗光所業務未負督導責任
17 I	負責驗光人員因故不能執行業務，未指定符合資格者代理或代理期間超過 45 日未報請主管機關備查
18 I 、III	未於停業、歇業或登記事項變更事實發生之日起 30 內，報請原發開業執照機關備查或核准
19	未將開業執照、收費標準，揭示於明顯處
25	未提出報告、拒絕檢查或資料蒐集
49/20	驗光所對執行業務之紀錄、醫師開具之照會單或醫囑單，未妥為保管或保存未滿 3 年

79. 驗細§7，本法第 12 條第 1 項第 2 款及第 2 項第 2 款所稱一般隱形眼鏡，指非用於治療或診斷之隱形眼鏡。

§12 驗光人員之業務範圍

驗光師	驗光生
非侵入性之眼球屈光狀態測量及相關驗光	一般性近視、遠視、散光及老花之驗光
低視力者輔助器具之教導使用	
包含為一般隱形眼鏡配鏡所為之驗光；15 歲以下者應於眼科醫師指導下為之。但未滿 6 歲兒童之驗光，不得為之。	
一般隱形眼鏡之配鏡其他依醫師開具之照會單或醫囑單所為之驗光。	

80. 續§13，醫事人員執業，應接受下列課程之繼續教育：一、專業課程。二、專業品質。三、專業倫理。四、專業相關法規。醫事人員每 6 年應完成前項繼續教育課程之積分數如下：一、物理治療生……及驗光生：（一）達 72

點。（二）前項第 2 款至第 4 款繼續教育課程之積分數，合計至少 7 點，其中應包括感染管制及性別議題之課程；超過 14 點者，以 14 點計。二、前款以外之醫事人員：（一）達 120 點。（二）⋯⋯繼§20，醫事人員受懲戒處分應接受一定時數繼續教育者，不得以本辦法所定應接受之繼續教育抵充。

81. 驗§18 Ⅰ、Ⅱ，驗光所停業或歇業時，應自事實發生之日起 30 日內，報請原發開業執照機關備查。 前項「停業」期間，以 1 年為限；逾 1 年者，應辦理「歇業」。驗細§13 Ⅰ①，停業：於其開業執照註明停業日期及理由後發還。

82. 驗細§13，驗光所停業、歇業或其登記事項變更，依本法第 18 條第 1 項規定報請備查或依同條第 3 項規定辦理核准變更登記時，應填具申請書，並檢附開業執照及有關文件，送由原發給開業執照機關依下列規定辦理：一、停業：於其開業執照註明停業日期及理由後發還。二、歇業：註銷其開業登記，並收回開業執照。三、登記事項變更：辦理變更登記。前項第三款登記事項變更，如需換發開業執照，申請人應依規定繳納換發執照費。驗細§14，驗光所停業、歇業或受停業⋯⋯其所屬驗光人員，應依本法第十條第一項或第三項規定辦理停業、歇業或變更執業處所。

83. 本題給的答案是(C)。由此推想出題老師想考歇業，不是停業。（最好這樣出題，依法規定，某負責驗光人員因故不能執行業務，導致其所屬驗光所須歇業逾二年，下列敘述何者錯誤？）(A)驗細§13 第 1 項第 2 款歇業規定。 (B)驗§18 Ⅱ，驗光所停業期間，以 1 年為限；逾 1 年者，應辦理「歇業」。(C)驗§17，驗光所之負責驗光人員因故不能執行業務時，應指定合於第 15 條第 2 項規定資格者代理之。代理期間超過 45 日者，應由被代理者報請原發開業執照機關備查。前項代理期間，最長不得逾 1 年。(D)繼§6，醫事人員申請執業登記，其依第 4 條第 6 款所定繼續教育證明文件，有下列情形之一者，得以該類醫事人員申請執業登記前 1 年內接受第 13 條第 1 項各款繼續教育課程總積分達 1/6 以上之證明文件代之：一、領得醫事人員證書逾 5 年，首次申請執業登記。⋯⋯三、醫事人員連續歇業期間逾 2 年。⋯⋯

84. 驗細§8，稱低視力者輔助器具，指以驗光輔助視覺功能之各式光學器具。全國特殊教育資訊網(https://special.moe.gov.tw/)，輔助科技→輔具資源介紹→

視覺輔具→低視力輔具，低視力輔具適用於還有視覺功能、依賴視覺訊號、或需藉由視覺訊息輔助的視障學生。例如：特製眼鏡、包覆式濾光眼鏡、手持望遠鏡、放大鏡、可攜式擴視機、桌上型擴視機和視訊放大軟體等。

85. 療§10，本法所稱醫事人員，係指領有中央主管機關核發之醫師、藥師、……、驗光師、藥劑生、……、驗光生及其他醫事專門職業證書之人員。療§67，醫療機構應建立清晰、詳實、完整之病歷。前項所稱病歷，應包括下列各款之資料：一、醫師依醫師法執行業務所製作之病歷。二、各項檢查、檢驗報告資料。三、其他各類醫事人員執行業務所製作之紀錄。③④療§70。

86. 驗§9，驗光人員執業以一處為限，並應在所在地直轄市、縣（市）主管機關核准登記之醫療機構、驗光所、眼鏡公司（商號）或其他經中央主管機關認可之機構為之。

87. 本題一律給分。第一次答案原為(D)，備註：答案經第二次修正：第 47 題一律給分。驗§43，不具驗光人員資格，擅自執行驗光業務者，處新臺幣 3 萬元以上 15 萬元以下罰鍰。但有下列情形之一者，不罰：一、於中央主管機關認可之機構，在醫師、驗光師指導下實習之相關醫學、驗光或視光系、科學生或自取得學位日起 5 年內之畢業生。二、視力表量測或護理人員於醫師指示下為之。

88. (A)勞§1：為規定勞動條件最低標準，保障勞工權益，加強勞雇關係，促進社會與經濟發展，特制定本法；本法未規定者，適用其他法律之規定。(B)勞§74Ⅰ，勞工發現事業單位違反本法及其他勞工法令規定時，得向雇主、主管機關或檢查機構申訴。(C)勞§74Ⅱ，雇主不得因勞工為前項申訴，而予以解僱、降調、減薪、損害其依法令、契約或習慣上所應享有之權益，或其他不利之處分。(D)勞§79Ⅲ，違反……第 74 條第 2 項規定者，處新臺幣 2 萬元以上 30 萬元以下罰鍰。

89. (A)驗§24，驗光人員及其執業機構之人員，對於因業務而知悉或持有「他人」秘密，不得無故洩漏。療§72：醫療機構及其人員因業務而知悉或持有「病人」病情或健康資訊，不得無故洩漏。(B)驗§44 第 4 款：違反第 24 條規定，驗光人員或其執業機構之人員無故洩漏因業務知悉或持有之他人秘

密，處新臺幣 3 萬元以上 15 萬元以下罰鍰。療§103 第 1 項第 1 款：「…違反第 72 條規定者，處新臺幣 5 萬元以上 25 萬元以下罰鍰。…」。(C)療§107，違反……第 72 條……規定處罰外，對其行為人亦處以各該條之罰鍰；其觸犯刑事法律者，並移送司法機關辦理。前項行為人如為醫事人員，並依各該醫事專門職業法規規定懲處之。(D)療§83，司法院應指定法院設立醫事專業法庭，由具有醫事相關專業知識或審判經驗之法官，辦理醫事糾紛訴訟案件。眼鏡行不在醫療法保護之中，受消費者保護法規範，故與消費者屬於消費糾紛。

90. 醫事人員專業倫理六原則，正義、自主、行善、不傷害、保密、誠信。

110 年歷屆考題

( ) 1. 驗光人員法中有關驗光師公會之規定，下列敘述何者正確？ ①公會理事、監事任期均為 3 年，其連選連任者不得超過二分之一 ②公會應訂立章程，造具會員名冊及選任職員簡歷名冊，送請所在地人民團體主管機關立案 ③公會若違反法令或章程者，中央主管機關得為撤免其理事、監事及限期整理之處分 ④各級公會之監事名額不得超過各該公會理事名額 1/3 ⑤公會有違反法令、章程者，人民團體主管機關得為罰鍰處分 ⑥公會應受衛生主管機關之指導、監督 (A)①②④⑥ (B)②③④⑤ (C)①③④⑥ (D)①③⑤⑥。 （110 專高）

( ) 2. 有關未滿 6 歲兒童的驗光行為，下列何者正確？ ①驗光生不得為未滿 6 歲兒童驗光，驗光師於眼科醫師指導下，方可為未滿 6 歲兒童驗光 ②驗光人員需有契約合作的醫師證明文件，才能為未滿 6 歲兒童驗光 ③驗光人員違法為未滿 6 歲兒童驗光，可處新臺幣 2 萬元以上 10 萬元以下罰鍰 ④驗光人員違法為未滿 6 歲兒童驗光，其情節重大者，可廢止其執業執照 (A)③④ (B)①③ (C)①④ (D)②③。 （110 專高）

( ) 3. 有關驗光人員的執業執照，下列敘述何者正確？ (A)驗光人員執業，應每 3 年接受一定時數之繼續教育，始得辦理執業執照更新 (B)繼續教育之課程內容、積分、實施方式、完成繼續教育之認定由在地直轄市、縣（市）主管機關定之 (C)驗光人員應向衛生福利部申請執業登記，領有執業執照，始得執業 (D)驗光人員執業以一處為限，但機構間之支援或經事先報准者，不在此限。 （110 專高）

( ) 4. 下列何種隱形眼鏡配戴屬於驗光師的業務範圍？ (A)近視角膜塑型片 (B)多焦點日拋隱形眼鏡 (C)治療角膜用軟式隱形眼鏡 (D)15 歲以下學生首次驗光配戴隱形眼鏡。 （110 專高）

( ) 5. 有關繼續教育之規定，下列敘述何者正確？ ①驗光師參加醫學會、學會、公會舉辦之專業相關繼續教育課程，每小時積分採計 1 點 ②驗光師受懲戒處分應接受一定時數繼續教育者，不得以醫事人員執業登記及繼續教育辦法所定應接受之繼續教育抵充 ③醫事人員連續歇業期間逾 2 年，得以申請執業登記前 2 年內接受繼續教育課程總積分達六分之

一以上之證明文件代之 ④驗光師執業，應接受專業課程、專業品質、專業倫理、專業相關法規課程之繼續教育 ⑤驗光師應邀擔任有公開徵求論文及審查機制之驗光學術研討會特別演講者，每小時積分採計 5 點 ⑥領得醫事人員證書逾 5 年首次申請執業登記，得免檢具繼續教育之證明文件 (A)①②④ (B)①③⑤ (C)①④⑤ (D)②④⑥。（110 專高）

( ) 6. 隱形眼鏡屬於醫療器材，有關其鏡片及消毒藥水販賣之規定，下列敘述何者正確？ (A)隱形眼鏡之清潔液、保養液及保存用產品屬於第一等級醫療器材 (B)隱形眼鏡之販售於辦理申請藥商登記並領得許可執照後，方准營業 (C)隱形眼鏡鏡片消毒藥水、保存液之販售業者，應聘專任藥師管理監督 (D)隱形眼鏡販售許可執照不必懸掛，但應於營業處所保管好，以便主管機關隨時備查。 （110 專高）

( ) 7. 有關驗光所之規定，下列敘述何者正確？ (A)驗光所之設立，應以驗光人員為申請人，向所在地直轄市、縣（市）主管機關申請核准登記，發給開業執照，始得為之 (B)驗光所之名稱使用、變更，應以中央主管機關核准者為限。非驗光所，不得使用驗光所或類似之名稱 (C)驗光所收取驗光費用之標準，由中央主管機關定之。驗光所不得違反收費標準，超額或擅立項目收費 (D)驗光所之名稱使用與變更、申請條件、程序及設置標準，由直轄市、縣（市）主管機關核定之。

（110 專高）

( ) 8. 有關驗光人員停業或歇業之敘述，下列何者正確？ ①報請備查時，應填具申請書 ②並檢附執業執照及有關文件，送由原發給執業執照機關 ③歇業：登記其歇業日期及理由後，發還其執業執照 ④停業：收回執業執照 (A)③④ (B)①④ (C)②③ (D)①②。 （110 專高）

( ) 9. 驗光人員法規中所稱的低視力者輔助器具，包含下列那些項目？ ①放大鏡 ②白手杖 ③望遠鏡 ④閱讀架 ⑤擴視機 ⑥特製眼鏡 (A)僅②④ (B)僅①③⑥ (C)②④⑤ (D)①③⑤⑥。 （110 專高）

( ) 10. 驗光所執行業務之紀錄及醫師開具之照會單或醫囑單，應妥為保管，並至少保存多久？ (A)1 年 (B)3 年 (C)7 年 (D)永久。 （110 專高）

（　）11. 下列何者不屬於驗光人員之業務範圍？　(A)侵入性之眼球屈光狀態測量在眼科醫師指導下　(B)依醫師開具之醫囑單所為之驗光　(C)一般隱形眼鏡配鏡所為之驗光及配鏡　(D)一般性近視、遠視、散光及老花之驗光。　　　　　　　　　　　　　　　　　（110 專高）

（　）12. 驗光人員停業或歇業時，應自事實發生之日起幾日內，報請原發執業執照機關備查？　(A)3 日內　(B)7 日內　(C)15 日內　(D)30 日內。　　　　　　　　　　　　　　　　　　　　　　　　　　　（110 專高）

（　）13. 醫療法規定之病歷應至少保存幾年？　(A)3 年　(B)5 年　(C)7 年　(D)10 年。　　　　　　　　　　　　　　　　　　　　　　　　（110 專高）

（　）14. 醫事人員人事條例第 7 條第 2 項規定，取得師（一）級醫事人員任用資格，應具備之學歷、經歷及專業訓練，下列敘述何者錯誤？　(A)在教育部認可之國內外大學相關醫事之研究所獲得博士學位後，實際從事相關專業工作 7 年以上　(B)在教育部認可之國內外大學相關醫事之研究所獲得碩士學位後，實際從事相關專業工作 9 年以上　(C)在教育部認可之國內外大學相關醫事系組畢業獲得學士學位後，實際從事相關專業工作 11 年以上　(D)在教育部認可之國內外專科學校相關醫事科畢業後，實際從事相關專業工作 13 年以上。　　　　　　　　　　　　　（110 專高）

（　）15. 有關驗光所業務倫理之規定，下列敘述何者正確？　①不得容留未具驗光人員資格者擅自執行驗光人員業務，違反者廢止其開業執照　②非驗光所不得為驗光廣告，違反者廢止其開業執照　③驗光所之驗光人員及其他人員，不得利用業務上之機會，獲取不正當利益，違反者處新臺幣 2 萬元以上 10 萬元以下罰鍰　④不得以不正當方法招攬業務，違反者處新臺幣 3 萬元以上 15 萬元以下罰鍰　⑤非驗光所不得使用驗光所或類似名稱，違反者處新臺幣 3 萬元以上 15 萬元以下罰鍰　(A)①②④　(B)①③⑤　(C)②③④　(D)①④⑤。　　　　　　　　　（110 專高）

（　）16. 關於驗光生公會，下列敘述何者正確？　①全國聯合會理事、監事之當選，不以直轄市、縣（市）公會選派參加之會員代表為限　②直轄市、縣（市）驗光生公會選派參加全國聯合會之會員代表，以其理事、監事為限　③驗光生公會由人民團體主管機關主管　④直轄市、縣（市）驗光

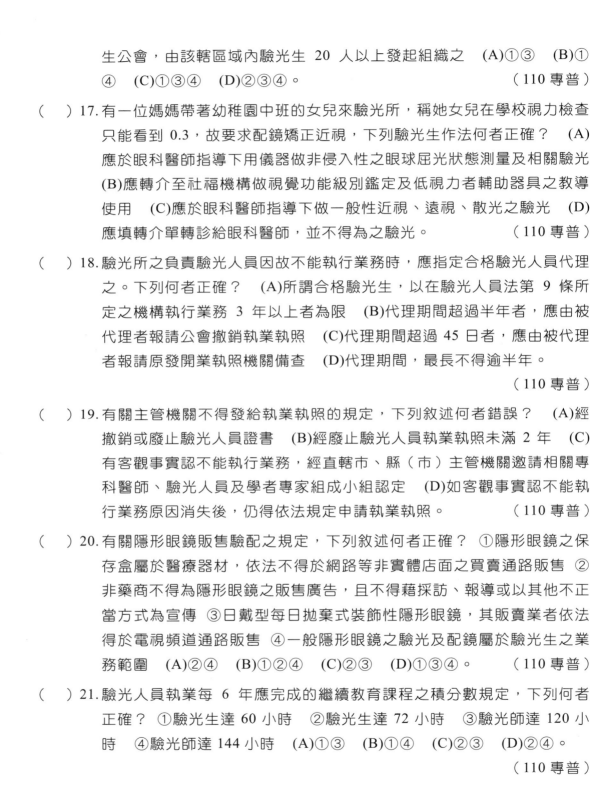

生公會，由該轄區域內驗光生 20 人以上發起組織之 (A)①③ (B)①④ (C)①③④ (D)②③④。 （110 專普）

( ) 17. 有一位媽媽帶著幼稚園中班的女兒來驗光所，稱她女兒在學校視力檢查只能看到 0.3，故要求配鏡矯正近視，下列驗光生作法何者正確？ (A)應於眼科醫師指導下用儀器做非侵入性之眼球屈光狀態測量及相關驗光 (B)應轉介至社福機構做視覺功能級別鑑定及低視力者輔助器具之教導使用 (C)應於眼科醫師指導下做一般性近視、遠視、散光之驗光 (D)應填轉介單轉診給眼科醫師，並不得為之驗光。 （110 專普）

( ) 18. 驗光所之負責驗光人員因故不能執行業務時，應指定合格驗光人員代理之。下列何者正確？ (A)所謂合格驗光生，以在驗光人員法第 9 條所定之機構執行業務 3 年以上者為限 (B)代理期間超過半年者，應由被代理者報請公會撤銷執業執照 (C)代理期間超過 45 日者，應由被代理者報請原發開業執照機關備查 (D)代理期間，最長不得逾半年。 （110 專普）

( ) 19. 有關主管機關不得發給執業執照的規定，下列敘述何者錯誤？ (A)經撤銷或廢止驗光人員證書 (B)經廢止驗光人員執業執照未滿 2 年 (C)有客觀事實認不能執行業務，經直轄市、縣（市）主管機關邀請相關專科醫師、驗光人員及學者專家組成小組認定 (D)如客觀事實認不能執行業務原因消失後，仍得依法規定申請執業執照。 （110 專普）

( ) 20. 有關隱形眼鏡販售驗配之規定，下列敘述何者正確？ ①隱形眼鏡之保存盒屬於醫療器材，依法不得於網路等非實體店面之買賣通路販售 ②非藥商不得為隱形眼鏡之販售廣告，且不得藉採訪、報導或以其他不正當方式為宣傳 ③日戴型每日拋棄式裝飾性隱形眼鏡，其販賣業者依法得於電視頻道通路販售 ④一般隱形眼鏡之驗光及配鏡屬於驗光生之業務範圍 (A)②④ (B)①②④ (C)②③ (D)①③④。 （110 專普）

( ) 21. 驗光人員執業每 6 年應完成的繼續教育課程之積分數規定，下列何者正確？ ①驗光生達 60 小時 ②驗光生達 72 小時 ③驗光師達 120 小時 ④驗光師達 144 小時 (A)①③ (B)①④ (C)②③ (D)②④。 （110 專普）

（　）22. 申請認可辦理驗光人員繼續教育課程與積分審查認定及採認之團體，其會員中驗光人員全國執業人數，應達到下列何種比率或人數才符合規定？　(A)百分之十以上　(B)百分之二十以上　(C)三千人以上　(D)百分之四十以上。　　　　　　　　　　　　　　　　　　　　　　　（110 專普）

（　）23. 驗光人員計畫申請設立驗光所，下列那些條件必須備齊？　①明顯區隔之獨立作業場所及出入口　②總樓地板面積，不得小於 20 平方公尺　③等候空間　④手部衛生設備　(A)①③　(B)②④　(C)①②③　(D)①②③④。　　　　　　　　　　　　　　　　　　　　　　　　　　　　　　（110 專普）

（　）24. 驗光所不得以不正當方法招攬業務，下列敘述何者錯誤？　(A)違反者，處罰鍰並令限期改善，屆期未改善處以停業處分　(B)受停業處分而未停業者，廢止其開業執照　(C)受廢止開業執照處分，仍繼續開業者，得廢止其負責驗光人員之驗光人員證書　(D)受廢止驗光人員證書者，必須依法應考，領取證書，重新申請驗光人員。　　　　　　　（110 專普）

（　）25. 有關驗光所停業、歇業之規定，下列敘述何者正確？　①驗光所停業後，其所屬驗光人員應同時辦理註銷執業執照　②驗光所停業者，應將其招牌拆除　③驗光所停業者，其開業執照註明停業日期及理由後發還　④應填具申請書，並檢附開業執照及有關文件，送由原發給開業執照機關依規定辦理　⑤驗光所歇業者，註銷其開業登記，並收回開業執照　(A)①②④⑤　(B)①③④　(C)②③⑤　(D)③④⑤。　　　　　（110 專普）

（　）26. 驗光人員執行業務，應製作紀錄，包含下列何者？　①簽名或蓋章　②執行年、月、日　③應依當事人要求，提供驗光結果報告　(A)①②③　(B)①②　(C)②③　(D)①③。　　　　　　　　　　　　　　　　　　　　（110 專普）

（　）27. 依據驗光人員法，對於驗光師與驗光生的業務範圍規定，下列敘述何者正確？　(A)驗光師可以在眼科醫師指導下為 15 歲以下者驗光，驗光生不可　(B)驗光師可以為低視力者之輔助器具作教導使用，驗光生不可　(C)兩者的業務範圍規定都相同　(D)驗光生可作非侵入性之眼球屈光狀態測量及相關驗光。　　　　　　　　　　　　　　　　　　　　（110 專普）

（　）28. 依驗光人員法，執行驗光業務，未製作紀錄者　(A)處新臺幣 3 萬元以上 15 萬元以下罰鍰　(B)處新臺幣 2 萬元以上 10 萬元以下罰鍰　(C)

處新臺幣 1 萬元以上 5 萬元以下罰鍰　(D)執業連續 5 年以上者可免罰。　　　　　　　　　　　　　　　　　　　　　　（110 專普）

( )29. 有關醫事人員人事條例之任用規定，下列敘述何者錯誤？　(A)醫事人員初任各級職務，先予試用 3 個月　(B)試用期滿成績及格者，以醫事人員任用；成績不及格者，停止試用，並予解職　(C)試用人員不得兼任各級主管職務　(D)曾在其他機關擔任與其所擬任職務之性質相近程度相當或任低一級職務之經歷 6 個月以上者，免予試用。　　（110 專普）

( )30. 有關兒童驗光，下列敘述何者正確？　①未滿 6 歲兒童之驗光不得為之　②15 歲以下者應於眼科醫師指導下為之　③為未滿 6 歲兒童之驗光，處新臺幣 2 萬元以上 10 萬元以下罰鍰　④為 15 歲以下者驗光未於眼科醫師指導下為之者，處新臺幣 1 萬元以上 5 萬元以下罰鍰　(A)①②③　(B)②③④　(C)①③④　(D)①②④。　（110 專普）

📖 解答及解析

1.(A)	2.(A)	3.(D)	4.(B)	5.(A)	6.(B)	7.(A)	8.(D)	9.(#)	10.(B)
11.(A)	12.(D)	13.(C)	14.(D)	15.(B)	16.(A)	17.(D)	18.(C)	19.(B)	20.(A)
21.(C)	22.(B)	23.(D)	24.(D)	25.(D)	26.(A)	27.(B)	28.(C)	29.(A)	30.(A)

1. ①驗§32　②驗§35　④驗§31⑥驗§26，驗光師公會由人民團體主管機關主管。但其目的事業，應受主管機關之指導、監督。③驗§38，中央主管機關→人民團體主管機關。本題建議③仿⑥，將中央主管機關改成中央衛生主管機關。這樣才會符合③是不正確選項。因為③答案可對，可不對。在此的中央主管機關不可只有衛生福利部，也可以是內政部。《人民團體法》§3 規定，本法所稱主管機關，在中央及省為內政部，在直轄市為直轄市政府，在縣市為縣市政府。⑤是正確的選項。依驗§47 第 2 項：驗光師公會或驗光生公會違反驗§11 第 2 項規定者（不得拒絕具有入會資格者入會），由人民團體主管機關處新臺幣 1 萬元以上 5 萬元以下罰鍰，並令其限期改善；屆期未改善者，按次處罰。所以本題正確答案應該是①②④⑤⑥，但無此選項。

2. ①②驗§12Ⅰ、Ⅱ，驗光師、生業務……15 歲以下者應於眼科醫師指導下為之。但未滿 6 歲兒童之驗光，不得為之。③④驗§45。

原則上 6~15 歲驗光屬於眼科醫師的醫療業務，驗光人員法施行後放寬限制，驗光人員可以在眼科醫師指導下為之，倘驗光人員未在眼科醫師指導下逕自驗光，違反《醫師法》§28，處 6 個月以上 5 年以下有期徒刑，得併科新臺幣 30 萬元以上 150 萬元以下罰金。同理推定，驗光人員未在眼科醫師指導下逕自為未滿 6 歲兒童之驗光，除行政罰外，亦違反《醫師法》§28。

3. (D)驗§9。(A)驗§7Ⅱ，每 3 年→每 6 年。(B)驗§7Ⅲ，由所在地直轄市、（市）主管機關→中央主管機關定之。(C)驗§7Ⅰ，向衛生福利部申請→向執業所在地直轄市、縣（市）主管機關申請。

4. (A)(B)(C)，隱形眼鏡分為一般用及非一般用，一般非用於治療或診斷之隱形眼鏡，得由驗光師（生）配鏡、驗光。非一般用隱形眼鏡：角膜塑型鏡片、角膜病變及錐狀角膜鏡片、角膜或眼內術後矯正鏡片，屬於醫療臨床上之治療、診斷。(D)的命題不完整。驗細§6，驗光人員對於 6 歲以上 15 歲以下者第一次驗光及配鏡，應於醫師確診為非假性近視，始得為之。

5. ①醫事人員繼續教育之實施方式及積分表。②繼§20。④繼§13。③繼§6Ⅰ，以該類醫事人員申請執業登記前 1 年內。⑤積分表，參加者，每小時積分 2 點。⑥繼§6Ⅰ，逾 5 年首登得以該類醫事人員申請執業登記前 1 年內接受第 13 條第 1 項各款繼續教育課程總積分達 1/6 以上之證明文件代之。繼§5，5 年內首登，得免檢具繼續教育之證明文件。

6. (A)清潔液、保養液屬於第二等級。依據《醫療器材管理辦法》§3Ⅱ，醫療器材之分類分級品項。M.5918 硬式透氣隱形眼鏡保存用產品是用來清潔調節、清洗、潤濕或保存硬式透氣隱形眼鏡之用，包括所有與硬式透氣隱形眼鏡併用之錠片與溶液。M.5928 軟式（親水性）隱形眼鏡保存用產品是用來清潔、清洗、消毒、潤濕或保存軟式（親水性）隱形眼鏡之用，包括所有與軟式（親水性）隱形眼鏡併用之錠片與溶液，以及用熱的方式來消毒軟式（親水性）隱形眼鏡的熱消毒器。上述二類，分級：隱形眼鏡保存盒屬第一等級，其餘產品屬第二等級。(B)《藥事法》§27。應注意《醫療器材管理法》已於 109.01.15 通過，與藥事法分流。(C)《藥事法施行細則》§13，製造隱形眼鏡鏡片消毒藥水（錠）應聘專任藥師駐廠監製。《藥事法》§28，西藥販賣業者之藥品及其買賣，應由專任藥師駐店管理。(D)器管細§11，醫療器材商許可執照，應懸掛於營業處所之明顯位置。

7. (A)驗§15。(B)驗§15，中央主管機關→所在地直轄市、縣（市）主管機關。(C)驗§21，中央主管機關→直轄市、縣（市）主管機關。(D)驗§15，直轄市、縣（市）主管機關→中央主管機關。

8. ①驗§10、驗細§5。②驗細§5。③驗細§5，歇業：註銷其執業登記，並收回執業執照。④驗細§5，停業：登記其停業日期及理由後，發還其執業執照。

9. 答 B 或 D 者均給分。驗細§8Ⅱ，驗§12Ⅰ第 3 款所稱低視力者輔助器具，指以驗光輔助視覺功能之各式光學器具。全國特殊教育資訊網，https://special.moe.gov.tw/，輔助科技→輔具資源介紹→視覺輔具→低視力輔具，低視力輔具適用於還有視覺功能、依賴視覺訊號、或需藉由視覺訊息輔助的視障學生。例如：特製眼鏡、包覆式濾光眼鏡、手持望遠鏡、放大鏡、可攜式擴視機、桌上型擴視機和視訊放大軟體等。

10. 驗§20，驗光所執行業務之紀錄及醫師開具之照會單或醫囑單，應妥為保管，並至少保存 3 年。

11. 驗§12，

驗光師	驗光生
非侵入性之眼球屈光狀態測量及相關驗光	一般性近視、遠視、散光及老花之驗光
低視力者輔助器具之教導使用	
包含為一般隱形眼鏡配鏡所為之驗光；15 歲以下者應於眼科醫師指導下為之。但未滿 6 歲兒童之驗光，不得為之。	
一般隱形眼鏡之配鏡其他依醫師開具之照會單或醫囑單所為之驗光	

12. 驗§10，驗光人員停業或歇業時，應自事實發生之日起 30 日內，報請原發執業執照機關備查。

13. 療§70，醫療機構之病歷，應指定適當場所及人員保管，並至少保存 7 年。但未成年者之病歷，至少應保存至其成年後 7 年。

14. 《醫事人員人事條例施行細則》§4，(D)專科學校相關醫事科畢業，13 年→12 年。

15. ①驗§42、③驗§46Ⅰ⑥、⑤驗§44②。②驗§44，違反者處新臺幣 3 萬元以上 15 萬元以下罰鍰 ④驗§46Ⅰ，違反者處新臺幣 2 萬元以上 10 萬元以下罰鍰。

16. 驗§40，驗光生公會，其組織準用本章驗光師公會之規定。①驗§33Ⅰ。③驗§26。②驗§33Ⅱ，直轄市、縣（市）驗光師公會選派參加驗光師公會全國聯合會之會員代表，不以其理事、監事為限。④驗§29，直轄市、縣（市）驗光師公會，由該轄區域內驗光師 21 人以上發起組織之。

17. 本題主要考未滿 6 歲兒童不得驗光，驗§12 但書。依據國民教育法施行細則§8，學齡兒童入學年齡之計算，以入學當年度九月一日滿六歲者。所以幼兒園學童未滿 6 歲。

18. 驗§17Ⅰ，驗光所之負責驗光人員因故不能執行業務時，應指定合於第 15 條第 2 項規定資格者代理之。驗§15Ⅱ，申請設立驗光所之驗光生，以在第 9 條所定之機構執行業務 5 年以上者為限。驗§17Ⅰ，代理期間超過 45 日者，應由被代理者報請原發開業執照機關備查。驗§17Ⅱ，代理期間，最長不得逾 1 年。

19. 驗§8，有下列情形之一者，不得發給執業執照；已領照者，撤銷或廢止之：一、經撤銷或廢止驗光人員證書。二、經廢止驗光人員執業執照未滿 1 年。三、有客觀事實認不能執行業務，經直轄市、縣（市）主管機關邀請相關專科醫師、驗光人員及學者專家組成小組認定。前項第三款原因消失後，仍得依本法規定申請執業執照。

20. ②醫療器材管理法（以下簡稱，器管）§40，非醫療器材商不得為醫療器材廣告。（藥事法§65，非藥商不得為藥物廣告）器管§45，醫療器材廣告，不得以下列方式為之：一、假借他人名義為宣傳。二、利用書刊、文件或資料保證其效能或性能。三、藉採訪或報導為宣傳。四、以其他不正當方式為宣傳。

④驗§12Ⅱ。①衛授食字第 1101601942 號，「通訊交易通路販售醫療器材之品項及應遵行事項」。醫療器材商（藥局）得於通訊交易通路從事醫療器材販售業務，販售之醫療器材，以第一等級及附件所列之第二等級醫療器材品項為限。

附件所列之第二等級醫療器材品項：

11.M5918 硬式透氣隱形眼鏡保存用產品，硬式隱形眼鏡清潔液、保養液、保存液、護理液、濕潤液、雙氧系統、去蛋白錠、隱形眼鏡用緩衝生理食鹽水（屬第二等級）。隱形眼鏡保存盒屬第一等級。

12.M5928 軟式隱形眼鏡保存用產品，軟式隱形眼鏡清潔液、保養液、保存液、護理液、濕潤液、雙氧系統、去蛋白錠、隱形眼鏡用緩衝生理食鹽水（屬第二等級）。隱形眼鏡保存盒屬第一等級。

③屬第二等級，但不在附件所列之第二等級醫療器材品項，依「醫療器材分類分級管理辦法」（附表）

M.5916 硬式透氣隱形眼鏡 Rigid gas permeable contact lens 2,3 等級

硬式透氣隱形眼鏡是直接配戴於角膜上用來矯正視力之器材。此器材是由各種材質，如乙酸丁酯纖維、聚丙烯－矽材質，或矽彈性單體製成，其主要聚合物質不具吸水或親水特性。第二等級為僅作一日配戴之器材，第三等級為可延長配戴日期之器材。

M.5925 軟式隱形眼鏡 Soft (hydrophilic) contact lens 2,3 等級

軟式（親水性）隱形眼鏡是直接配戴在角膜及眼睛鄰近邊緣區或鞏膜區，用來矯正視力或作為治療用繃帶之器材。此器材是由各種聚合物質製成；其主要聚合物質具有可吸收或吸引一定百分率容量之水份。第二等級為僅作每日配戴之器材，第三等級為可延長配戴日期之器材。本品項包含平光軟式隱形眼鏡。

21. 繼§13，②第 2 項第 1 款第 1 目。③第 2 項第 2 款第 1 目。

22. 醫事人員執業登記及繼續教育辦法§15 第 1 項第 3 款第 4 目（一）醫師及助產人員：10%以上。（二）中醫師及醫事放射師：40%以上。（三）護理人員：3 千人以上。（四）前三目以外醫事人員：20%以上。

23. ①②驗所§2。③④驗所§3。

24. (A)、(B)驗§46。(C)驗§51。(D)驗§6，曾受本法所定廢止驗光人員證書處分者，不得充驗光人員。

25. ③④⑤驗細§13。 ①驗§14，驗光所停業、歇業或受停業、撤銷或廢止開業執照處分者，其所屬驗光人員，應依本法第 10 條第 1 項或第 3 項規定辦理停業、歇業或變更執業處所。②驗細§15 第 2 項，驗光所歇業或受撤銷、廢止開業執照處分者，應將其招牌拆除。

26. 驗§13，驗光人員執行業務，應製作紀錄，簽名或蓋章及加註執行年、月、日，並應依當事人要求，提供驗光結果報告及簽名或蓋章。

27. 驗§12

驗光師	驗光生
非侵入性之眼球屈光狀態測量及相關驗光	一般性近視、遠視、散光及老花之驗光
低視力者輔助器具之教導使用	
包含為一般隱形眼鏡配鏡所為之驗光；15 歲以下者應於眼科醫師指導下為之。但未滿 6 歲兒童之驗光，不得為之。	
一般隱形眼鏡之配鏡其他依醫師開具之照會單或醫囑單所為之驗光。	

28. 驗§49 第 1 款，驗光人員違反第 13 條規定執行業務，未製作紀錄…，處新臺幣 1 萬元以上 5 萬元以下罰鍰。

29. (A)、(B)、(C)、(D)醫事人員人事條例§6。醫事人員初任各級職務，先予試用 6 個月。

30. ①②③驗§12、45 第 1 款。④倘驗光人員未在眼科醫師指導下逕自驗光，違反醫師法§28，處 6 個月以上 5 年以下有期徒刑，得併科新臺幣 30 萬元以上 150 萬元以下罰金。

111 年歷屆考題

( )1. 驗光師公會如有違反法令，例如醫療法，應受人民團體主管機關監督，得為下列處分，何者錯誤？　(A)警告　(B)撤免其秘書長　(C)撤銷其決議　(D)限期整理。　　　　　　　　　　　　　　（111 專高）

( )2. 有關驗光師公會設立之規定，下列敘述何者錯誤？　(A)驗光師公會分直轄市及縣（市）公會，並得設驗光師公會全國聯合會　(B)直轄市、縣（市）驗光師公會，由該轄區域內驗光師 27 人以上發起組織之　(C)驗光師公會全國聯合會之設立，應由三分之一以上之直轄市、縣（市）驗光師公會完成組織後，始得發起組織　(D)驗光師公會由人民團體主管機關主管。　　　　　　　　　　　　　　　　　　（111 專高）

( )3. 依據驗光人員法，下列敘述何者正確？　①驗光師為六歲以下兒童之驗光，應由驗光師與眼科醫師訂定契約合作　②驗光人員為六歲以上十五歲以下者驗光，應由驗光人員參加中央主管機關委託專業法人、團體或機構辦理之特定課程訓練，取得完成訓練證明　③驗光人員對於六歲以上十五歲以下者第一次驗光及配鏡，應於醫師確診為假性近視，始得為之　④驗光人員為六歲以上十五歲以下者驗光，發現有特定狀況時，應出具轉介單，至眼科醫師處檢查　⑤驗光師之業務範圍包括非侵入性之眼球屈光狀態測量及相關驗光，包含為治療或診斷隱形眼鏡配鏡所為之驗光　(A)①③　(B)①④⑤　(C)②④　(D)②③⑤。　　（111 專高）

( )4. 依據驗光人員法，下列敘述何者正確？①驗光人員執業應以中央主管機關核准登記之醫療機構、驗光所、眼鏡公司（商號）或其他經所在地主管機關認可之機構為之　②驗光所之設立，應以驗光人員為申請人，向所在地主管機關申請核准登記，發給開業執照，始得為之　③申請設立驗光所之驗光師，以在中央主管機關核准登記之醫療機構、驗光所、眼鏡公司（商號）或其他經所在地主管機關認可之機構執行業務二年以上者為限　④驗光所之名稱使用、變更，應以所在地主管機關核准者為限。非驗光所，不得使用驗光所或類似之名稱　⑤驗光所之名稱使用與變更、申請條件、程序及設置標準，由所在地主管機關定之　(A)①④　(B)①④⑤　(C)②④　(D)②③⑤。　　　　　　　　　（111 專高）

（　）5. 有關隱形眼鏡之敘述，下列何者正確？ ①日戴型雙週拋棄軟式隱形眼鏡屬於第二等級醫療器材 ②日戴型每日拋棄式隱形眼鏡之廣告，限登載於學術性醫療刊物 ③驗光師不得藉採訪、報導或以其他方式為隱形眼鏡販賣廣告宣傳 ④日戴型每日拋棄式裝飾性隱形眼鏡之販賣業者依法得於電視頻道通路販售 (A)①③ (B)①④ (C)①②④ (D)②③。

（111 專高）

（　）6. 驗光師繼續教育課程有關專業品質、專業倫理及專業相關法規合計至少 12 點，其中應包括何種課程？ ①專業課程 ②感染管制課程 ③性別議題課程 ④兒童驗光課程 (A)①④ (B)③④ (C)②③ (D)①②。

（111 專高）

（　）7. 有關專門職業及技術人員高等暨普通考試驗光人員考試規則，下列敘述何者錯誤？ (A)中華民國國民經公立或立案之私立高級醫事職業以上學校醫用光學技術、驗光或視光系、科畢業，並經實習期滿成績及格，領有畢業證書者，得應驗光生考試 (B)中華民國國民經公立或立案之私立專科以上學校驗光或視光系、科畢業，並經實習期滿成績及格，領有畢業證書者，得應驗光師考試 (C)曾被廢止驗光人員證書處分者，不得再應本考試 (D)本考試及格人員，由考選部報請行政院發給考試及格證書，並函衛生福利部查照。

（111 專高）

（　）8. 有關驗光所之規定，下列敘述何者正確？ ①驗光所收取驗光費用之標準，由直轄市、縣（市）主管機關核定之 ②驗光所應有明顯區隔之獨立作業場所及出入口，其總樓地板面積，不得小於二十五平方公尺③驗光人員之姓名、開業執照字號及證書字號可以作為驗光所之廣告內容 ④驗光所容留未具驗光人員資格人員，擅自執行驗光人員業務者，處新臺幣三萬元以上十五萬元以下罰鍰 ⑤驗光所登記事項如有變更，應於事實發生之日起三十日內，報請原發開業執照機關備查，變更期間最長不得逾一年 (A)①③ (B)①④⑤ (C)②④ (D)②③⑤。（111 專高）

（　）9. 驗光所之負責驗光人員因故不能執行業務時，應指定合於資格者代理之。代理期間超過幾日者，應由被代理者報請原發開業執照機關備查？ (A)45 日 (B)50 日 (C)60 日 (D)180 日。（111 專高）

（　　）10. 下列何者符合驗光人員法中所稱低視力者之鑑定標準？ ①優眼自動視野計中心 30 度程式檢查，平均缺損為 10dB 者 ②矯正後優眼視力為 0.4，另眼視力為 0.04 者 ③矯正後兩眼視力均看不到 0.3 者 ④矯正後優眼視力為 0.3，另眼視力為 0.1 者 ⑤兩眼視野各為 20 度以內者 ⑥依身心障礙者鑑定作業辦法判定視覺功能之障礙程度達 1 以上者　(A)①②④⑥　(B)①③⑤⑥　(C)②③⑤⑥　(D)②③④⑤。 （111 專高）

（　　）11. 驗光人員未依當事人要求提供驗光結果報告、或未依規定於紀錄、驗光結果報告簽名或蓋章，並加註執行年、月、日者。該驗光人員會受何罰則？　(A)新臺幣 1 萬元以上 5 萬元以下罰鍰　(B)新臺幣 2 萬元以上 10 萬元以下罰鍰　(C)新臺幣 3 萬元以上 15 萬元以下罰鍰　(D)新臺幣 4 萬元以上 20 萬元以下罰鍰。 （111 專高）

（　　）12. 驗光所執行業務之紀錄的保管，如何規定？ ①成年人的紀錄至少保存 7 年 ②未成年人的紀錄至少保存 5 年 ③違反業務紀錄之保存規定，處驗光所罰鍰 ④規定之罰鍰，於驗光所，處罰其負責驗光人員　(A)①②　(B)③④　(C)②③　(D)①④。 （111 專高）

（　　）13. 有關驗光師之業務範圍，下列敘述何者錯誤？　(A)非侵入性之眼球屈光狀態測量及相關驗光，包含為一般隱形眼鏡配鏡所為之驗光　(B)十五歲以下者應於眼科醫師指導下為之。但未滿六歲兒童之驗光，不得為之　(C)低視力者輔助器具之介紹與販售　(D)依醫師開具之照會單或醫囑單所為之驗光。 （111 專高）

（　　）14. 醫學倫理原則包括下列何項？ ①行善原則②不傷害原則③正義原則④自主原則　(A)僅①②③　(B)僅①②④　(C)僅②③④　(D)①②③④。 （111 專高）

（　　）15. 有關驗光人員業務倫理之規定，下列敘述何者正確？①對於因業務而知悉或持有他人秘密不得無故洩漏，違反者處新臺幣三萬元以上十五萬元以下罰鍰 ②未領有驗光人員證書者不得使用驗光人員名稱，違反者處新臺幣三萬元以上十五萬元以下罰鍰 ③驗光人員不得為未滿六歲之兒童驗光，違反者廢止其驗光人員證書 ④不得將證照租借他人使用，違反者廢止其驗光人員證書 ⑤受衛生、司法或司法警察機關詢問時不得

為虛偽之陳述或報告，違反者廢止其驗光人員證書　(A)①②④　(B)①③⑤　(C)②③⑤　(D)③④⑤。　　　　　　　　　　（111 專高）

( )16. 驗光生公會有違反法令、章程者，人民團體主管機關及目的事業主管機關均得為下列何處分？①警告　②撤銷其決議　③撤免其理事、監事　④限期整理　(A)①④　(B)②④　(C)①②　(D)③④。　　（111 專普）

( )17. 驗光生為未滿六歲之兒童驗光，依規定可處？①處新臺幣三萬元以上十五萬元以下罰鍰　②處六個月以上二年以下停業處分　③其情節重大者，廢止其執業執照　④其情節重大者，並處一個月以上一年以下停業處分　(A)①②　(B)①③　(C)②③　(D)③④。　　（111 專普）

( )18. 驗光人員領驗光生執照五年以上，首次申請執業登記時須附上前一年內受繼續教育課程總積分達多少比例以上的證明文件？　(A)二分之一　(B)三分之一　(C)五分之一　(D)六分之一。　　　　　（111 專普）

( )19. 驗光人員法與施行細則中，驗光人員之隱形眼鏡之驗光與配鏡業務範圍包含下列何者？①近視和遠視用隱形眼鏡　②散光用隱形眼鏡　③老花用隱形眼鏡　④弱視用隱形眼鏡　⑤角膜或眼內術後矯正鏡片　(A)僅①②　(B)僅①②③　(C)僅①②③④　(D)①②③④⑤。　　（111 專普）

( )20. 有關繼續教育課程之敘述，下列何者正確？①包括專業相關法規　②包括專業倫理　③醫事人員受懲戒處分應接受一定時數繼續教育者，得以所定應接受之繼續教育抵充　④醫事人員受懲戒處分應接受一定時數繼續教育者，不得以所定應接受之繼續教育抵充　(A)僅②④　(B)僅①③　(C)①②③　(D)①②④。　　　　　　　　（111 專普）

( )21. 有關驗光人員之相關規定，下列何者正確？　(A)外國人不得應驗光人員考試　(B)領有中華民國驗光人員證書之外國人，依法經申請許可後，可在我國執行業務　(C)驗光人員考試及繼續教育，應由經中央主管機關認可之醫事人員團體辦理　(D)驗光生特種考試持續每年辦理一次。

( )22. 驗光所收取驗光費用之標準如何決定？　(A)由驗光生公會全國聯合會核定　(B)由直轄市縣市主管機關核定　(C)由各地驗光生公會核定　(D)由驗光所決定。　　　　　　　　　　　　　　　　（111 專普）

（　）23. 有位驗光生預計出國進修半年，他將在六月一日出國，則依驗光人員法之規定，正確辦理方式為何？　(A)應於同年五月三十一日前辦理備查，登記其停業日期及理由，發還其執業執照　(B)應於同年六月一日前辦理備查，登記其停業日期及理由，收回其執業執照　(C)應於同年六月三十日前辦理備查，登記其停業日期及理由，收回其執業執照　(D)應於同年六月三十日前辦理備查，登記其停業日期及理由，發還其執業執照。　（111 專普）

（　）24. 有關驗光所執行業務，下列何者正確？　(A)驗光所接到主管機關之通知，提出作業報告；應回答：因業務而知悉或持有他人秘密，不得無故洩漏　(B)驗光所執行業務之紀錄及醫師開具之照會單或醫囑單，應妥為保管，並至少保存七年　(C)驗光所對執行業務之紀錄、醫師開具之照會單或醫囑單，未妥為保管，處新臺幣一萬元以上五萬元以下罰鍰　(D)驗光所執行業務若有罰鍰，應由驗光所雇主負責。　（111 專普）

（　）25. 醫療機構應督導其所屬驗光人員於執行業務時親自製作紀錄，有關記錄的規定，下列敘述何者錯誤？　(A)紀錄應加註執行年、月、日　(B)紀錄如有增刪應註明年、月、日　(C)刪改部分，應以畫線去除　(D)用立可白塗去記錄的地方，驗光人員應簽名。　（111 專普）

（　）26. 驗光人員之業務範圍，下列敘述何者錯誤？　①非侵入性之眼球屈光狀態測量及相關驗光，驗光師及驗光生皆可為之　②驗光人員對於六歲以上十五歲以下者之驗光及配鏡，可由驗光人員參加中央主管機關委託專業法人、團體或機構辦理之特定課程訓練，取得完成訓練證明後為之　③驗光人員對於六歲以上十五歲以下者第一次驗光及配鏡，應於醫師確診為非假性近視，始得為之　④發現視力不能矯正者，驗光人員基於醫學倫理，應竭盡所學，為其找到較佳視力驗光　(A)僅①④　(B)僅①③　(C)僅③④　(D)①②④。　（111 專普）

（　）27. 下列何者在醫療法中視為醫療廣告？　(A)醫學中心的研究成果之發表　(B)個案衛生教育手冊　(C)醫師所發表的學術性刊物　(D)以電視採訪招徠醫療業務。　（111 專普）

（　）28.驗光所因故歇業時，下列何者正確？　（A)驗光人員停業或歇業時，應自事實發生之日起十日內，報請原發執業執照機關備查　(B)主管機關註銷其開業登記，並收回開業執照　(C)其所屬驗光人員執業不受影響 (D)歇業期間，以一年為限。　　　　　　　　　　　　　　（111 專普）

（　）29.一切以病患為重，應關懷病患，以維護病患的健康利益為第一優先考量，這是所有醫事人員的基本倫理理念，此為下列何種原則？　(A)隱私保護原則　(B)行善原則　(C)不傷害原則　(D)公平原則。（111 專普）

（　）30.不具驗光人員資格者，擅自執行驗光業務，依法會受何種罰則？　(A)處新臺幣三萬元以上，十五萬元以下罰鍰　(B)處新臺幣二萬元以上，十萬元以下罰鍰　(C)處新臺幣一萬元以上，五萬元以下罰鍰　(D)處一年之停業處分，於處分期滿才能報考驗光人員考試。　　　　（111 專普）

📖 解答及解析

1.(B)	2.(B)	3.(C)	4.(C)	5.(A)	6.(C)	7.(D)	8.(A)	9.(A)	10.(C)
11.(A)	12.(B)	13.(C)	14.(D)	15.(A)	16.(C)	17.(D)	18.(D)	19.(B)	20.(D)
21.(B)	22.(B)	23.(D)	24.(C)	25.(D)	26.(A)	27.(D)	28.(B)	29.(B)	30.(A)

1. 驗§38，驗光師公會有違反法令、章程者，人民團體主管機關得為下列處分：一、警告。二、撤銷其決議。三、撤免其理事、監事。四、限期整理。前項第一款、第二款處分，亦得由主管機關為之。

2. 驗§29，直轄市、縣（市）驗光師公會，由該轄區域內驗光師 21 人以上發起組織之；其未滿 21 人者，得加入鄰近區域之公會或共同組織之。(A)驗§27，(C)驗§30，(D)驗§26。

3. ②④驗細§6。　①驗§12，未滿 6 歲兒童之驗光，不得為之。　③驗細§6，應於醫師確診為非假性近視，始得為之。⑤驗細§7，本法第 12 條第 1 項第 2 款及第 2 項第 2 款所稱一般隱形眼鏡，指非用於治療或診斷之隱形眼鏡。

4. ②驗§15Ⅰ，④驗§15Ⅳ、Ⅴ。①驗§9，驗光人員執業以一處為限，並應在所在地直轄市、縣（市）主管機關核准登記之醫療機構、驗光所、眼鏡公司（商號）或其他經中央主管機關認可之機構為之。③中央主管機關→所在地主管機關。驗§15Ⅰ，申請設立驗光所之驗光師，以在第 9 條所定之機構執

行業務 2 年以上者為限。⑤驗§15Ⅵ，驗光所之名稱使用與變更、申請條件、程序及設置標準，由中央主管機關定之。

5. 本題重點在考「醫療器材管理法」、「醫療器材分類分級管理辦法」、「通訊交易通路販售醫療器材之品項及應遵行事項」。①醫療器材分類分級管理辦法§4 附表，M5925 軟式隱形眼鏡。第二等級為僅作每日配戴之器材，第三等級為可延長配戴日期之器材。②器管§44，醫療器材於說明書載明須由醫事人員使用，或經中央主管機關公告者，其廣告以登載於專供醫事人員閱聽之醫療刊物、傳播工具，或專供醫事人員參與之醫療學術性相關活動為限。③1.器管§6Ⅱ，採訪、報導或宣傳之內容暗示或影射醫療器材之醫療效能，以達招徠銷售醫療器材為目的者，視為醫療器材廣告。2.器管§45，醫療器材廣告，不得藉採訪或報導為宣傳。④隱形眼鏡並未開放通訊交易。依據「通訊交易通路販售醫療器材之品項及應遵行事項」之「醫療器材商及藥局得於通訊交易通路販售之 "第二等級" 醫療器材品項」M.5918、M.5928，硬式、軟式隱形眼鏡保存用產品。有硬式、軟式隱形眼鏡清潔液、保養液、 保存液、護理液、濕潤液、雙氧系統、去蛋白錠、隱形眼鏡用緩衝生理食鹽水。領有醫療器材商及藥局許可執照之業者，可以自行架設或利用他人網站等郵購買賣通路，販賣 OK 繃、紗布、棉棒等 "第一等級" 醫療器材。隱形眼鏡非屬得於郵購買賣通路販售之醫療器材。

6. ②③繼§13，…前項第 2 款至第 4 款（第 1 款是專業課程）繼續教育課程之積分數，合計至少 12 點，其中應包括感染管制及性別議題之課程。

7. (D)專門職業及技術人員高等暨普通考試驗光人員考試規則§14，本考試及格人員，由考選部報請考試院發給考試及格證書，並函衛生福利部查照。(A)專門職業及技術人員高等暨普通考試驗光人員考試規則§7。(B)專門職業及技術人員高等暨普通考試驗光人員考試規則§6。(C)專門職業及技術人員高等暨普通考試驗光人員考試規則§5，應考人員有…或驗光人員法第 6 條情事者，不得應本考試。

8. ①驗§21Ⅰ、③驗§22Ⅰ。②驗所§2，驗光所應有明顯區隔之獨立作業場所及出入口，其總樓地板面積，不得小於 20 平方公尺。但第 5 條另有規定者，從其規定。驗所§5，眼鏡公司（商號）內設置之驗光所，其總樓地板面積，

不得小於 5 平方公尺⋯。前項驗光所，不以獨立出入口為限。④驗§42，驗光所容留未具驗光人員資格人員，擅自執行驗光人員業務者，廢止其開業執照。⑤驗§18Ⅲ，驗光所登記事項如有變更，應於事實發生之日起 30 日內，報請原發開業執照機關核准變更登記。最長不得逾一年，指代理與停業，非指登記事項變更。

9. 驗§17，驗光所之負責驗光人員因故不能執行業務時，應指定合於第 15 條第 2 項規定資格者代理之。代理期間超過 45 日者，應由被代理者報請原發開業執照機關備查。

10. ①平均缺損大於 15dB（不含）者，④另眼視力小於 0.1（不含）時。驗細§8，本法第 12 條第 1 項第 3 款所稱低視力者，指依身心障礙者鑑定作業辦法第 5 條附表 2 身心障礙類別、鑑定向度、程度分級與基準，其視覺功能之障礙程度達 1 以上者。依據身心障礙者鑑定作業辦法第 5 條附表二：身心障礙類別、鑑定向度、程度分級與基準視覺功能障礙程度 1 級：1.矯正後兩眼視力均看不到 0.3，或矯正後優眼視力為 0.3，另眼視力小於 0.1（不含）時，或矯正後優眼視力 0.4，另眼視力小於 0.05（不含）者。2.兩眼視野各為 20 度以內者。3.優眼自動視野計中心 30 度程式檢查，平均缺損大於 10dB（不含）者。視覺功能障礙程度 2 級：1.矯正後兩眼視力均看不到 0.1 時，或矯正後優眼視力為 0.1，另眼視力小於 0.05（不含）者。2.優眼自動視野計中心 30 度程式檢查，平均缺損大於 15dB(不含)者。視覺功能障礙程度 3 級：1.矯正後兩眼視力均看不到 0.01（或矯正後小於 50 公分辨指數）者。2.優眼自動視野計中心 30 度程式檢查，平均缺損大於 20dB（不含）者。

11. 驗§49。

12. ③驗§49，④驗§53。 ①②驗§20，驗光所執行業務之紀錄及醫師開具之照會單或醫囑單，應妥為保管，並至少保存 3 年。

13. 驗§12，一、非侵入性之眼球屈光狀態測量及相關驗光，包含為一般隱形眼鏡配鏡所為之驗光；15 歲以下者應於眼科醫師指導下為之。但未滿 6 歲兒童之驗光，不得為之。二、一般隱形眼鏡之配鏡。三、低視力者輔助器具之教導使用。四、其他依醫師開具之照會單或醫囑單所為之驗光。

14. 當代醫學倫理六大原則：1.自主原則、2.不傷害原則、3.行善原則、4.公平正義原則、5.誠信原則、6.保密原則。

15. ①②驗§44，④驗§41。③驗§45，違反者處新臺幣 2 萬元以上 10 萬元以下罰鍰。⑤驗§14，驗光人員受衛生、司法或司法警察機關詢問時，不得為虛偽之陳述或報告。驗§45，違反規定，為虛偽之陳述或報告處新臺幣 2 萬元以上 10 萬元以下罰鍰。

16. 驗§38，驗光師公會有違反法令、章程者，人民團體主管機關得為下列處分：一、警告。二、撤銷其決議。三、撤免其理事、監事。四、限期整理。前項第一款、第二款處分，亦得由主管機關為之。

17. 驗§45，違反第 12 條第 1 項第 1 款但書或第 2 項第 1 款但書規定，為未滿 6 歲之兒童驗光。處新臺幣 2 萬元以上 10 萬元以下罰鍰；其情節重大者，並處 1 個月以上 1 年以下停業處分或廢止其執業執照。

18. 題旨有誤，應修正為「驗光人員領驗光生證書五年以上」。 繼§6Ⅰ，醫事人員在領得醫事人員證書逾 5 年後，首次申請執業登記，得以該類醫事人員申請執業登記前 1 年內接受辦法第 13 條第 1 項各款繼續教育課程總積分達 1/6 以上之證明文件代之。

19. ①②③，衛生福利部函 衛授食字第 1051610341 號 105 年 1 月 6 日驗光人員法公布施行，該法第 12 條規定，驗光人員業務範圍包含為一般隱形眼鏡所為之驗光、配鏡。隱形眼鏡分為一般用及非一般用，非用於治療或診斷之一般隱形眼鏡，得由驗光師（生）配鏡、驗光。非一般用隱形眼鏡：角膜塑型鏡片、角膜病變及錐狀角膜鏡片、角膜或眼內術後矯正鏡片，屬於醫療臨床上之治療、診斷。驗§12Ⅱ，一般性近視、遠視、散光及老花之驗光，包含為一般隱形眼鏡配鏡所為之驗光。

20. 繼§13，醫事人員執業，應接受下列課程之繼續教育：一、專業課程。二、專業品質。三、專業倫理。四、專業相關法規。繼§20，醫事人員受懲戒處分應接受一定時數繼續教育者，不得以本辦法所定應接受之繼續教育抵充。

21. 驗§55Ⅰ，外國人得依中華民國法律，應驗光人員考試。 驗§55Ⅱ，前項考試及格，領有驗光人員證書之外國人，在中華民國執行業務，應依法經申請許可後，始得為之。(C)驗光人員考試由考試院考選部辦理。 繼§13，繼續教

育課程及積分,應由經中央主管機關認可之醫事人員團體辦理審查認定及採認。(D)驗§56,本法公布施行後 5 年內舉辦 5 次為限。

22. 驗§21,驗光所收取驗光費用之標準,由直轄市、縣(市)主管機關核定之。

23. 驗§10,驗光人員停業或歇業時,應自事實發生之日起 30 日內,報請原發執業執照機關備查。

24. (C)驗§49。 (A)驗§25,驗光所應依法令規定或依主管機關之通知,提出報告。並接受主管機關對其人員、設備、衛生、安全、收費情形、作業等之檢查及資料蒐集。驗§24 驗光人員及其執業機構之人員,對於因業務而知悉或持有他人秘密,不得無故洩漏。 (B)驗§20,驗光所執行業務之紀錄及醫師開具之照會單或醫囑單,應妥為保管,並至少保存 3 年 (D)驗§53,本法所定之罰鍰,於驗光所,處罰其負責驗光人員。

25. 驗§13,驗光人員執行業務,應製作紀錄,簽名或蓋章及加註執行年、月、日,並應依當事人要求,提供驗光結果報告及簽名或蓋章。療§68,醫療機構應督導其所屬醫事人員於執行業務時,親自記載病歷或製作紀錄,並簽名或蓋章及加註執行年、月、日。前項病歷或紀錄如有增刪,應於增刪處簽名或蓋章及註明年、月、日;刪改部分,應以畫線去除,不得塗燬。

26. 驗§12Ⅰ,非侵入性之眼球屈光狀態測量及相關驗光…屬驗光師之業務範圍 驗§12Ⅲ,驗光人員執行業務,發現視力不能矯正至正常者,應轉介至醫療機構診治。②驗細§6Ⅰ,③驗細§6Ⅱ。

27. 療§87,廣告內容暗示或影射醫療業務者,視為醫療廣告。
醫學新知或研究報告之發表、病人衛生教育、學術性刊物,未涉及招徠醫療業務者,不視為醫療廣告。

28. 驗§10,驗光人員停業或歇業時,應自事實發生之日起 30 日內,報請原發執業執照機關備查。 (B)驗細§13Ⅰ,驗光所…歇業:註銷其開業登記,並收回開業執照。(C)驗細§14,驗光所歇業,其所屬驗光人員應依規定辦理歇業或變更執業處所。(D)驗§18,驗光所…停業期間,以 1 年為限;逾 1 年者,應辦理歇業。

29. 當代醫學倫理六大原則：1.自主原則、2.不傷害原則、3.行善原則、4.公平正義原則、5.誠信原則、6.保密原則。行善原則，療程要關注病患的最佳利益。

30. 驗§43，不具驗光人員資格者，擅自執行驗光業務，處新臺幣 3 萬元以上 15 萬元以下罰鍰。

112 年考題

(　　)1. 有關驗光師公會之規定,下列敘述何者錯誤?①公會之目的事業應受人民團體主管機關之指導、監督　②公會任何一位會員均具有選派參加驗光師公會全國聯合會代表之資格　③公會每年至少須召開會員(會員代表)大會 1 次　④各級驗光師公會理事長的產生方式是由會員選舉理事,理事互選常務理事,再由常務理事互選理事長　⑤公會全國聯合會之設立,應由該轄區域內驗光師 21 人以上發起組織之　⑥公會之主管機關為人民團體主管機關　(A)①④⑤　(B)②③⑥　(C)①③⑤　(D)②④⑥。　　　　　　　　　　　　　　　　　　　　　　　　　　　　(112 專高)

(　　)2. 有關兒童驗光之規定,下列敘述何者正確?　①6 歲以上 15 歲以下經眼科醫師確診為假性近視或有其他眼睛病變引起視力不良者,由驗光人員於醫院、診所與眼科醫師合作,或與眼科醫師訂定契約合作後逕行驗光　②6 歲以上 15 歲以下者經眼科醫師確診為假性近視或有其他眼睛病變引起視力不良者,持醫師證明文件,由驗光人員逕為驗光　③6 歲以上 15 歲以下者經眼科醫師確診為非假性近視者,由驗光人員參加主管機關委託專業團體辦理之訓練取得證明後逕行驗光　④驗光師執行業務時,發現視力不能矯正至正常者,卻未將當事人轉介至醫療機構診治,處新臺幣 3 萬元以上 15 萬元以下罰鍰;其情節重大者,並處 1 個月以上 1 年以下停業處分或廢止其執業執照　⑤驗光師若為未滿 6 歲之兒童驗光者,處新臺幣 2 萬元以上 10 萬元以下罰鍰;其情節重大者,並處 1 個月以上 1 年以下停業處分或廢止其執業執照　(A)僅①⑤　(B)①②④　(C)②③④　(D)①③⑤。　　　　　　　　　　　　　(112 專高)

(　　)3. 有關驗光人員考試及格證書及執照的敘述,下列何者正確?①考試院頒發驗光人員考試及格證書　②中央主管機關核發驗光人員證書　③縣(市)主管機關核發驗光人員執業執照　④驗光所之負責驗光師私自委託同所其他驗光師代理驗光所之業務,但未報備原發開業執照之機關備查,可處新臺幣 2 萬元以上 10 萬元以下罰鍰　(A)僅①④　(B)僅①②③　(C)僅③④　(D)①②③④。　　　　　　　　　　　　　　　　　　(112 專高)

( ) 4. 隱形眼鏡屬於醫療器材，下列有關醫療器材之敘述何者正確？①醫療器材廣告核准文件有效期間為 3 年，自核發證明文件之日起算 ②醫療器材於說明書載明須由醫事人員使用，或經中央主管機關公告者，其廣告以登載於專供醫事人員閱聽之書刊、文件，或專供醫事人員參閱保證其效能或性能之資料為限 ③非醫療器材商不得為醫療器材廣告，違反者處新臺幣 20 萬元以上 500 萬元以下罰鍰 ④醫療器材廣告期滿有繼續刊播之必要者，應於期滿前 6 個月內，申請原核准機關展延之；每次展延期間，不得超過 1 年 ⑤非醫療器材不得為醫療效能之標示或宣傳，違反者處新臺幣 60 萬元以上 2500 萬元以下罰鍰 (A)①③⑤ (B)①④⑤ (C)①②④ (D)②③⑤。 （112 專高）

( ) 5. 申請認可辦理繼續教育課程與積分審查認定及採認之驗光人員團體，應符合下列那些規定？①為全國性之驗光人員學會或公會 ②設立滿 2 年 ③會員中驗光人員全國執業人數應達 20%以上 (A)僅①② (B)僅②③ (C)僅①③ (D)①②③。 （112 專高）

( ) 6. 開業執照在下列何種狀況下，驗光所應填具申請書，並繳納開業執照費，向原發給開業執照機關申請補發？ ①毀損 ②滅失 ③遺失 ④逾期 (A)①④ (B)②③ (C)①② (D)①③。 （112 專高）

( ) 7. 依驗光所設置標準，眼鏡公司（商號）內設置之驗光所，下列敘述何者錯誤？ (A)需設有驗光室 (B)需設有手部衛生設備 (C)驗光所，不以獨立出入口為限 (D)等候空間及執行業務紀錄之保存設施，不得與眼鏡公司（商號）共用。 （112 專高）

( ) 8. 有關驗光人員停業或歇業，下列何者正確？①驗光人員停業或歇業時，應自事實發生之日起之 60 日內，報請原發執業執照機關備查 ②逾 60 日者，應辦理歇業 ③驗光人員變更執業處所或復業者，準用關於執業之規定 ④驗光人員死亡者，由原發執業執照機關註銷其執業執照 (A)①③ (B)①②④ (C)②③ (D)③④。 （112 專高）

( ) 9. 低視力者為依身心障礙者鑑定作業辦法，其視覺功能之障礙程度至少達多少等級以上者？ (A)0 (B)1 (C)2 (D)3。 （112 專高）

（　）10. 有關低視力者輔助器具下列敘述何者正確？ ①視覺障礙者使用的輔具依感官媒介可區分為視覺輔具、觸覺輔具、聽覺輔具 ②驗光人員法所稱低視力者輔助器具，指以驗光輔助視覺功能之各式光學器具 ③低視力者輔助器具中的光學輔具是指利用光學原理擴大角膜屈光的設施或工具 ④低視力者輔助器具之教導使用屬於驗光師之業務範圍 ⑤放大鏡作為助視器的原理是利用尺寸放大，透過物體在視網膜上形成放大的像，使更多的感光細胞產生刺激從而改善視覺效果 　(A)①②④ 　(B)①②③ 　(C)②④⑤ 　(D)③④⑤。 （112 專高）

（　）11. 有關驗光所的執業人員之規定，下列何者正確？①驗光所執行業務之紀錄及醫師開具之照會單或醫囑單，應妥為保管，並至少保存 3 年 ②驗光所轉介至醫療機構診治時，所填具之轉介單，必須至少保存 3 年 ③驗光所未依法保存驗光紀錄，可處新臺幣 1 萬元以上 5 萬元以下罰鍰 ④驗光人員執行業務，應製作紀錄，並應依當事人要求，予以提供驗光結果報告，並必須加註驗光人員證書號碼 　(A)①②④ 　(B)①③④ 　(C)①②③ 　(D)②③④。 （112 專高）

（　）12. 驗光人員執行業務，發現視力不能矯正至正常者，應該如何處理？ (A)轉介至醫療機構診治 　(B)逕行教導使用低視力輔助器具 　(C)逕予一般眼鏡之配鏡 　(D)遊說購買健康食品。 （112 專高）

（　）13. 有關成人之一般隱形眼鏡，下列敘述何者正確？ 　(A)驗光師可以配鏡及驗光 　(B)驗光師可以配鏡但不能驗光 　(C)驗光師不能配鏡但可以驗光 　(D)驗光師不能配鏡及驗光。 （112 專高）

（　）14. 醫療法所稱醫療廣告，必須符合下列那些規範？ ①非醫療機構，不得為醫療廣告 ②利用廣播、電視之醫療廣告，得以口語化方式為之 ③醫療廣告應先經所在地直轄市或縣（市）主管機關核准 ④得摘錄醫學刊物內容為宣傳 　(A)①③④ 　(B)①②③ 　(C)②③④ 　(D)①②④。 （112 專高）

（　）15. 有關驗光師執業應接受繼續教育之規定，下列敘述何者正確？①繼續教育應包括專業倫理及專業相關法規之課程 ②領得驗光師證書逾 5 年首次申請執業登記，得以前 1 年內接受繼續教育課程總積分達六分之一

以上之證明文件代之 ③繼續教育之課程，除了感染管制及性別議題之外，專業之積分每 6 年應至少達 96 點以上 ④於澎湖、金門、馬祖、綠島、蘭嶼等離島地區執業者，其繼續教育課程之積分 1 點得以 1.5 點計 (A)①②④ (B)①③④ (C)①②③ (D)②③④。 （112 專高）

( ) 16. 某直轄市驗光生公會目前有會員數 462 人，下列敘述何者正確？①由會員（會員代表）選舉之理事不得超過 21 人 ②每年應召開會員（會員代表）大會 1 次，必要時得召集臨時大會 ③理事、監事名額在 3 人以上時，得分別互選常務理事及常務監事，其名額不得超過理事或監事總額 1/2 ④得依規定就會員分布狀況劃定區域，按其會員人數比率選出代表，召開會員代表大會 ⑤得置候補理事、候補監事，其名額不得超過各該公會理事、監事名額 1/2 ⑥常務監事在 3 人以上時，應互選 1 人為監事會召集人 (A)②④⑤ (B)②④⑥ (C)①②④ (D)③⑤⑥。

（112 專普）

( ) 17. 某驗光所之驗光生在家長要求下為其 4 歲的小孩驗光，此驗光生依法可能受到何種處分？ ①於醫師、驗光師指導下，不罰 ②依醫師開具之眼鏡處方配鏡，不罰 ③其情節重大者，處 1 個月以上 1 年以下停業處分 ④其情節重大者，廢止其驗光人員證書 ⑤其情節重大者，廢止其執業執照 ⑥處新臺幣 1 萬元以上 5 萬元以下罰鍰 ⑦處新臺幣 2 萬元以上 10 萬元以下罰鍰 ⑧處新臺幣 3 萬元以上 15 萬元以下罰鍰 (A)①②③⑦ (B)②③④⑥ (C)①④⑤⑧ (D)②③⑤⑦。 （112 專普）

( ) 18. 有關驗光所之敘述，下列何者正確？ (A)申請設立驗光所之驗光生，以在法定之機構執行業務 3 年以上者為限。 (B)驗光所之名稱使用、變更，應以所在地直轄市、縣（市）主管機關核准者為限 (C)驗光所之名稱使用與變更、申請條件、程序及設置標準，應以所在地直轄市、縣（市）主管機關定之 (D)驗光所之負責驗光人員因故不能執行業務時，可由具驗光人員執照者代理之。 （112 專普）

( ) 19. 衛生福利部不是驗光人員法之 (A)中央主管機關 (B)驗光人員證書之核發單位 (C)驗光人員執業執照之發給單位 (D)驗光師證書之廢止單位。 （112 專普）

( ) 20. 下列有關隱形眼鏡之敘述何者正確？①日拋、月拋、季拋等拋棄式隱形眼鏡需要醫師處方 ②隱形眼鏡屬於醫療器材 ③角膜塑形片等客製化隱形眼鏡民眾配戴需要醫師驗配 ④日戴型隱形眼鏡，第一次配戴由醫師或驗光師服務為宜 (A)①②③④ (B)僅②③④ (C)僅①③④ (D)僅①②③。 （112 專普）

( ) 21. 下列團體何者最具資格可申請認可辦理驗光人員繼續教育課程與積分審查認定及採認 (A)全國性之驗光人員學會，已設立滿 1 年，且會員中驗光執業人數達 3000 人以上 (B)全國性之驗光人員公會，已設立超過 4 年，且會員中全國驗光執業人數達 40%以上 (C)全國性之驗光人員公會，已設立滿 3 年，且會員中全國驗光執業人數達 10% (D)台北市驗光人員公會，已設立滿 3 年，且會員中驗光執業人數達 20%以上。 （112 專普）

( ) 22. 下列何者不具驗光人員考試資格？①6 年前被發現曾有冒名頂替公務人員考試之情事者 ②被發現 3 年內曾在公務人員考試中有偽造或變造應考證件之情事者 ③經廢止驗光人員執業執照未滿 1 年者 ④被發現將驗光人員證照租借他人使用者 (A)僅①② (B)③④ (C)僅②④ (D)①②④。 （112 專普）

( ) 23. 有關驗光所之規定，下列敘述何者正確？①驗光室須有明顯區隔之獨立空間，其空間之高度距離至少 5 公尺 ②驗光所收取費用須開給載明收費項目及醫囑單，應妥為保管，並至少保存 3 年 ③驗光人員之姓名及證書字號不得為驗光所之廣告事項 ④驗光所歇業或受撤銷、廢止開業執照處分者，應將其招牌拆除⑤眼鏡公司（商號）內設立驗光所者，該驗光所得與眼鏡公司（商號）共用招牌 (A)僅①④ (B)②③④ (C)僅④⑤ (D)①②⑤。 （112 專普）

( ) 24. 依法規定，驗光人員停業或歇業時，下列敘述何者錯誤？ (A)驗光人員死亡者，應由原發執業執照機關註銷其執業執照 (B)辦理停業者，應由原發給執業執照機關登記其停業日期及理由後，發還其執業執照 (C)驗光人員變更執業處所者，應於事實發生之日起 30 日內，報請原發執業執照機關核准變更登記 (D)辦理歇業者，應由原發給執業執照機關註銷其執業登記，並收回執業執照。 （112 專普）

（　）25.驗光所違反驗光人員法第 20 條規定，對執行業務之紀錄、醫師開具之照會單或醫囑單，未妥為保管規定年限者，其罰則為何？　(A)廢止執業執照處分　(B)處 1 個月以上 1 年以下停業處分　(C)處新臺幣 1 萬元以上 5 萬元以下罰鍰　(D)處新臺幣 3 萬元以上 15 萬元以下罰鍰。

（112 專普）

（　）26.有關驗光人員相關法規，下列何者錯誤？　(A)不具驗光人員資格，擅自執行驗光業務者，處新臺幣 3 萬元以上 15 萬元以下罰鍰　(B)不具驗光人員資格者，執行視力表量測，不罰　(C)驗光所，不得為驗光廣告　(D)驗光生之業務範圍包含一般隱形眼鏡配鏡。　（112 專普）

（　）27.醫療廣告，係指利用傳播媒體或其他方法，宣傳醫療業務，下列何者正確？　(A)臺北市的醫療廣告受衛生福利部管轄　(B)隱形眼鏡可以宣傳未經證實的療效　(C)醫療機構及人員得依其業務之便，獲取不正當利益　(D)醫療廣告，是經過宣傳以達招徠患者醫療為目的之行為。

（112 專普）

（　）28.驗光所收取驗光費用，下列何者錯誤？　(A)驗光所收取驗光費用之標準，由中央主管機關核定之　(B)驗光所收取驗光費用，應開給載明收費項目及金額之收據　(C)違反收費標準，處新臺幣 2 萬元以上 10 萬元以下罰鍰　(D)驗光所不得超額或擅立項目收費。　（112 專普）

（　）29.美國學者 Beauchamp 及 Childress 提出的醫學倫理四項原則，不涵蓋下列何者？　(A)不傷害原則　(B)行善原則　(C)正義原則　(D)責任原則。

（112 專普）

（　）30.驗光人員或其執行機構之人員違反驗光人員法，無故洩漏因業務知悉或持有之他人秘密者　(A)處新臺幣 3 萬元以上 15 萬元以下罰鍰　(B)處新臺幣 2 萬元以上 10 萬元以下罰鍰　(C)處新臺幣 1 萬元以上 5 萬元以下罰鍰　(D)處 1 個月以上 1 年以下停業處分。　（112 專普）

📖 解答及解析

1.(A)	2.(A)	3.(B)	4.(A)	5.(C)	6.(B)	7.(D)	8.(D)	9.(B)	10.(A)
11.(C)	12.(A)	13.(A)	14.(B)	15.(C)	16.(B)	17.(D)	18.(B)	19.(C)	20.(B)
21.(B)	22.(C)	23.(C)	24.(C)	25.(C)	26.(C)	27.(D)	28.(A)	29.(D)	30.(A)

1. ①驗§26，驗光師公會由人民團體主管機關主管。但其目的事業，應受主管機關之指導、監督。④驗§31，理事名額在 3 人以上時，得互選常務理事，並應由理事就常務理事中選舉 1 人為理事長。⑤驗§30，驗光師公會全國聯合會之設立，應由 1/3 以上之直轄市、縣（市）驗光師公會完成組織後，始得發起組織。②驗§33。 ③驗§34。 ⑥驗§26。

2. ①驗細§6。 ⑤驗§45。②驗細§6，驗光人員對於 6 歲以上 15 歲以下者第一次驗光及配鏡，應於醫師確診為非假性近視，始得為之。③驗細§6。④驗§45，未將當事人轉介至醫療機構，處新臺幣 2 萬元以上 10 萬元以下罰鍰；其情節重大者，並處 1 個月以上 1 年以下停業處分或廢止其執業執照。

3. ①、②驗細§2。 ③驗§7。④驗§48，負責驗光人員因故不能執行業務，未指定符合資格者代理或代理期間超過 45 日未報請主管機關備查。處新臺幣 1 萬元以上 5 萬元以下罰鍰。

4. ①器管§43。 ③、⑤器管§65。②器管§44，醫療器材於說明書載明須由醫事人員使用，或經中央主管機關公告者，其廣告以登載於專供醫事人員閱聽之醫療刊物、傳播工具，或專供醫事人員參與之醫療學術性相關活動為限。④器管§43，每次展延期間，不得超過 3 年。

5. ①、②、③繼§15，②設立滿 3 年。

6. 驗細§12，驗光所開業執照滅失或遺失者，應填具申請書，並繳納開業執照費，向原發給開業執照機關申請補發。

7. 驗光所設置標準§5，等候空間及執行業務紀錄之保存設施，並得與眼鏡公司（商號）共用。

8. ③、④驗§10。①驗§10，應自事實發生之日起 30 日內。 ②驗§10，停業之期間，以 1 年為限；逾 1 年者，應辦理歇業。

9. 驗細§8。

10. ①其他來源，全國特殊教育資訊網 (https://special.moe.gov.tw/article.php? paid=132)，常見的視障輔具包括放大鏡、擴視機、點字觸摸顯示器、電腦語音合成系統、以及視障電腦資訊系統。 ②驗細§8。 ④驗§12。

11. ①驗§20。②驗§20。轉介單係驗光所執行業務之紀錄。③驗§49。④驗§13，簽名或蓋章，加註執行年、月、日。

12. 驗§12。

13. 驗§12。

14. ①療§84。②、③療§85。④療§86，不得摘錄醫學刊物內容為宣傳。

15. ①、③繼§13，②繼§6。④繼§114 條附表-醫事人員繼續教育之實施方式及積分表。……十四、於離島地區執業期間。除參加本表第十點之繼續教育外，其各點實施方式之積分數，得以 2 倍計。

16. ②、④驗§34，⑥驗§31。①驗§31，直轄市驗光師公會之理事不得超過 27 人。 ③驗§31，理事、監事名額在 3 人以上時，得分別互選常務理事及常務監事；其名額不得超過理事或監事總額 1/3，⑤驗§31，各級驗光師公會得置候補理事、候補監事，其名額不得超過各該公會理事、監事名額 1/3。

17. ②驗§12，基本上 6~15 歲驗光屬於眼科醫師的醫療業務，本選項之所以不罰，乃驗光生依據醫師處方箋配鏡，並未驗光。 ③、⑤驗§45，其情節重大者，並處 1 個月以上 1 年以下停業處分或廢止其執業執照。 ⑦驗§45。①、⑥、⑧驗§45，為未滿 6 歲之兒童驗光，處新臺幣 2 萬元以上 10 萬元以下罰鍰（驗光人員為未滿 6 歲兒童之驗光，除行政罰外，亦違反醫師法§28 之規定，係刑罰）。④驗§45，其情節重大者，並處 1 個月以上 1 年以下停業處分或廢止其執業執照。

18. (A)驗§15，以在第 9 條所定之機構執行業務 5 年以上者為限。第 9 條所定之機構，醫療機構、驗光所、眼鏡公司（商號）或其他經中央主管機關認可之機構。(C)驗§15，驗光所之名稱使用與變更、申請條件、程序及設置標準，由中央主管機關定之。(D)驗光所之負責驗光人員因故不能執行業務時，應指定合於第 15 條第 2 項規定資格者代理之。第 15 條第 2 項，申請設立驗光所之驗光師，以在第 9 條所定之機構執行業務 2 年以上者為限；申請設立驗光所之驗光生，以在第 9 條所定之機構執行業務 5 年以上者為限。

19. (A)驗§3。(B)驗§4。(D)驗§54。 (C)驗§7，驗光人員應向執業所在地直轄市、縣（市）主管機關申請執業登記，領有執業執照，始得執業。

20. ①衛生福利部函 衛授食字第 1051610341 號：105 年 1 月 6 日驗光人員法公布施行，該法第 12 條規定，驗光人員業務範圍包含為一般隱形眼鏡所為之驗光、配鏡。隱形眼鏡分為一般用及非一般用，非用於治療或診斷之一般隱形眼鏡，得由驗光師（生）配鏡、驗光。需要持有醫師處方購買的隱形眼鏡，並非是一般日拋型的隱形眼鏡，而是角膜塑形片等客製化的隱形眼鏡。一般日拋型的隱形眼鏡，僅需第一次配戴時，由醫師驗光確認度數，後續依照確定的度數購買，無需再持有處方。衛生福利部已於 110 年 4 月 22 日以衛授食字第 1101602936 號函，除「日戴型每日拋棄式隱形眼鏡」廣告，不限刊登途徑外，其餘隱形眼鏡之廣告以刊載於專供醫事人員閱聽之醫療刊物、傳播工具，或專供醫事人員參與之醫療學術性相關活動為限。

21. 繼§15，申請認可辦理繼續教育課程與積分審查認定及採認之各該類醫事人員團體，應符合下列規定：一、為全國性之醫事人員學會、各該類醫事人員相關學會或公會。二、設立滿 3 年。三、會員中各該類醫事人員全國執業人數，應達下列各目比率或人數之一：（一）……（四）……驗光人員：20%以上。

22. 專門職業及技術人員高等暨普通考試驗光人員考試規則§5，應考人有下列各項，不得應本考試。（一）公務人員考試法第 22 條第 2 項應考人有第 1 項第 2 款至第 4 款情事之一者，自發現之日起 5 年內不得應考試院舉辦或委託舉辦之各種考試。…二、冒名頂替。三、偽造或變造應考證件。四、以詐術或其他不正當方法，使考試發生不正確之結果。五、…。（二）專門職業及技術人員考試法第 19 條第 2 項規定同前述公務人員考試法第 22 條第 2 項。（三）《驗光人員法》第 6 條情事者驗§6，曾受本法所定廢止驗光人員證書處分者，不得充驗光人員。驗§41，驗光人員將其證照租借他人使用者，廢止其驗光人員證書。

23. ①驗所§3，驗光室應有空間之直線距離至少 5 公尺。 ②驗§21，驗光所收取費用，應開給載明收費項目及金額之收據。 ③驗§22，驗光所之廣告，其內容以下列事項為限：……二、驗光人員之姓名及證書字號。……。④、⑤驗細§15，眼鏡公司（商號）內設立驗光所者，該驗光所得與眼鏡公司（商

號）共用招牌。驗光所歇業或受撤銷、廢止開業執照處分者，應將其招牌拆除。

24. (A)驗§10。(B)、(D)驗細§5。(C)驗§10，驗光人員變更執業處所，準用第7 條關於執業之規定。本選項並未有如「驗§18，驗光所登記事項如有變更，應於事實發生之日起 30 日內，報請原發開業執照機關核准變更登記。」之規定。

25. (C)驗§49。

26. (A)、(B)驗§43。(C)驗§22，非驗光所，不得為驗光廣告。(D)驗§12。

27. (A)療§85，利用廣播、電視之醫療廣告，在前項內容範圍內，得以口語化方式為之。但應先經所在地直轄市或縣（市）主管機關核准。(D)療§9。

28. (A)、(B)、(D)驗§21，驗光所收取驗光費用之標準，由直轄市、縣（市）主管機關核定之。驗光所收取費用，應開給載明收費項目及金額之收據。驗光所不得違反收費標準，超額或擅立項目收費。(C)驗§46。

29. 1.自主原則、2.不傷害原則、3.行善原則、4.公平正義原則、5.誠信原則、6.保密原則。

30. 驗§44。

113 年歷屆考題

( ) 1. 各級驗光師公會之章程應載明事項，不包括下列何者？ (A)名稱、區域及會所所在地 (B)會員之入會或出會 (C)理事、監事名額、權限、任期及其選任、解任 (D)執業收費準則。 （113 專高）

( ) 2. 驗光師與驗光生的業務範圍，下列敘述何者正確？ (A)驗光師可以對六歲以上十五歲以下者第一次驗光及配鏡，驗光生不可以 (B)驗光師可以為一般隱形眼鏡配鏡所為之驗光，驗光生不可以 (C)驗光師可以為低視力者輔助器具之教導使用，驗光生不可以 (D)兩者規定的業務範圍都相同。 （113 專高）

( ) 3. 有關開業執照之規定，下列敘述何者正確？①驗光所應將其開業執照及收費標準，揭示於明顯處 ②驗光所停業或歇業時，應自事實發生之日起三十日內，報請原發開業執照機關核准變更登記 ③驗光所容留未具驗光人員資格之人員，擅自執行驗光人員業務者，廢止其開業執照 ④驗光所登記事項如有變更，應於事實發生之日起三十日內，報請原發開業執照機關備查 ⑤驗光所之負責驗光人員因故不能執行業務指定合於規定資格者代理時，代理期間超過四十五日者，應由被代理者報請原發開業執照機關備查 ⑥驗光所之開業執照不慎遺失時，應填具申請書並繳納開業執照費後，向中央主管機關申請補發 (A)①②④ (B)③⑤⑥ (C)①③⑤ (D)①②⑤。 （113 專高）

( ) 4. 隱形眼鏡係屬列管之醫療器材，有關隱形眼鏡的販賣，下列何者正確？①驗光所必須申請醫療器材販賣業藥商許可執照，並有合格藥師執業，方可經營隱形眼鏡販賣業務 ②驗光所需申請醫療器材販賣業藥商許可執照，方可經營隱形眼鏡販賣業務 ③有合格驗光人員執業的驗光所，可經營隱形眼鏡販賣業務，但僅限於屬於醫療器材第二級較低風險的隱形眼鏡 ④驗光所只能裝配隱形眼鏡，任何狀況下絕對禁止販賣隱形眼鏡 (A)僅④ (B)①③ (C)②③ (D)僅②。 （113 專高）

( ) 5. 有關驗光師繼續教育下列敘述何者正確？①經認可辦理繼續教育課程之驗光人員團體，未依計畫書收費項目及金額收費，致生超收費用或擅立項目收費，經中央主管機關依規定廢止認可，其繼續教育課程及積分，

不生採認之效果　②醫事人員受懲戒處分應接受一定時數繼續教育者，不得以醫事人員執業登記及繼續教育辦法所定應接受之繼續教育抵充　③經認可辦理繼續教育課程之驗光人員團體，因規避、妨礙或拒絕中央主管機關查核，經中央主管機關依規定廢止認可，其繼續教育課程及積分，不生採認之效果　④經認可辦理繼續教育課程之驗光人員團體，未依規定或計畫書審查繼續教育課程及積分情節重大，經中央主管機關依規定廢止認可，其繼續教育課程及積分，不生採認之效果　⑤繼續教育專業品質、專業倫理、專業課程之積分數，合計至少十二點，其中應包括感染管制及性別議題之課程；超過二十四點者，以二十四點計　(A)①③　(B)①④⑤　(C)②④　(D)②③⑤。　　　　　　　　（113 專高）

（　）6. 有關驗光人員考試之規定，下列敘述何者正確？①應考人有偽造或變造應考證件情事經考試前發現者，依法不得應本考試　②參加驗光師考試應考人有冒名頂替情事者，依法將受到取消應考資格、扣考、不予錄取或撤銷其考試及格資格等處分　③應考人曾受廢止驗光人員證書處分者，依法須滿五年以上，方得再應本考試　④曾在醫療機構或眼鏡行從事驗光業務滿二年，並具專科以上學校畢業資格，經中央主管機關審查合格者，得應驗光師特種考試　(A)①④　(B)①③　(C)②③　(D)①②。　　　　　　　　　　　　　　　　　　（113 專高）

（　）7. 依驗光人員法對驗光所廣告之規範，下列何者不是屬於得廣告之事項？(A)驗光所之名稱、開業執照字號、地址、電話及交通路線　(B)驗光人員之姓名及證書字號　(C)收費標準　(D)其他經中央主管機關公告容許登載或宣播事項。　　　　　　　　　　　　　　　（113 專高）

（　）8. 為確保驗光所驗光業務服務品質，驗光人員依法必須符合一定的要求，下列何者並非必要條件？　(A)應申請執業登記　(B)應加入職業工會(C)應接受繼續教育　(D)應定期更新執業執照。　　　　（113 專高）

（　）9. 依驗光人員法第 45 條規定，若自行為未滿六歲之兒童驗光配鏡，或是發現視力不能矯正卻未將當事人轉介至醫療機構者，應處　(A)新臺幣一萬元以上五萬元以下罰鍰；其情節重大者，並處二個月以上一年以下停業處分或廢止其執業執照　(B)新臺幣二萬元以上十萬元以下罰鍰；

其情節重大者，並處一個月以上一年以下停業處分或廢止其執業執照
(C)新臺幣三萬元以上十五萬元以下罰鍰；其情節重大者，並處三個月
以上一年以下停業處分或廢止其執業執照　(D)新臺幣五萬元以上二十
萬元以下罰鍰；其情節重大者，並處五個月以上一年以下停業處分或廢
止其執業執照。　　　　　　　　　　　　　　　　　　（113 專高）

（　　）10.有關驗光人員停業或歇業之規定，下列何者正確？①應自事實發生之日
起二十日內，報請原發執業執照機關備查　②停業：登記其停業日期及
理由後，發還其執業執照　③歇業：註銷其執業登記，並收回執業執照
④停業之期間，以一年為限；逾一年者，應辦理歇業　(A)僅①③④
(B)僅①②③　(C)僅②③④　(D)①②③④。　　　　　　（113 專高）

（　　）11.下列何者特製眼鏡不在低視力患者輔具的補助範圍？　(A)包覆式濾光
眼鏡，可阻隔藍光及紫外光　(B)手持望遠鏡，放大倍率在二倍以上
(C)放大鏡，倍率應高於二倍及屈光度高於八　(D)菲涅爾透鏡(Fresnel
Lens)。　　　　　　　　　　　　　　　　　　　　　（113 專高）

（　　）12.有關執行業務紀錄下列敘述何者正確？①驗光所執行業務之紀錄應妥為
保管並至少保存三年，違反者處新臺幣一萬元以上五萬元以下罰鍰　②
驗光所執行醫師開具之照會單或醫囑單業務，應妥為保管並至少保存七
年；但未成年者之紀錄，至少應保存至其成年後七年以上始得銷燬　③
驗光人員執行業務，應製作紀錄，簽名或蓋章及加註出生年、月、日，
並應依當事人要求，提供驗光結果報告及簽名或蓋章④驗光所收取費
用，應開給載明收費項目及金額之收據，違反者處新臺幣二萬元以上十
萬元以下罰鍰⑤驗光所不得違反收費標準，超額或擅立項目收費，違反
者處新臺幣二萬元以上十萬元以下罰鍰　(A)①③　(B)①④⑤　(C)②
④　(D)②③⑤。　　　　　　　　　　　　　　　　　（113 專高）

（　　）13.有關全體驗光人員業務範圍，下列敘述何者正確？①經廢止驗光人員執
業執照未滿一年者，不得發給執業執照；已領照者，廢止之　②驗光人
員執行業務，發現視力不能矯正至正常者，應轉介至醫療機構診治，違
反者處新臺幣三萬元以上十五萬元以下罰鍰　③驗光人員對於因業務而
知悉或持有他人秘密不得無故洩漏，違反者處新臺幣二萬元以上十萬元

以下罰鍰　④驗光人員應向執業所在地主管機關申請執業登記，領有執業執照，始得執業。並應每六年接受一定時數之繼續教育，始得辦理執業執照更新　⑤驗光人員執業以一處為限，並應在所在地主管機關核准登記或其他經中央主管機關認可之機構為之。但機構間之支援或經事先報准者，不在此限　(A)①③　(B)①④⑤　(C)②④　(D)②③⑤。

（113 專高）

（　）14.依據醫療法下列敘述何者正確？①醫療法所稱醫療法人，包括醫療財團法人及醫療社團法人　②醫療機構人體試驗之病歷，應至少保存七年　③醫療機構之負責醫師，以在中央主管機關指定之醫院、診所接受三年以上之醫師訓練並取得證明文件者為限　④醫療社團法人，非依醫療法規定不得設立　⑤醫療機構收取醫療費用之標準，由直轄市、縣（市）主管機關核定之　(A)①③　(B)①④⑤　(C)②④　(D)②③⑤。

（113 專高）

（　）15.驗光人員為民眾驗光時，應符合下列何種醫學倫理原則？①符合公平正義原則　②被驗光者有「知情」、「判斷」與「選擇」的權利　③進行驗光前應獲得被驗光者的同意　④關注被驗光者的最佳利益並善盡保密的責任　(A)僅①②③　(B)僅②③④　(C)僅①②④　(D)①②③④。

（113 專高）

（　）16.驗光生公會有違反法令、章程可能被下列何者撤銷其決議？①人民團體主管機關　②民政局　③內政部　④直轄市政府或縣（市）政府　(A)僅①③　(B)僅②④　(C)僅①③④　(D)①②③④。（113 專普）

（　）17.有位驗光生幫某位小學二年級的學生驗光，發現其視力不能矯正至正常，但他未將當事人轉介至醫療機構診治，此驗光生依法可能受到何種處分？①其情節重大者，處一個月以上一年以下停業處分　②其情節重大者，廢止其驗光人員證書　③其情節重大者，廢止其開業執照　④其情節重大者，廢止其執業執照　⑤處新臺幣三萬元以上十五萬元以下罰鍰　⑥處新臺幣二萬元以上十萬元以下罰鍰　⑦處新臺幣一萬元以上五萬元以下罰鍰　(A)①④⑥　(B)②③⑥　(C)②④⑤　(D)①③⑦。

（113 專普）

（　）18.有關驗光人員或驗光所之敘述，下列何者正確？　(A)驗光人員應向中央主管機關申請執業登記，領有執業執照，始得執業　(B)驗光人員執業，應每六年接受一定時數之繼續教育，始得辦理執業執照更新　(C)驗光所之設立，應以驗光人員為申請人，向中央主管機關申請核准登記，發給開業執照，始得為之　(D)驗光人員不得於眼鏡公司執業。

（113 專普）

（　）19.醫療器材依據風險程度分成不同等級，日戴型雙週拋棄軟式隱形眼鏡屬於下列何者？　(A)第一等級醫療器材　(B)第二等級醫療器材　(C)第三等級醫療器材　(D)不屬於醫療器材。　（113 專普）

（　）20.依醫事人員執業登記及繼續教育辦法，下列何者確定未達每六年應完成之積分數規定？　(A)驗光生於規定年限內完成繼續教育，達七十二點　(B)驗光師取得繼續教育一百二十點，其中專業課程為一百零八點　(C)驗光生取得繼續教育中專業品質、專業倫理、專業相關法規計十六點，專業課程計五十六點　(D)驗光師取得繼續教育中專業品質、專業倫理、專業相關法規計二十六點，專業課程計九十六點。　（113 專普）

（　）21.國內外高級職業學校相關科別畢業，並經實習期滿成績及格者可以參加驗光生考試，這些科別不包含　(A)光電科　(B)驗光科　(C)視光科　(D)醫用光學技術科。　（113 專普）

（　）22.有關驗光生公會理監事職務規定，下列何者錯誤？　(A)理事長之連任以一次為限　(B)理監事任期為三年　(C)理監事之當選，不以直轄市公會選派參加之會員代表為限　(D)理監事之連選連任者不得超過三分之二。　（113 專普）

（　）23.下列何者不屬於依驗光所設置標準規定應有之設施？　(A)驗光室　(B)等候空間　(C)執行業務紀錄之保存設施　(D)眼部衛生設備。

（113 專普）

（　）24.驗光所因疫情影響被迫暫時歇業時，依驗光人員法應自事實發生之日起幾日內報請原發開業執照機關備查？　(A)三十日　(B)十五日　(C)六十日　(D)六個月。　（113 專普）

（　）25.驗光人員受停業處分仍執行業務者，廢止其①；受廢止①處分仍執行業務者，得廢止其②，則①及②應分別為　(A)①驗光人員證書；②執業執照　(B)①畢業證書；②驗光人員證書　(C)①執業執照；②驗光人員證書　(D)①執業執照；②執業之驗光所開業執照。　　　　（113 專普）

（　）26.有關驗光人員為超過十五歲者進行隱形眼鏡驗光與配鏡，下列何者錯誤？　(A)驗光師可以為非侵入性之眼球屈光狀態測量，包含為一般隱形眼鏡配鏡所為之驗光與配鏡　(B)驗光生為一般性近視、遠視、散光及老花之隱形眼鏡驗光與配鏡　(C)驗光生為用於非治療之隱形眼鏡配鏡驗光與配鏡可處罰鍰　(D)執行業務，發現視力不能矯正至正常者，應轉介至醫療機構診治。　　　　（113 專普）

（　）27.驗光生執行業務時，若有遇到視力不能矯正至正常者，應如何處置？　(A)教導使用低視能輔助工具　(B)應轉介至醫療機構診治　(C)應會同另一位驗光師指導下配鏡　(D)開立驗光單。　　　　（113 專普）

（　）28.有關醫療法之各地主管機關，下列何者正確？①在直轄市為直轄市政府②在縣（市）為縣（市）政府③在中央為衛生福利部　(A)僅①②　(B)僅①③　(C)僅②③　(D)①②③。　　　　（113 專普）

（　）29.下列何者不屬於醫學倫理四大原則？　(A)自主　(B)不傷害　(C)和平　(D)正義。　　　　（113 專普）

（　）30.有關離職後競業禁止之約定，下列敘述何者正確？①應以書面為之　②應由雇主與勞工簽章，各執一份③競業禁止之期間，不得逾越雇主欲保護之營業秘密或技術資訊之生命週期，且最長不得逾三年　④競業禁止之區域，應以原雇主實際營業活動之範圍為限　(A)①②④　(B)②③④　(C)①③④　(D)①②③。　　　　（113 專普）

📖 解答及解析

1.(D)	2.(C)	3.(C)	4.(D)	5.(C)	6.(D)	7.(C)	8.(B)	9.(B)	10.(C)
11.(D)	12.(B)	13.(B)	14.(B)	15.(D)	16.(C)	17.(A)	18.(B)	19.(B)	20.(C)
21.(A)	22.(D)	23.(D)	24.(A)	25.(C)	26.(C)	27.(B)	28.(D)	29.(C)	30.(A)

1. 驗§36，各級驗光師公會之章程應載明下列事項：

一、 名稱、區域及會所所在地。

二、 宗旨、組織及任務。

三、 會員之入會或出會。

四、 會員應納之會費及繳納期限。

五、 會員代表之產生及其任期。

六、 理事、監事名額、權限、任期及其選任、解任。

七、 會員（會員代表）大會及理事會、監事會會議之規定。

八、 會員應遵守之專業倫理規範與公約。

九、 經費及會計。

十、 章程之修改。

十一、其他依法令規定應載明或處理會務之必要事項。

2. 驗§12，

驗光師業務	驗光生業務
非侵入性之眼球屈光狀態測量及相關驗光	一般性近視、遠視、散光及老花之驗光
低視力者輔助器具之教導使用	
包含為一般隱形眼鏡配鏡所為之驗光；15 歲以下者應於眼科醫師指導下為之。但未滿 6 歲兒童之驗光，不得為之。	
一般隱形眼鏡之配鏡　　　　其他依醫師開具之照會單或醫囑單所為之驗光	
驗光人員執行業務，發現視力不能矯正至正常者，應轉介至醫療機構診治	

3. ①驗§19，③驗§42，⑤驗§17。

②驗§18，本選項報請原發開業執照機關「核准變更登記」改成「備查」。④驗§18，本選項報請原發開業執照機關「備查」改成「核准變更登記」。⑥驗細§12，本選項向「中央主管機關」申請補發，改成向「原發給開業執照機關」申請補發。

4. ②器管§11，本法所稱醫療器材販賣業者，指經營醫療器材之批發、零售、輸入、輸出、租賃或維修之業者。器管§13，申請為醫療器材商者，應經直轄市、縣（市）主管機關核准登記，領得許可執照後，始得營業。

①醫療器材管理法中並未規定醫療器材商之醫療器材販賣業者要配合有合格藥師執業方可經營販售業務，③法條並無僅限於販售屬於醫療器材第二級較低風險的隱形眼鏡，④法條無此規定。

5. ②繼§20，④繼§18。

①、③繼§18，經認可之醫事人員團體有下列情事之一者，中央主管機關得廢止其認可：一、未依規定或計畫書審查醫事人員繼續教育課程及積分，情節重大。

二、未依計畫書收費項目及金額收費，致生超收費用或擅立項目收費。

三、規避、妨礙或拒絕中央主管機關之查核。

……。

違反前項第一款規定，未依規定採認之醫事人員繼續教育課程及積分，不生採認之效果。

⑤繼§13，本選項繼續教育專業品質、專業倫理、「專業課程」之積分數改成「專業相關法規」。

6. ①、②專門職業及技術人員高等暨普通考試驗光人員考試規則§5：……應考人有專門職業及技術人員考試法§19 第 2 項或驗光人員法§6 情事者，不得應本考試。

專門職業及技術人員考試法§19 第 2 項：應考人有下列各款情事之一，

考試前發現者，取消其應考資格。

考試時發現者，予以扣考。

考試後榜示前發現者，不予錄取。

考試訓練或學習階段發現者，撤銷其錄取資格。

考試及格榜示後發現者，由考試院撤銷其考試及格資格，並註銷其考試及格證書。

其涉及刑事責任者，移送檢察機關辦理。

一、有第七條但書規定情事。

二、冒名頂替。

三、偽造或變造應考證件。

四、以詐術或其他不正當方法，使考試發生部正確之結果。

五、自始不具備應考資格。

應考人有前項第 2 款至第四款情事之一者，自發現之日起 5 年內不得應考試院舉辦或委託舉辦之各種考試。

③驗§6，曾受本法所定廢止驗光人員證書處分者，「不得充」驗光人員。

④驗§56，本法公布施行前曾在醫療機構或眼鏡行從事驗光業務「滿 3 年」，並具專科以上學校畢業資格，經中央主管機關審查合格者，得應驗光師特種考試。

7. 驗§22，驗光所之廣告，其內容以下列事項為限：

一、驗光所之名稱、開業執照字號、地址、電話及交通路線。

二、驗光人員之姓名及證書字號。

三、其他經中央主管機關公告容許登載或宣播事項。

8. 驗§7，驗光人員應向執業所在地直轄市、縣（市）主管機關申請執業登記，領有執業執照，始得執業。驗光人員執業，應每 6 年接受一定時數之繼續教育，始得辦理執業執照更新。

綜上觀之，未領有執業執照，除驗§43 學生、畢業生、護理人員依法之外，不得執行驗光業務，以保障服務品質。

按規定驗光人員執業須加入公會，驗§11。但並未規範加入職業工會之需要，故非必要條件。

9. 驗§45。

10. ①、④驗§10，驗光人員停業或歇業時，應自事實發生之日起 30 日內，報請原發執業執照機關備查。前項停業之期間，以 1 年為限；逾 1 年者，應辦理歇業。

②、③驗細§5，驗光人員停業、歇業，……：

一、停業：登記其停業日期及理由後，發還其執業執照。

二、歇業：註銷其執業登記，並收回執業執照。

11. 全國特殊教育資訊網，低視力輔具適用於還有視覺功能、依賴視覺訊號、或需藉由視覺訊息輔助的視障學生。例如：特製眼鏡、包覆式濾光眼鏡、手持望遠鏡、放大鏡、可攜式擴視機、桌上型擴視機和視訊放大軟體等。

12. ①驗§49，④、⑤驗§46。②驗§20，驗光所執行業務之紀錄及醫師開具之照會單或醫囑單，應妥為保管，並至少保存 3 年。療§70，1.醫療機構之「病歷」，應指定適當場所及人員保管，並至少保存 7 年。2.但未成年者之「病歷」，至少應保存至其成年後 7 年③驗§13，簽名或蓋章及加註「出生」年、月、日，改成「執行」年、月、日。

13. ①驗§8，④驗§7，⑤驗§9。

②驗§45，違反者處新臺幣「3 萬元以上 15 萬元以下」罰鍰，改成「2 萬元以上 10 萬元以下」。③驗§44，違反者處新臺幣「2 萬元以上 10 萬元以下」罰鍰，改成「3 萬元以上 15 萬元以下」。

14. ①療§5，④療§30，⑤療§21。

②療§70，人體試驗之病歷，應永久保存。③療§18，在中央主管機關指定之醫院、診所接受「三年」以上之醫師訓練，改成「二年」。

15. 當代醫學倫理六大原則：

一、自主原則，尊重病患有拒絕醫療或選擇醫療方式的權利。

二、不傷害原則，減少醫療過程不必要的傷害。

三、行善原則，療程要關注病患的最佳利益

四、公平正義原則，關注稀少醫療資源的分配，並公平的分配資源

五、誠信原則，治療要做到知情與同意。

六、保密原則，對病情的保密。

16. 驗§38，驗光師公會有違反法令、章程者，「人民團體主管機關」得為下列處分：

一、警告。二、撤銷其決議。三、撤免其理事、監事。四、限期整理。

前項第一款、第二款處分，亦得由「主管機關」為之。

人民團體法§3：本法所稱主管機關：在中央及省為內政部；在直轄市為直轄市政府；在縣（市）為縣（市）政府。

驗§3，本法所稱主管機關：在中央為衛生福利部；在直轄市為直轄市政府；在縣（市）為縣（市）政府。

17. 依照國民教育法施行細則§7 第 1 款：學齡兒童入學年齡之計算，以入學當年度九月一日滿 6 歲者。題旨小學二年級應滿 7 歲，可以驗光，但必須在眼科醫師指導下為之。

驗§45，驗光人員違反第 12 條第 3 項規定，未將當事人轉介至醫療機構情事者，處新臺幣 2 萬元以上 10 萬元以下罰鍰；其情節重大者，並處 1 個月以上 1 年以下停業處分或廢止其執業執照。

18. (A)驗§7，驗光人員應向「執業所在地直轄市、縣（市）主管機關」申請執業登記，領有執業執照，始得執業。

(C)驗§15，驗光所之設立，應以驗光人員為申請人，向「所在地直轄市、縣（市）主管機關」申請核准登記，發給開業執照，始得為之。

(D)驗光人員法中並無驗光人員不得於眼鏡公司執業之規定。

19. 醫療器材分類分級管理辦法§3，醫療器材依其風險程度，分級如下：

第一等級：低風險性。第二等級：中風險性。第三等級：高風險性。

按醫療器材分類分級管理辦法§4 附表，M5925 軟式隱形眼鏡，第二等級為僅作每日配戴之器材。

20. 繼§13，醫事人員執業，應接受下列課程之繼續教育：

一、專業課程。二、專業品質。三、專業倫理。四、專業相關法規。

醫事人員每 6 年應完成前項繼續教育課程之積分數如下：

一、……驗光生：

（一）達 72 點。（二）前項第 2 款至第 4 款繼續教育課程之積分數，合計至少 7 點，其中應包括感染管制及性別議題之課程；超過 14 點者，以 14 點計。

二、前款以外之醫事人員：

（一）達 120 點。（二）前項第 2 款至第 4 款繼續教育課程之積分數，合計至少 12 點，其中應包括感染管制及性別議題之課程；超過 24 點者，以 24 點計。……

(B)120-108= 12，符合至少 12 點。(D)24+96=120，26 點超過 24 點，以 2 點計。(C)14+56=70，16 點超過 14 點，以 14 點計。

21. 驗§2，……國外高級醫事職業以上學校醫用光學技術、驗光、或視光系、科畢業，並經實習期滿成績及格，領有畢業證書者，得應驗光生考試。

22. (A)、(B)、(D)驗§32， 理事、監事任期均為 3 年，其連選連任者不得超過 1/2；理事長之連任，以 1 次為限。

(D)理監事之連選連任者不得超過「2/3」，改成「1/2」。

(C)驗§33，驗光師公會全國聯合會理事、監事之當選，不以直轄市、縣（市）驗光師公會選派參加之會員代表為限。

23. 驗光所設置標準§3、5。驗光所應有下列設施：

一、驗光室　二、等候空間　三、執行業務紀錄之保存設施　四、「手部」衛生設備

24. 驗§18，驗光所停業或歇業時，應自事實發生之日起 30 日內，報請原發開業執照機關備查。

25. 驗§50，驗光人員受停業處分仍執行業務者，廢止其執業執照；受廢止執業執照處分仍執行業務者，得廢止其驗光人員證書。

26. (A)、(B)、(D)驗§12，

驗光師業務	驗光生業務
非侵入性之眼球屈光狀態測量及相關驗光	一般性近視、遠視、散光及老花之驗光
低視力者輔助器具之教導使用	
包含為一般隱形眼鏡配鏡所為之驗光；15 歲以下者應於眼科醫師指導下為之。但未滿 6 歲兒童之驗光，不得為之。	
一般隱形眼鏡之配鏡　　其他依醫師開具之照會單或醫囑單所為之驗光	
驗光人員執行業務，發現視力不能矯正至正常者，應轉介至醫療機構診治	

(C)衛生福利部函　衛授食字第 1051610341 號，隱形眼鏡分為一般用及非一般用，非用於治療或診斷之一般隱形眼鏡，得由驗光師（生）配鏡、驗光。

27. 驗§12，……驗光人員執行業務，發現視力不能矯正至正常者，應轉介至醫療機構診治。

28. 醫療法§11，本法所稱主管機關：在中央為衛生福利部；在直轄市為直轄市政府；在縣（市）為縣（市）政府。

按題旨，有關醫療法之「各地」主管機關，應是指各地方主管機關，不應包含中央。建議答案選項應是(A)才是。

29. 當代醫學倫理六大原則：

一、自主原則，尊重病患有拒絕醫療或選擇醫療方式的權利。

二、不傷害原則，減少醫療過程不必要的傷害。

三、行善原則，療程要關注病患的最佳利益

四、公平正義原則，關注稀少醫療資源的分配，並公平的分配資源

五、誠信原則，治療要做到知情與同意。

六、保密原則，對病情的保密。

當代醫學倫理有四大原則之說與六大原則之說，作者列出六大原則，但將四大原則排列在前。

30. ①、②勞細§7-1、④勞細§7-2。③勞細§7-2，欲保護之營業秘密或技術資訊之生命週期，且最長不得逾「3 年」，改成「2 年」。

MEMO

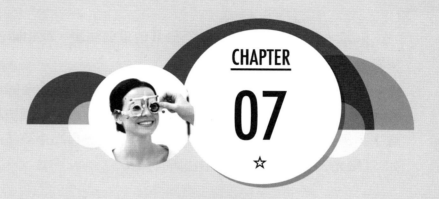

CHAPTER

07

☆

附　錄

重│點│彙│整

　　附錄，作者僅編入四項。至於其他重要法規，或相關法規，讀者可從全國法規資料庫進入查詢。

　　法規查詢取自全國法規資料庫，路徑：Google「全國法規資料庫」，點進去，在右上角，整合查詢欄位，輸入待查詢法規的關鍵字，例如「驗光人員」，即可出現相關法規。再點選該法規，例如：《驗光人員法》，即可見本法所有條文。

補充法規掃描下載

重要法規如下：

《驗光人員法》

《驗光人員法施行細則》

《驗光所設置標準》

《醫事人員執業登記及繼續教育辦法》

《醫療法》

《醫事人員人事條例》

《醫事人員人事條例施行細則》

《醫療器材管理法》

《醫療器材分類分級管理辦法》

《勞動基準法》

《勞動基準法施行細則》

《專門職業及技術人員高等暨普通考試驗光人員考試規則》

相關法規

《勞工職業災害保險及保護法》

《職業安全衛生法》

《身心障礙者鑑定作業辦法》

附錄一

《醫事人員執業登記及繼續教育辦法》第 14 條附表

▶醫事人員繼續教育之實施方式及積分表（112 高師 50）

實施方式	積分
一、 專科以上學校、醫學會、學會、公會、協會、醫事人員職業工會、醫療相關產業工會、教學醫院企業工會、財團法人、教學醫院、主管機關或政府機關舉辦之專業相關繼續教育課程。	(一)參加者，每小時積分一點。 (二)擔任授課者，每小時積分五點。
二、 公開徵求論文及審查機制之各該類醫事人員學術研討會。	(一)參加者，每小時積分二點。 (二)發表論文或壁報者，每篇第一作者積分三點，其他作者積分一點。 (三)擔任特別演講者，每次積分十點
三、 公開徵求論文及審查機制之相關醫學會、學會、公會或協會舉辦之學術研討會。	(一)參加者，每小時積分一點。 (二)發表論文或壁報者，每篇第一作者積分二點，其他作者積分一點。 (三)擔任特別演講者，每次積分三點
四、 經醫院評鑑合格之醫院或主管機關跨專業之團隊臨床討論或專題演講之教學活動。	(一)參加者，每小時積分一點。 (二)擔任主要報告或演講者，每次積分三點。 (三)超過六十點者，以六十點計。
五、 參加網路繼續教育。	(一)每次積分一點。 (二)超過八十點者，以八十點計。
六、 參加各該類醫事人員相關雜誌通訊課程。	(一)每次積分二點。 (二)超過八十點者，以八十點計。

實施方式	積分
七、 在國內外各該類醫事人員具審查機制之相關雜誌發表有關各該類醫事人員原著論文。	(一) 每篇第一作者或通訊作者，積分十六點，第二作者，積分六點，其他作者積分二點。 (二) 發表其他類論文者，積分減半。 (三) 超過五十點者，以五十點計。
八、 在國內外大學進修專業相關課程。	(一) 每學分積分五點。 (二) 每學期超過十五點者，以十五點計。
九、 講授衛生教育推廣課程。	(一) 每次積分一點。 (二) 超過十五點者，以十五點計。
十、 在國外執業或開業。	每年以二十點計。
十一、 國內外各該類醫事人員專業研究機構進修。	(一) 短期進修者（累計一星期內），每日積分二點。 (二) 長期進修者（累計超過一星期），每星期積分五點。 (三) 超過三十點者，以三十點計。
十二、 醫師一般醫學訓練、牙醫師一般醫學訓練、專科醫師訓練、專科牙醫師訓練或臨床醫事人員培訓計畫之訓練。	每年以二十點計。
十三、 各大專校院專任護理教師至國內醫療或護理機構實務學習，經機構開具證明文件。	(一) 每日積分二點。 (二) 超過二十五點者，以二十五點計。
十四、 於離島地區執業期間。	除參加本表第十點之繼續教育外，其各點實施方式之積分數，得以 2 倍計
十五、 於偏遠地區執業期間。	除參加本表第十點外之繼續教育外，其各點實施方式之積分數，得以一點五倍計。

備註：

一、 實施方式一之「課程」及四之「專題演講」以線上同步方式（例如：直播、視訊或其他方式）辦理者，應有講師同步授課、線上簽到（退）及確核學員在線與否之機制，並應輔以多元教學評量方式評核學員學習成效。

實施方式	積分

二、 實施方式五之「網路繼續教育」，係指事前預先錄製完成課程內容，放置於專科以上學校、醫學會、學會、公會、協會、醫事人員職業工會、醫療相關產業工會、教學醫院企業工會、財團法人、教學醫院、主管機關或政府機關相關網站，不限上課時間，可隨時上網學習之課程。但課後應有線上評量方式評核學習成效。

三、 實施方式十五之「偏遠地區」包括：（一）山地地區。（二）「全民健康保險西醫醫療資源不足地區改善方案」公告之施行區域。（三）「全民健康保險醫療資源缺乏地區」公告之施行區域。上開公告之施行區域，如有變動，原已施行區域得繼續施行。

附錄二

醫療機構及醫事人員發布醫學新知或研究報告倫理守則

90.11.22　衛署醫字第 0900072518 號

主旨：醫療機構及醫事人員發布醫學新知或研究報告倫理守則

內容：

一、 為確保醫療保健資訊品質，促進正面的衛生教育宣導，保障病人權益，維護醫療秩序，特訂定本倫理守則。

二、 發表醫學新知或研究報告（含特殊個案病例），應注意下列原則：

　　（一）國內人體試驗（含臨床試驗（之結果，應於「人體試驗執行成果報告書」經行政院衛生署審核通過後，始得發表，其內容應包括主題、目 的、方法（接受試驗者標準及數目、試驗設計及進行方法、試驗期限及 進度）、可能產生的傷害等資料，並應註明其為試驗性質。

　　（二）在國內尚未使用之醫療技術、藥品及醫療器材，或國外人體試驗之結果， 如經具學術公信力之期刊或機構認可，得引用轉述，但應註明其出處。

　　（三）非屬人體試驗之醫學新知或研究報告，如其結果已於國內、外醫學會報告，或已累積適當樣本數，經生物統計學或流行病學方法分析

後，得發 表之。但發表之內容，應依其性質，包括樣本數、適應症、禁忌症、副 作用、併發症等完整資料。

（四）發布特殊個案病例，應以促進衛生教育宣導為目的。

（五）應先製作新聞稿等書面資料，避免專業資訊引述錯誤。

（六）應隔離血腥、暴露或屍體等畫面，對於涉嫌犯罪或自殺等病例，應避免描述其方法或細節。

三、發表醫學新知或研究報告（含特殊個案病例），不得有下列各款情形：

（一）藉新聞媒體採訪、參加節目錄音錄影或召開記者會等方式，暗示或影射招徠醫療業務或為不實宣傳。

（二）為招徠醫療業務，刻意強調如「國內首例」、「北台灣第一例」、「診治病例最多」、「全國或全世界第幾台機器」等用語。

（三）為招徠醫療業務，刻意強調醫療機構名稱或醫師個人經歷資料。

（四）未累積相當病例數，以生物統計學或流行病學方法分析，或未將研究結果先行發表於國內、外醫學會，即以醫學研究名義發表。

（五）未同時提供適應症、禁忌症、副作用及併發症等完整資料。

（六）引用醫學文獻資料，宣稱或使人誤認為其個人研究資料。

（七）為迎合窺視心理、譁眾取寵、提高新聞曝光率或招徠醫療業務，而發布特殊個案病例。

（八）宣稱施行未經核准之人體試驗。

（九）宣傳人體試驗之結果，或宣傳在國內尚未使用之醫療技術、藥品或醫療器材，而未強調其為研究階段或試驗性質，有誤導民眾之虞。

四、醫療機構或醫事人員發表醫學新知或研究報告時，應遵守「醫療機構接受媒體採訪注意事項」。

附錄三

《醫療器材分類分級管理辦法》第 4 條第 1 項附表

本表僅節錄附表眼科學相關部分，餘 15 類略。

品項代碼	中文名稱	英文名稱	等級	鑑別範圍
M.0001	眼科用準分子雷射系統	Ophthalmic excimer laser system	3	眼科用準分子雷射系統為眼科專用之醫用雷射系統，主要以能量激發準分子氣體，放射出高功率的雷射光束，用於角膜修飾(Corneal ablation)（例如：矯正屈光不正）及其他眼科手術（例如：淚囊／鼻腔通道手術）。此器材包含雷射產生系統、控制器，此系統常以光纖連接到裂隙燈或非接觸式眼底鏡。
M.0002	囊袋環	Endocapsular ring	3	囊袋環是一種放入囊袋內之眼科器材，於懸韌帶受損或缺乏時可用來穩定晶體囊。例如：囊袋張力環。
M.0003	淚管塞	Lacrimal Punctum Plug	2	淚管塞是一種置於經淚管開口之眼科器材，以阻塞淚液從淚液排出系統排出。
M.1040	眼球觸覺計	Ocular esthesiometer	1	眼球觸覺計是一種如單根毛的毛刷，用來觸壓角膜以評估角膜敏感度之器材。
M.1050	眼適應時間計	Adaptometer (biophotometer)	1	眼適應時間計（暗光適應時間計）為醫療電子器材，用於量測視網膜調適光線（產生感光物質視紫質/visual purple）的時間與感光最小照度。此器材能產生不同強度之刺激光線。

品項代碼	中文名稱	英文名稱	等級	鑑別範圍
M.1070	色盲檢查器	Anomaloscope	1	色盲檢查器是一種交流電力器材，利用呈現出混合圖線給患者配對，來檢驗出對顏色視覺異常的情況。
M.1090	黃斑部色素光學密度儀	Haidinger brush	1	黃斑部色素光學密度儀為醫療電子器材，用於評估患者視覺功能，可用於評估黃斑部病變。此器材利用 Nicol 稜鏡疊合刷狀影像(conical brushlike images with apexes touching)。
M.1120	眼科攝影機	Ophthalmic camera	2	眼科攝影機是一種交流電力式器材，用在對眼睛及週圍組織照像時使用。
M.1140	眼科用椅	Ophthalmic chair	1	眼科用椅是由交流電式或手操作式在眼科檢查或治療時，可讓患者坐或傾斜，並可調整姿勢之器材。
M.1160	色覺板照明器	Color vision plate illuminator	1	色覺板照明器是一種交流電燈泡器材，用於適當之照明色覺測試板。它包含一個過濾器。
M.1200	眼球運動鼓狀器	Optokinetic drum	1	眼球運動鼓狀器是上覆有白黑交錯式條紋或圖案的鼓形器材，並可依手動桿來旋轉。此器材用來產生及評估眼球震動（一種眼球不自主的運動）的患者。
M.1220	角膜電極	Corneal electrode	2	角膜電極是一種交流電器材，常為特殊隱形眼鏡的一部分，用來直接放置在角膜上，利用視網膜電圖測定（光刺激之後）來顯示出視網膜上電位差的改變。

品項 代碼	中文 名稱	英文名稱	等級	鑑別範圍
M.1250	直視鏡	Euthyscope	1,2	直視鏡是一種改裝過的交流電或電池供電式檢眼鏡（用來診查眼睛內部的有孔性鏡面），可對眼底投射出明亮且呈 30 度彎角的光線。光束中心被一個覆蓋住的中央窩（中央窩是視網膜斑點處唯一有視錐出現且不含血管的區域）黑色盤狀物所阻擋。此器材是用來治療弱視（視覺模糊但無明顯眼部疾病的狀況）。第一等級是限於電池供電式器材，第二等級是交流電式器材。
M.1270	眼球凸出度計	Exophthalmometer	1	眼球凸出度計是一種如尺、測量器或彎角規之器材，用來測量眼球突出角度（眼球異常突起）。
M.1290	眼科固定裝置	Ophthalmic Fixation device	1	眼科固定裝置為醫療電子器材，用於作為眼科檢查之固定目標物。此器材用於引導患者把視線投注其上，使物體視覺影像落在中央窩上（眼部視網膜黃斑部中心區）。
M.1300	影像後閃光器	Afterimage flasher	2	後影像閃光器是一種交流電力式光源，可自動啟動及關閉，用於後影像測試時，患者之反應。也即當光源關閉時患者指出後影像的位置。此器材用來測量正常／異常的視網膜對應區（在視網膜上對應之點有相同的方向值）。
M.1320	穹窿鏡	Fornixscope	1	穹窿鏡是用來將眼皮向後拉並維持張開狀態，以輔助結膜檢查之器材。

品項代碼	中文名稱	英文名稱	等級	鑑別範圍
M.1340	視軸計	Haploscope	1	視軸計(Haploscope)為醫療電子器材，用於評估斜視（眼肌不平衡）、雙眼視覺評估（二眼齊看時）及治療視力抑制及弱視（視覺減弱但沒有任何眼部疾病的狀況）。此器材包含兩可移動視線管，分別包含低強度光源與高強度光源以產生視覺殘留(afterimages)。
M.1342	斜視度量測器材	Strabismus detection device	2	斜視度量測器材通過分析中心凹雙折射特性，利用偏振光同時照射雙眼，自動檢測斜視。
M.1350	角膜鏡	Keratoscope	1	角膜鏡是交流電力式或電池供電式器材，用來測量並評估眼睛角膜曲度。角膜計內的線及圓圈是用來觀察角膜反射之用。此器材一般型態包括光角膜計，可利用角膜攝影記錄角膜曲度。
M.1360	雷射視野檢驗器	Visual field laser instrument	2	雷射視野檢驗器是一種交流電力器材，提供可見雷射於視網膜上產生干涉影像，以評估視網膜功能。
M.1375	Bagolini 鏡片	Bagolini lens	1	Bagolini 鏡片是由不會造成視力模糊的細紋平面鏡片組成。此器材置於測試鏡框上，可測出視網膜對應區的正常／異常狀況（視網膜上對區點有相同的方向值）。
M.1380	診斷用聚光鏡片	Diagnostic condensing lens	1	診斷用聚光鏡片是一種器材，用於雙眼使用的間接式檢鏡術（對眼睛產生倒轉或逆轉的直接放大影像），使眼底反射光線聚集。
M.1385	診療用PMMA角膜接觸鏡片	Polymethylmethacrylate (PMMA) diagnostic contact lens	2	診斷用 PMMA 隱形眼鏡是有曲度的聚甲基丙烯酸甲酯(PMMA)材質外殼之器材，直接放在眼球或眼角膜上一段短時間來診斷或治療眼內異常。

品項代碼	中文名稱	英文名稱	等級	鑑別範圍
M.1390	診斷用彈性 Fresnel 鏡片	Flexible diagnostic Fresnel lens	1	彈性診斷用 Fresnel 鏡片是一種表面含一系列之增強反射的集中區之極薄鏡片器材。此器材是放在無水晶體患者（眼睛無晶狀體）的眼鏡鏡片之後。
M.1395	診斷用 Hruby 眼底鏡片	Diagnostic Hruby fundus lens	1	診斷用 Hruby 眼底鏡片是利用狹縫燈源照明及放大作用，可作水晶體及眼底檢查的 55 屈光度之鏡片。
M.1400	瑪竇氏鏡	Maddox lens	1	Maddox 鏡是能改變影像大小、形狀、形態，及顏色的一系列紅色圓柱體。此器材可用手握或置於試驗框上，用來評估眼肌之功能障礙。
M.1405	眼科試驗鏡片組	Ophthalmic trial lens set	1	眼科試驗鏡片組是具各種折光能力的鏡片組，可以手握或置於試驗框上，用作測量反射的視覺測驗。
M.1410	眼科試驗鏡片夾	Ophthalmic trial lens clip	1	眼科試驗鏡片夾用於夾持不同度數、軸度之鏡片，以進行視力檢驗。
M.1435	馬克斯威氏點	Maxwell spot	1	馬克斯威氏點是一種交流電力式，帶有紅及藍過濾器的光源，用來測試黃斑功能。
M.1450	角膜弧度量測器	Corneal radius measuring device	1	角膜弧度量測器為眼科醫療電子器材，用於量測角膜弧度。此器材利用將角膜影像投影至手持式目鏡或放大鏡以量測角膜尺寸。本品項不包含角膜弧度儀(Keratometer)。
M.1460	立體感測量器	Stereopsis measuring instrument	1	立體感測量器是利用對放在不同面的物體照光後，來測量深度知覺之器材。
M.1510	眼動監視器	Eye movement monitor	2	眼動監視器是帶有電極的交流電力式器材，用來測量並記錄眼球運動。

品項代碼	中文名稱	英文名稱	等級	鑑別範圍
M.1570	眼底鏡	Ophthalmoscope	2	眼底鏡是包含照明及觀察鏡的交流電力式或電池供電式器材，用來檢查眼部視網膜及組織（角膜、水漾液、晶狀體及玻璃體）。
M.1605	視野鏡	Perimeter	1	視野鏡是交流電力式或手動式器材，用來檢查患者週圍視野的程度。此器材投射光線於曲面上之各不同點，讓患者指出他或她是否能看到這些光線。
M.1630	交流式光刺激器	AC-powered photostimulator	2	交流式光刺激器是一種交流電式器材，利用光線刺激時，以視覺或電力方法（例如：連續活動鏡）來測量視網膜或視覺功能。
M.1640	眼科訊號放大器	Ophthalmic preamplifier	2	眼科訊號放大器是一種電力式或電池供電式器材，用於放大視網膜電圖 (Electroretinography, ERG)、眼動電圖 (Electrooculography, EOG) 及肌電圖 (Electromyography, EMG) 訊號。
M.1650	眼科用棒狀稜鏡	Ophthalmic bar prism	1	眼科棒狀稜鏡是由逐漸增加強度的融合稜鏡組成之棒狀構造，用來測量潛在或顯現的斜視（眼肌偏差），或患者兩眼視像聚合的能力。
M.1655	眼科用 Fresnel 稜鏡（壓貼鏡片）	Ophthalmic Fresnel prism	1	眼科用 Fresnel 稜鏡（壓貼鏡片）藉由貼附於矯正鏡片上，以達到稜鏡光學偏折作用。此器材一般由塑膠薄片構成，表面具有細微結構以產生光學稜鏡效果。
M.1660	視軸角度稜鏡	Gonioscopic prism	1	視軸角度稜鏡是用於放置於眼睛上以檢查患者眼球前房結構。此器材可包含具有角度之反射鏡以協助觀測組織構造。

品項代碼	中文名稱	英文名稱	等級	鑑別範圍
M.1665	眼科旋轉稜鏡	Ophthalmic rotary prism	1	眼科旋轉稜鏡是具有各種稜鏡倍率的手握式器材，用來測量有潛伏或顯現的斜視（眼肌偏差）患者之眼偏差。
M.1670	眼科用同位素吸收量探測器	Ophthalmic isotope uptake probe	2	眼科用同位素吸收量探測器是交流電力式器材，經由放在極靠近眼睛的探針，來測量腫瘤吸收的放射性同位素量（磷32），以偵測眼週圍腫瘤質量大小。
M.1680	眼科用投影機	Ophthalmic projector	1	眼科用投影機是交流電力式器材，用來投射視覺檢驗影像於螢幕上。
M.1690	瞳孔圖儀	Pupillograph	1	瞳孔圖儀是一種電力式器材，利用反射光來測量眼睛瞳孔並記錄瞳孔反應。
M.1700	瞳孔計	Pupillometer	1	瞳孔計是電力式或手動式器材，利用反射光來測量眼睛瞳孔的寬度及直徑。
M.1750	視網膜檢影鏡架	Skiascopic rack	1	視網膜檢影鏡架用於裝設不同屈光度數之鏡片，以矯正患者屈光度。
M.1760	自動眼科驗光機	Ophthalmic refractometer	1	自動眼科驗光機為一自動交流電力式之醫療電子器材，用於量測患者屈光度。此器材一般包含患者頭部固定裝置、量測與紀錄裝置及定位裝置，利用測量視網膜之反射光以量測患者屈光度。
M.1770	手動式驗光儀	Manual refractor	1	手動式驗光儀（屈光檢查儀）用於量測眼睛屈光度，此器材由不同屈光度數之鏡片組成。

品項代碼	中文名稱	英文名稱	等級	鑑別範圍
M.1780	視網膜鏡	Retinoscope	1,2	視網膜鏡用於量測患者屈光度，其作用原理為將光束照射至患者視網膜，再依據視網膜之反射光束走向來判讀患者屈光度。此器材可為直流電或交流電供應電源。分級：第一等級：直流電供電之檢影鏡。第二等級：交流電供電之檢影鏡。
M.1790	近點尺	Nearpoint ruler	1	近點尺用於量測眼睛對焦（明視）之最短距離(nearpoint of convergence)。
M.1800	Schirmer 試紙	Schirmer strip	1	Schirmer 試紙是由濾紙或相似物質製成之器材，用來置入患者下眼皮下，以刺激並評估眼淚形成情形。
M.1810	切線幕（視野計）	Tangent screen (campimeter)	1	切線幕（視野計）是交流電力式或電池供電式器材，是一塊正方形布表，中間有固定標記，可在平整表面上，標繪患者 30 度角視野。此裝置一般型態包括投影之接觸螢幕，目標接觸螢幕及目標物，毛布接觸螢幕，以及立體視野計。
M.1850	交流電力式細隙燈	AC-powered slitlamp biomicroscope	2	交流電力式細隙燈是一種交流電式顯微鏡，利用控制光柵成為薄而強的光線，投射患者眼睛來作檢驗。
M.1870	立體鏡	Stereoscope	1	立體鏡是交流電力式或電池供電式器材，可合併二個相似物體的影像，形成實體三度空間及立體的外觀。它用來測試斜視角度（眼肌偏差），以及評估雙眼視覺（利用二眼觀看），並引導患者作正確的眼肌運動。

品項 代碼	中文 名稱	英文名稱	等級	鑑別範圍
M.1905	眼球震顫帶	Nystagmus tape	1	眼球震顫帶是一種含有印製其上之一系列物體之布織或其他彈性物質製成的長窄布條。此器材是用於橫過患者視野，來引出眼動力式眼球震顫（異常及不規則之眼部運動），以及用作測試失明之用。
M.1910	視覺分離試驗系統	Spectacle dissociation test system	1	視覺分離試驗系統是交流電力式或電池供電式器材，如蘭卡斯試驗系統，由光源及各種過濾器，常為紅或綠過濾器組成，主要是用來作眼部肌肉不平衡的測量。
M.1925	眼壓波動紀錄系統	Diurnal pattern recorder system	2	眼壓波動紀錄系統是一種非植入式器材，結合遙測感測器偵測眼睛尺寸的變化，以監控日間眼壓(IOP)波動。
M.1930	眼壓計及其附件	Tonometer and accessories	2	眼壓計及其附件，利用對眼部球面施以一已知壓力並測得產生壓痕的量（希厄滋式）來測量眼 內壓，或是利用扁壓作用（用小扁平盤施壓於角膜）來測量眼內張力。此器材附件包括壓力計校正器，或壓力圖記錄系統。此裝置用來診斷青光眼。
M.1945	透照器	Transilluminator	1,2	透照器為醫療電子器材，用於將光線傳入組織中，提供組織透照以協助病患檢查。分級：(1)第一等級：電池供電器材；(2)第二等級：交流供電器材。
M.3100	眼科用鉭製夾	Ophthalmic tantalum clip	2	眼科用鉭製夾是一種有展性的金屬器材，可永久性或暫時性植入將傷口邊緣聯合，以協助眼部復原或防止眼部小血管出血。

品項代碼	中文名稱	英文名稱	等級	鑑別範圍
M.3130	眼科用複合材料	Ophthalmic conformer	1	眼科用複合材料是由模型塑膠製成之器材，用於暫時性置入眼球及眼皮間以維持眼腔的空間，以防止手術後復原過程中的閉合及黏連。
M.3200	義眼	Artificial eye	1	義眼是一種與眼睛前房相似之器材，常由玻璃或塑膠製成，用於置入於眼眶植入物之前，以作美容用。此器材不作移植用。
M.3300	可吸收之植入物（鞏膜扣環法）	Absorbable implant (scleral buckling method)	2	可吸收之植入物（鞏膜扣環法）是植入鞏膜以協助視網膜復合之器材。
M.3320	眼球植入物	Eye sphere implant	2	眼球植入物是植入眼球中，以填滿眼球內容物摘取後，僅留完整鞏膜的其餘空間之器材。
M.3340	眼外部眼框植入物	Extraocular orbital implant	2	眼外部眼眶植入物是一種非吸收性器材，用於鞏膜手術中來植入以達鞏膜扣環或建造眼壁（常用於視網膜復合手術）。注射性物質不包括在其內。
M.3400	角膜彌補物	Keratoprosthesis	2	角膜彌補物（人工角膜）在混濁角膜（手術引發或永久性）上，提供一條透光路徑以維持或恢復部分視力。此器材預期使用者為無法接受角膜移植之患者。
M.3600	人工水晶體	Intraocular lens	3	人工水晶體為植入式醫療器材，用於取代人體水晶體。此器材一般由玻璃或塑膠材質組成。
M.3800	鞏膜包覆殼	Scleral shell	1	鞏膜包覆殼為短期置放於患者眼角膜與近眼角膜鞏膜上之器材，用於美容與重建。鞏膜包覆殼由玻璃或塑膠材質製成，其表面可繪製義眼圖像。此器材不屬於植入式器材。

品項 代碼	中文 名稱	英文名稱	等級	鑑別範圍
M.3920	眼房水閥植入物	Eye valve implant	2	眼房水閥植入物是單向、壓力感測的類瓣膜器材，用來植入以降低前房眼內壓。此器材可用於治療青光眼。
M.4070	動力式角膜鑽孔器	Powered corneal burr	1	動力式角膜鑽孔器是交流電力式或電池供電式器材，是用來清除眼角膜腐蝕圈的馬達及鑽鑿器。
M.4100	射頻電燒灼器具	Radiofrequency electrosurgical cautery apparatus	2	射頻電燒灼器具是交流電力式或電池供電式器材，在眼科手術中以高頻電流凝結組織或止血用。
M.4115	熱燒灼器	Thermal cautery unit	2	熱燒灼器是交流電力式或電池供電式器材，在眼科手術中以金屬尖端之熱傳導來凝結組織或止血用。
M.4150	玻璃體吸引及切割器械	Vitreous aspiration and cutting instrument	2	玻璃體吸引及切割器械是電力式器材，利用超音波從玻璃體腔移除玻璃體或結晶鏡片。
M.4155	鞏膜塞	Scleral plug	2	鞏膜塞用來作為眼科手術中暫時閉合鞏膜傷口之器材。此器材可以防止因移除眼科手術器械而造成眼房液流失及眼睛壓力喪失。鞏膜塞具有突出於鞏膜外部之夾取結構以提供該器材之移入及移除；鞏膜塞具有 Shaft 結構以閉合鞏膜手術傷口。當眼科手術完成前，鞏膜塞將自鞏膜移除。
M.4170	眼科冷凍儀	Cryophthalmic unit	2	眼科冷凍儀是一種交流電子式器材，帶有以冷凍劑或氣體操控使其產生極冷尖端的探針。此器材以在晶狀體形成附著性冰球的方式來移除白內障，以冷凍眼睛及鄰近組織來手術移除疤痕，以及作腫瘤冷凍用。

品項代碼	中文名稱	英文名稱	等級	鑑別範圍
M.4250	眼科用電解器	Ophthalmic electrolysis unit	1,2	眼科用電解器是一種交流電力式或電池供電式器材，利用施以化電電流來破壞眼框毛囊。電池供電式裝置限於第一等級，交流電力限於第二等級。
M.4270	眼內充填用氣體	Intraocular gas	3	眼內充填用氣體是由氣液組成之器材，可導入眼內對剝離的視網膜施壓。
M.4275	眼內充填用液體	Intraocular fluid	3	眼內充填用液體是由非氣體的液體組成之器材，可導入眼內協助眼睛手術操作，如維持前房深度，保存組織完整，於手術中保護組織以免受傷害，或在視網膜復合手術中作為填塞物。
M.4280	眼內壓測試裝置	Intraocular pressure measuring device	3	眼內壓測試器材是一種手動式或交流電力式器材，用來測量眼內壓。也包括 FDA 認為與此器材同等性的任何類似器材。器材的附件包括校正器或記錄器。此器材是用來診斷青光眼。
M.4300	人工水晶體導引器	Intraocular lens guide	1	人工水晶體導引器是在手術中，放進眼內以導引人工晶狀體置入之用，並在手術完成時可移除之器材。
M.4335	手術用頭燈	Operating headlamp	1,2	手術用頭燈是交流電力式或電池供電式器材，可戴在使用者頭上，提供光源以協助手術、診斷或治療過程的觀察之用。電池供電式裝置屬第一等級，交流電力屬於第二等級。
M.4350	手動式眼科手術器械	Manual ophthalmic surgical instrument	1	手動式眼科手術器械是非電力式，手握式器材，用在協助或執行眼科手術過程。此器材一般型態包括手動式角膜圓頭鉳，眼用彎腳規，眼用導管，眼皮夾，眼肌夾，虹膜牽引夾，眼眶壓迫器，眼用刮器，晶狀體囊刀，眼眶壓板，淚腺擴張器，晶狀體吸除

品項代碼	中文名稱	英文名稱	等級	鑑別範圍
M.4350（續）				器，壓器，眼用鉗子，眼用鉤子，球體導入器，眼用刀，眼用縫合針，淚腺探針，小樑摘取探針，角一鞏膜打孔器，眼用牽引器，眼用環(Flieringa)，淚囊骨鉗，眼用剪刀，摘取用圈刀，眼用小鏡，眼用放大鏡，眼用匙，眼用鏟，小樑摘除或眼用手動式環鉅。
M.4360	眼科手術灌注裝置	Ocular surgery irrigation device	1	眼科手術灌流器材是眼手術中對眼部手術區域以持續，控制性灌流之器材。
M.4370	角膜刀	Keratome	1	角膜刀是交流電力式或電池供電式器材，用在角膜層狀移植時（部分厚度之角膜）修整組織用。
M.4390	眼科雷射裝置	Ophthalmic laser	2	眼科雷射器材是用雷射光線來凝結或切割眼部組織，眼眶或週圍皮膚的交流電力式器材。
M.4392	後囊切除用Nd:YAG雷射	Nd:YAG laser for posterior capsulotomy	2	後囊摘除用 Nd：YAG 雷射是由鎖式或 Q－開關式晶體 Nd：YAG 雷射光組成之器材，可產生短脈衝，低能量高功率的同調光，用來作後囊或虹膜切除。當雷射光輸出與聚光器併用時，所產生之高能可破壞目標眼部組織。視覺瞄準系統是用來使無法用肉眼見到之 Nd：YAG 雷射光集中於目標組織上或其鄰近部位。
M.4400	電子金屬定位器	Electronic metal locator	2	電子金屬定位器是交流電力式器材，具有探針以尋找金屬外來物於眼內或眼窩中。

品項代碼	中文名稱	英文名稱	等級	鑑別範圍
M.4570	眼科手術標記器	Ophthalmic surgical marker	1	眼科手術標記器是利用墨水，染料或壓痕來標記眼內或鞏膜手術操作的位置之器材。
M.4610	眼壓施予器	Ocular pressure applicator	2	眼壓施予器是手動式器材，由壓力計型態的壓球、錶面指示器、束帶及風箱組成。用在準備眼科手術時對眼部施壓。
M.4670	晶體乳化儀	Phacofragmentation system	2	晶體乳化儀是交流電力式，帶有碎化針，可在白內障手術時，利用超音波碎裂白內障，並摘取白內障之器材。
M.4690	眼科用光凝固儀	Ophthalmic photocoagulator	2	眼科用光凝固儀是交流電力式器材，利用延長的非相干光源(Extended noncoherent light source)的能量來阻塞視網膜、脈絡膜或虹膜的血管。
M.4750	眼科用眼罩	Ophthalmic eye shield	1	眼科用眼罩是由塑膠或鋁製成的眼部遮蓋物，用來保護眼睛，或維持敷藥於固定位置。
M.4770	眼科用手術眼鏡（放大鏡）	Ophthalmic operating spectacles (loupes)	1	眼科用手術眼鏡（放大鏡）是由凸面鏡或其他鏡片系統組成之器材，用於外科醫師在眼手術時 配戴以放大手術部位。
M.4790	眼科用海棉	Ophthalmic sponge	2	眼科用海綿是一種吸收性海綿、墊子或尖狀物，由紗布、棉花、纖維或其他材質折疊製成，用來吸收眼科手術時手術部位之滲出物。
M.5100	眼科用 beta 輻射源裝置	Ophthalmic beta radiation source	2	眼科用 beta 輻射源器材是用來對良性及惡性的眼腫瘤部位，施以表層放射之器材。

品項代碼	中文名稱	英文名稱	等級	鑑別範圍
M.5200	眼瞼熱震動系統	Eyelid thermal pulsation system	2	眼瞼熱震動系統為電動設備，用於眼瞼之局部加熱及加壓治療。此器材適用於罹患慢性循環不良之成人患者，包含瞼板腺功能障礙（MGD，或稱為乾眼症）及脂質缺乏乾眼症患者。此器材包含用於置放到淚腺內之裝置與眼瞼加熱與加壓之探頭。
M.5300	眼淚電刺激器	Tear electrostimulation device	2	眼淚電刺激器是一種為增加淚液產生的非植入式電刺激器材。
M.5310	乾眼症治療用鼻內電刺激器	Intranasal electrostimulation device for dry eye symptoms	2	乾眼症治療用鼻內電刺激器是一種為增加淚液產生以改善乾眼症狀的非植入式電刺激器材。
M.5350	超音波環狀破壞器材	Ultrasound cyclodestructive device	2	超音波環狀破壞器材是一種在睫狀體和小樑網中產生由高強度聚焦超音波(HIFU)能量引起的一系列病變來降低眼壓之器材，該器材旨在治療難治性青光眼。
M.5600	上眼瞼下垂支持器	Ptosis crutch	1	上眼瞼下垂支持器是上眼瞼下垂（由於不良成長或麻痺所致的上眼皮下垂）患者所使用，可附著眼鏡上以保持上眼瞼呈張開狀態之器材。
M.5700	眼皮施重裝置	Eyelid weight	2	眼皮施重裝置是由金、鉭、鉑、銥或外科手術等級不銹鋼製成之器材，其形狀為矩形並與眼睛形狀相吻合。該器材用於重力輔助治療兔眼症（眼瞼閉合不全）(Lagophthalmos)。(1)外眼皮施重裝置為粘附在上眼瞼皮膚上之裝置。(2)可植入之眼皮施重裝置係植入於上眼瞼。

品項代碼	中文名稱	英文名稱	等級	鑑別範圍
M.5844	矯正鏡片	Corrective spectacle lens	1,2	矯正鏡片是由玻璃或塑膠製成的鏡片，供使用者配戴，以矯正折光之用。矯正太陽眼鏡片可具反射性、有顏色的、偏光性或光敏感化等特性。而由此鏡片製成之產品包含有度數運動防護眼鏡，例如：泳鏡、滑雪鏡、壁球護目鏡及潛水鏡。 其中宣稱具有調節眼球生長，延緩兒童近視加深或減低近視度數效能之鏡片為第二等級，其餘產品為第一等級。
M.5905	舌尖刺激電子視覺輔助器材	Oral electronic vision aid	2	舌尖刺激電子視覺輔助器材為電池供電器材，此器材包含電刺激電極陣列用以將數位影像轉換為舌尖電刺激訊號。此器材與其他視障輔助器材（例如：視障手杖或導盲犬）同時使用，以協 助視障病患識別方向、行動輔助及物體辨識。
M.5916	硬式透氣隱形眼鏡	Rigid gas permeable contact lens	2,3	硬式透氣隱形眼鏡是直接配戴於角膜上用來矯正視力之器材。此器材是由各種材質，如乙酸丁酯纖維、聚丙烯一矽材質一或矽彈性單體製成，其主要聚合物質不具吸水或親水特性。第二等級為僅作一日配戴之器材，第三等級為可延長配戴日期之器材。
M.5918	硬式透氣隱形眼鏡保存用產品	Rigid gas permeable contact lens care products	1,2	硬式透氣隱形眼鏡維護產品是用來清潔調節、清洗、潤濕或保存硬式透氣隱形眼鏡之用，包括所有與硬式透氣隱形眼鏡併用之錠片與溶液。分級：隱形眼鏡保存盒屬第一等級，其餘產品屬第二等級。

品項代碼	中文名稱	英文名稱	等級	鑑別範圍
M.5925	軟式隱形眼鏡	Soft (hydrophilic) contact lens	2,3	軟式（親水性）隱形眼鏡是直接配戴在角膜及眼睛鄰近邊緣區或鞏膜區，用來矯正視力或作為治療用繃帶之器材。此器材是由各種聚合物質製成；其主要聚合物質具有可吸收或吸引一定百分率容量之水份。第二等級為僅作每日配戴之器材，第三等級為可延長配戴日期之器材。本品項包含平光軟式隱形眼鏡。
M.5928	軟式隱形眼鏡保存用產品	Soft (hydrophilic) contact lens care products	1,2	軟式（親水性）隱形眼鏡維護產品是用來清潔、清洗、消毒、潤濕或保存軟式（親水性）隱形眼鏡之用，包括所有與軟式（親水性）隱形眼鏡併用之錠片與溶液，以及用熱的方式來消毒軟式（親水性）隱形眼鏡的熱消毒器。分級：隱形眼鏡保存盒屬第一等級，其餘產品屬第二等級。
M.9999	其他	others	1,2,3	均不適用於 M 大類上開品項之產品，歸屬於本品項，其風險等級判定，依中央主管機關評判之。

附錄四

通訊交易通路販售醫療器材之品項及應遵行事項

衛生福利部於民國 110 年 4 月 29 日公告，衛授食字第 1101601942 號，自民國 110 年 5 月 1 日生效。

一、本規定依醫療器材管理法（以下簡稱本法）第十八條規定訂定之。

二、本規定用詞，定義如下：

（一）通訊交易通路：指透過廣播、電視、電話、傳真、型錄、報紙、雜誌、網際網路、傳單或其他類似之方法，使消費者未能實際檢視醫療器材而為買賣之通路。

（二）通訊交易通路業者：指提供通訊交易通路予醫療器材商（藥局）從事醫療器材販售業務之業者。

三、於通訊交易通路販售醫療器材者，應符合下列資格之一：

（一）依本法（醫療器材管理法）第 13 條規定核准登記之醫療器材商。

（二）依藥事法第 34 條規定核准登記之藥局。

四、於前點通路販售之醫療器材，以第一等級及附件所列之第二等級醫療器材品項為限。

五、醫療器材商（藥局）於通訊交易通路販售醫療器材，應同時於其通路提供消費者下列資訊：

（一）醫療器材品名、許可證字號或登錄字號、許可證所有人或登錄者之名稱及地址、製造業者名稱及地址。

（二）醫療器材商（藥局）之名稱、地址、許可執照字號及諮詢專線電話。

（三）加註「消費者使用前應詳閱醫療器材說明書」。

（四）具量測功能之產品，其定期校正服務之項目及據點資訊。

六、於通訊交易通路提供之資訊，其內容涉及醫療器材廣告者，應依本法第 41 條第 1 項規定辦理，始得為之。

七、違反第三點規定，於通訊交易通路販售醫療器材，係違反本法第 13 條第 1 項規定，依本法第 70 條第 1 項第 1 款規定處新臺幣 3 萬元以上 100 萬元以下罰鍰。

八、有下列情形之一者，依本法第 70 條第 1 項第 3 款規定，處新臺幣 3 萬元以上 100 萬元以下罰鍰：

（一）違反第四點規定，販售非屬第一等級或附件所列之第二等級醫療器材品項。

（二）違反第五點規定，未提供資訊或提供資訊不完足。

▶附件 醫療器材商及藥局得於通訊交易通路販售之第二等級醫療器材品項

項次	品項代碼	名稱	產品示例
1	E.2770	阻抗式體積描記器（阻抗式週邊 血流描記器）	體脂計
2	L.5300	衛生套（保險套）	保險套
3	L.5310	含殺精劑的衛生套	保險套
4	L.5460	具香味或除臭的衛生棉塞	衛生棉條
5	L.5470	無香味的衛生棉塞	衛生棉條
6	I.4040	醫療用衣物	手術用口罩、手術用 N95 口罩
7	I.0004	酒精棉片	酒精棉片、酒精棉球
8	I.0005	優碘棉片	優碘棉片、碘液棉棒、碘液紗布
9	I.4014	外部使用非吸收式紗布或海綿球	凡士林紗布
10	J.5240	醫療用黏性膠帶及黏性繃帶	免縫膠帶
11	M.5918	硬式透氣隱形眼鏡保存用產品	硬式隱形眼鏡清潔液、保養液、保存液、護理液、濕潤液、雙氧系統、去蛋白錠、隱形眼鏡用緩衝生理食鹽水
12	M.5928	軟式隱形眼鏡保存用產品	軟式隱形眼鏡清潔液、保養液、保存液、護理液、濕潤液、雙氧系統、去蛋白錠、隱形眼鏡用緩衝生理食鹽水
13		醫療器材軟體	第二等級醫療器材軟體
14	E.1120	血壓壓脈帶	血壓壓脈帶、血壓袖帶、血壓量 測臂帶
15	L.5400	月經量杯	月經杯、月事杯、月亮杯
16	O.3800	醫療用電動代步器	醫療用電動代步車
17	O.3860	動力式輪椅	電動輪椅、安裝於輪椅之電動輔 助推行器
18	G.5220	耳鼻喉佈施藥裝置及其搭配使用之物質	海水洗鼻器、海水鼻用噴霧器、 洗鼻鹽
19	J.2910	臨床電子體溫計	耳溫槍、耳溫槍專用耳套、額溫槍

醫療器材品項名稱及鑑別依醫療器材分類分級管理辦法之附表規定。

國家圖書館出版品預行編目資料

全方位驗光人員應考祕笈：驗光人員法規/郭祥榮,
殷立德, 陳昆祥, 楊聖君, 于郁沛編著. -- 二版. -
新北市：新文京開發出版股份有限公司, 2024.10
面； 公分

ISBN 978-626-392-075-0（平裝）

1. CST：醫事法規 2. CST：驗光

412.21 113015342

2025 全方位驗光人員應考祕笈：
驗光人員法規（第二版） （書號：**B447e2**）

編 著 者	郭祥榮 殷立德 陳昆祥 楊聖君 于郁沛	
出 版 者	新文京開發出版股份有限公司	
地 址	新北市中和區中山路二段 362 號 9 樓	
電 話	(02) 2244-8188（代表號）	
F A X	(02) 2244-8189	
郵 撥	1958730-2	
初 版	西元 2023 年 11 月 10 日	
二 版	西元 2024 年 10 月 20 日	

New Wun Ching Developmental Publishing Co., Ltd.

New Age · New Choice · The Best Selected Educational Publications — NEW WCDP